U0251400

本书受四川省预防医学会资助

华西感染

病毒感染与抗病毒治疗手册

主 编 宗志勇 唐 红

副主编 白 浪 李 红 雷学忠 刘焱斌 吕晓菊

杜凌遥 严丽波

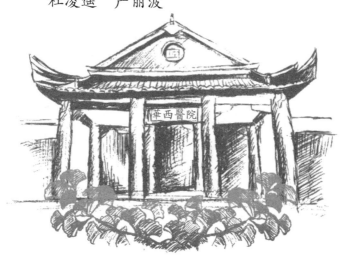

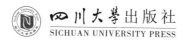四川大学出版社
SICHUAN UNIVERSITY PRESS

图书在版编目（CIP）数据

华西感染：病毒感染与抗病毒治疗手册 / 宗志勇，
唐红主编. — 成都：四川大学出版社，2024.1
ISBN 978-7-5690-6680-7

Ⅰ．①华… Ⅱ．①宗… ②唐… Ⅲ．①病毒病－防治
－手册 Ⅳ．① R511-62

中国国家版本馆 CIP 数据核字（2024）第 036044 号

书　　名：华西感染——病毒感染与抗病毒治疗手册
　　　　　Huaxi Ganran——Bingdu Ganran yu Kangbingdu Zhiliao Shouce
主　　编：宗志勇　唐　红
选题策划：许　奕
责任编辑：张　澄
责任校对：倪德君
装帧设计：邓宇骅
责任印制：王　炜
出版发行：四川大学出版社有限责任公司
　　　　　地址：成都市一环路南一段 24 号（610065）
　　　　　电话：（028）85408311（发行部）、85400276（总编室）
　　　　　电子邮箱：scupress@vip.163.com
　　　　　网址：https://press.scu.edu.cn
印前制作：四川胜翔数码印务设计有限公司
印刷装订：四川华龙印务有限公司
成品尺寸：125 mm×200 mm
印　　张：10.875
字　　数：461 千字
版　　次：2024 年 3 月 第 1 版
印　　次：2024 年 3 月 第 1 次印刷
定　　价：66.00 元

扫码获取数字资源

四川大学出版社
微信公众号

编委会

唐　红　四川大学华西医院感染性疾病中心
唐小琼　四川大学华西医院感染性疾病中心
陶亚超　四川大学华西医院感染性疾病中心
汪俊杰　四川大学华西医院感染性疾病中心
汪梦兰　四川大学华西医院感染性疾病中心
王成成　四川大学华西医院感染性疾病中心
王　娟　四川大学华西医院感染性疾病中心
王丽春　四川大学华西医院感染性疾病中心
王　铭　四川大学华西医院感染性疾病中心
王晓辉　四川大学华西医院感染性疾病中心
吴东波　四川大学华西医院感染性疾病中心
肖桂荣　四川大学华西医院临床药学部（药剂科）
严丽波　四川大学华西医院感染性疾病中心
叶　慧　四川大学华西医院感染性疾病中心
袁　满　四川大学华西医院感染性疾病中心
张艳芳　四川大学华西医院感染性疾病中心
赵菲菲　四川大学华西医院感染性疾病中心
钟册俊　四川大学华西医院感染性疾病中心
周陶友　四川大学华西医院感染性疾病中心
朱　霞　四川大学华西医院感染性疾病中心
宗志勇　四川大学华西医院感染性疾病中心

前　言

　　病毒是人类健康的主要威胁之一。病毒种类繁多，可造成表现多样、后果不一的多种感染性疾病。流感病毒、麻疹病毒、疱疹病毒等一些久为人知的病毒在人类历史长河中从未远离，而新的病毒不断被发现，引发新的疾病甚至大规模疫情。新型冠状病毒感染疫情再次让我们深刻地认识到病毒感染对个体健康与生命、社会经济发展、国际交往等诸多方面可造成严重后果，提醒着我们要不断强化对病毒及其导致的感染性疾病的认识。

　　临床专业人员在临床工作中常需要面对多种病毒感染。然而，许多病毒由于不常见或发现时间短等可能不为临床专业人员所熟知；一些病毒感染尚未见于我国，但随着国际交往可能有输入的风险；此外，近年来在病毒感染的诊断、治疗、预防和控制上都有许多进展。因此，为了协助临床专业人员更好地认识病毒感染，为病毒感染的诊治防控提供快速、简便和更新的辅助参考，我们组织了四川大学华西医院参与诊治病毒感染的临床医生和药师编写了一本简明扼要、强调临床实用性、整合了新进展的手册，以辅助临床决策。

　　本手册涉及了临床可能面对的病毒感染，内容覆盖了病毒及其感染的基本背景知识、病原学诊断、抗病毒治疗、预防手段等。本手册旨在提供信息供临床使用，但不能成为临床决策的唯一依据。临床专业人员在临床决策时需要充分考虑指南推荐、最新规定、实际情况等多种因素。特别需要说明的有：

　　（1）编者致力于使本手册的内容尽可能准确。然而，使用任何处方前都应仔细阅读药品/产品的说明书。对于所有使用本手册所含信息而进行的临床实践，本书的编者和出版社概不承担任何后果。临床责任的主体是临床专业人员。

　　（2）许多抗病毒药物在国内目前尚未上市，而且许多病毒感染并无确切有效药物，只有一些在少数案例中使用或动物实验中开展的试验性治疗尝试。编者在本手册中仍然将以上两种情况写出，供临床专业人员了解本领域的新进展，获得启发，但所有药品/产品的使用均需要符合我国的法律法规要求。

（3）感染性疾病治疗通常需要多种措施和方法，往往包括病灶处理、支持与对症治疗、针对病原体治疗等。为避免重复、保持内容简明、便于阅读，本手册中治疗方面基本上只写出了抗病毒治疗，但这并不意味着治疗手段只有抗病毒治疗。

（4）宏基因组测序（mNGS）检测病原体近年来在国内多地广泛开展，但其检测的灵敏度和特异度深受所使用的病原体库、测序深度、质控、核酸提取方法、对检出微生物临床意义的主观判断等多种因素影响，而且其作为诊断工具还需要更多大规模、高质量的研究予以验证。在本手册中，编者通常写作宏基因组测序检测到该病毒的核酸可提示该病毒感染。此处用"提示"这个词，是因为宏基因组测序作为确诊工具还需要更多验证。而且对于许多病毒，检出核酸即使能排除污染，也可能反映的是携带状态而不一定是临床感染。

（5）病毒培养是病原学诊断的重要手段，但该方法在临床检验中却因多种原因而很少使用，而且部分病毒的培养还需要高级别的生物安全设施。因此，在本手册中编者未强调病毒培养。

本手册主要由充满热情又有工作经验的临床医生和药师撰写，由诊治经验丰富的临床专家反复审改。在此，对参与撰写和审改的同事们的辛勤付出表示由衷的感谢！本手册内容简明，但较为翔实、全面，具有一定的理论和实践指导价值。然而，受限于编者水平以及近年来医学的迅猛发展，本手册难免有疏漏和不当之处，恳请各位读者批判式阅读，提出宝贵意见与建议，以供修改，在此致谢！

宗志勇

2023 年 12 月 30 日

目 录

天　花

　　天花（Smallpox）是由天花病毒引起的烈性传染病，其发病急、症状重，死亡率高达 30% 左右。随着疫苗的广泛应用，1980年世界卫生组织（WHO）正式宣布消灭天花。虽然天花已被消灭，但由于天花病毒具有非常高的传播力和致病性，天花病毒作为潜在的生物武器，仍然为全世界所关注。

　　天花病毒是痘病毒科正痘病毒属的成员，同属正痘病毒属的还有牛痘病毒、兔痘病毒、猴痘病毒和痘苗病毒等。天花病毒呈砖形，大小约 200 nm×300 nm，中心是由一分子双链 DNA 和两个侧体所组成的哑铃状核心，外周为一层脂蛋白包膜，是目前发现的较大、极复杂的病毒之一。天花是人特异性病毒，人类是唯一宿主，不存在人畜共患。天花病毒至少有 2 个毒株：毒力较强的毒株导致重型天花（经典天花），毒力较弱的毒株导致轻型天花（类天花）。

　　天花病毒通过吸入呼吸道飞沫或直接接触在人与人之间传播。被污染的衣服和床单也可能造成传播。传染性从发热开始，直到最后一处痂脱落。最具传染性的阶段是在皮疹出现后的最初 7~10 天。

　　天花潜伏期一般为 7~19 天（平均 10~14 天）。潜伏期后突然发病，表现与流感症状一样（高热、乏力、头痛、背痛，有时有腹痛、呕吐）。2~3 天后，体温下降，症状舒缓，开始出现皮疹，首先出现在脸部、手部和前臂，之后几天发展到躯干。皮疹在鼻和口腔黏膜出现，皮疹快速形成溃疡，在口腔和喉释放大量的病毒。皮疹表现从斑点、丘疹、水疱到脓疱。皮损通常在 24 小时内遍布全身。发病后 8~14 天脓疱开始结痂，愈合后留下凹陷的无色瘢痕。典型天花患者往往留下终身存在的凹陷瘢痕，尤其以面部较明显，导致毁容，俗称"麻面"，往往对天花患者造成严重的心理打击。角膜溃疡、全眼球炎则可能导致患眼失明。

1 诊断

1.1 病原学检查

1.1.1 核酸检测：水疱或脓疱样本经过聚合酶链式反应（PCR）检出天花病毒 DNA 即可确诊天花。除了 PCR，宏基因组测序（mNGS）检出天花病毒 DNA 也提示该诊断，但鉴于 mNGS 用于诊断尚缺乏充分验证，目前应进行 PCR 复核。

1.1.2 直接涂片检查天花病毒包涵体：取疱疹液或疱疹溃疡底部拭子涂于玻片上，干燥后用苏木精－伊红（H－E）染色，在光学显微镜下观察上皮细胞的胞质，查见天花病毒嗜酸性包涵体者可诊断天花。然而应注意，涂片阴性不能排除天花。

1.1.3 电镜检查：从病变部位取材，用电镜观察，天花病毒呈砖形，但需注意与其他正痘病毒属进行区分。

1.1.4 鸡胚接种或细胞培养：出于生物安全考虑不适用于临床检验。

1.2 血清学检查

应用补体结合试验、红细胞凝集抑制试验、中和试验检测患者血清中是否存在特异性抗体，以帮助诊断。天花患者早在病程第 4 天，血清中即可出现天花病毒抗体；于病程第 7 天，绝大部分患者补体结合试验阳性。病后 10～11 天效价可达 1∶640。而有种痘史的非天花患者，效价很少超过 1∶40。但是，倘若有种痘史的可疑患者在病程后期血清抗体效价比早期增长 4 倍，也可作为诊断参考。然而，因为正痘病毒属具有血清学交叉反应，所以血清学检查对区分天花和猴痘不具有特异性，不能作为确诊标准。

1.3 诊断标准

凡未种痘而又接触了天花患者且在 10～14 天内发病者，可考虑本病。如果再出现典型皮疹，即可临床诊断。根据其皮疹的形态、分布及发展过程等特点，结合流行学病情况，典型病例诊断不难。疑难病例的确诊，有赖于病毒核酸检测。

1.3.1 流行病学：应询问种痘史（我国约在 1981 年取消全国范围内接种，但各地取消的具体时间有差别），询问发病前 2 周是否去过流行病区，周围是否有类似发病情况及是否有实验室保存天花病毒的接触史。

1.3.2 临床表现：各期的特征，前驱症状，出疹部位和顺序、性质、转化和消退的特征，脓毒血症，体温呈积峰曲线等。

1.3.3 实验室检查：PCR检出天花病毒DNA，可确诊天花。

2 治疗与控制

2.1 隔离

对天花患者进行隔离是基本的控制措施，必须严格隔离直至痊愈，隔离时间不得少于发病后40天。其衣物、用具、呼吸道分泌物、疱疹渗出物需要严格消毒，与患者接触的人员应该立即种痘。

2.2 对症支持治疗

患者通常需对症支持治疗，给予充足水分及营养，如静脉注射电解质、营养品，以药物控制高热或疼痛，加强护理，保持眼、口、鼻及皮肤清洁。对症治疗角膜溃疡、皮疹、喉炎等。

2.3 抗病毒治疗

在国外，抗病毒药物特考韦瑞（Tecovirimat）和布林西多福韦（Brincidofovir，为西多福韦的前体药）分别于2018年和2021年获得美国食品药品监督管理局（FDA）的批准，用于治疗天花，2022年特考韦瑞也获得欧盟批准用于治疗天花。批准主要是基于实验研究，虽然它们对人类天花的临床有效性尚不清楚，但在实验室测试中，它们都抑制了天花病毒的生长，并且对患有类似天花疾病的动物有效。此两药目前尚未在我国上市。此外，西多福韦（Cidofovir）在体外实验中也有抑制天花病毒生长的作用，可能有效，但未获美国FDA批准。

2.4 并发症的治疗

天花并发症多发生于重型患者。一般为继发性细菌感染，常为金黄色葡萄球菌、溶血性链球菌及肺炎链球菌感染等。也可发生蜂窝织炎、软组织脓肿、结膜炎、支气管肺炎、胸膜炎等。因此需积极给予有效抗菌药物治疗。

3 预防

此病以预防为主，主要是接种天花疫苗（牛痘病毒疫苗及其改良疫苗），接种天花疫苗后获得的完全或部分免疫力可能持续10年，其间免疫力会逐渐消退。鉴于天花已经被消灭，接种疫苗存在一定比例的不良反应，因此，天花疫苗接种目前仅适用于天花疫情暴发时、从事该病毒研究的实验技术人员或者确有必要预防猴痘。

出现天花疫情时，疫苗还可以用于天花患者的家庭成员和密切接触者的暴露后预防。对于暴露者，尽早接种最有效，在暴露后7天接种疫苗仍有部分效果。

参考文献

[1] Breman J G, Henderson D A. Diagnosis and management of smallpox [J]. N Engl J Med, 2002, 346 (17): 1300-1308.

[2] Bray M, Buller M. Looking back at smallpox [J]. Clin Infect Dis, 2004, 38 (6): 882-889.

[3] Pittman P R, Hahn M, Lee H S, et al. Phase 3 efficacy trial of modified vaccinia ankara as a vaccine against smallpox [J]. N Engl J Med, 2019, 381 (20): 1897-1908.

（陶亚超，宗志勇）

猴 痘

猴痘（Mpox）是由猴痘病毒（Monkeypox virus，MPXV）引起的一种人畜共患传染病。MPXV 与天花病毒和痘苗病毒（现有天花疫苗中使用的病毒）同属于正痘病毒属。

MPXV 具有正痘病毒属的典型形态，电镜下呈砖形或椭圆形，大小约为 200 nm×250 nm，有包膜。MPXV 基因组为双链 DNA，大小约 197 kb，基因组末端包含一个相同但方向相反的反向重复序列。MPXV 基因组包含 190 个开放阅读框（Open reading frame，ORF），其中 4 个位于末端反向重复序列中。MPXV 有 2 个不同的分支，即中非（刚果盆地）分支和西非分支，这 2 个分支基因组谱系不同。2022 年 5 月以来，非地方性流行地区发现的猴痘病例样本测序分析结果为西非分支。

猴痘的主要宿主为非洲啮齿类（非洲松鼠、树松鼠、冈比亚袋鼠、睡鼠等），灵长类（包括猴、黑猩猩、人等）与感染的啮齿类动物接触可感染。感染动物及感染者是主要传染源。猴痘的人际传播可通过直接接触具有传染性的皮肤、口腔或生殖器等部位的其他病变的方式进行，包括皮肤/黏膜对皮肤/黏膜（触摸或阴道性交/肛交）、口对口（接吻）、口对皮肤/黏膜接触（口交或亲吻皮肤），长时间面对面（说话或呼吸，此时会产生飞沫或者近距离传播的气溶胶）也可能会传播。2022 年开始的全球猴痘疫情主要是通过性接触传播。

猴痘潜伏期通常为 3～21 天。常见症状包括发热、畏寒、头痛、肌痛、皮疹和淋巴结肿大等。皮疹通常在急性发热后 1～3 天出现，始于面部和身体，并呈离心方式扩散到手掌和脚底。皮疹开始为斑疹，进展为丘疹、水疱，然后为假性脓疱，结痂，变干脱落。一旦病灶结痂，患者通常被认为是不具有传染性的。

1 诊断

1.1 病原学检查

对于具有临床相符的病变特征和流行病学危险因素的患者，

以及任何具有特征性病变（深部水疱或脐部凹陷的脓疱）的患者，应考虑进行实验室检查。

1.1.1 核酸检测：通过 PCR 检测病毒核酸是针对猴痘的首选实验室检查方法。推荐标本类型为皮损组织，包括皮损渗出物拭子、一个以上皮损的病灶组织，或皮损结痂。如果没有皮肤病变，可以利用口咽、肛门或直肠拭子进行检测。除了 PCR，mNGS 检出猴痘病毒 DNA 也提示该诊断，但鉴于 mNGS 用于诊断尚缺乏充分验证，目前应进行 PCR 复核。

1.1.2 病毒培养：采集上述标本进行病毒培养可分离到猴痘病毒。病毒培养应当在三级及以上生物安全实验室开展。

1.1.3 电镜观察：病灶组织的电子显微镜可显示受感染的表皮细胞的细胞质中有大量的砖形正痘病毒颗粒，但无法区分正痘病毒种类。

1.2 血清学检查

因为正痘病毒属具有血清学交叉反应，所以血清学检查对猴痘不具有特异性，不能作为确诊标准。

1.3 诊断标准

猴痘的诊断需综合考虑流行病学、临床表现和实验室检查结果。

1.3.1 疑似病例：出现与猴痘相符的皮疹或其他症状，同时具备以下流行病史中的任一项：发病前 21 天内有境外猴痘病例报告地区旅居史；发病前 21 天内与猴痘病例有密切接触；发病前 21 天内接触过猴痘病毒感染动物的血液、体液或分泌物。

1.3.2 确诊病例：猴痘的确诊需要实验室支持证据。疑似病例且猴痘病毒核酸检测阳性或培养分离出猴痘病毒。

2 治疗与控制

猴痘的防治原则是早发现、早报告、早隔离、早诊断、早治疗。多数猴痘患者为轻度，呈自限性，患者通常于 2～4 周内康复。

目前猴痘的治疗主要包括对症支持治疗和并发症的治疗。针对特定患者群中部分患者可考虑给予抗病毒治疗。

2.1 隔离

疑似病例或确诊病例应安置在隔离病房,疑似病例应单间隔离,确诊病例可集中隔离。确诊病例需隔离至结痂脱落。医务人员应执行标准预防,采取接触预防、飞沫预防措施,佩戴一次性乳胶手套、医用防护口罩、防护面屏或护目镜、一次性隔离衣,同时做好手卫生。

2.2 对症支持治疗

猴痘患者需要卧床休息,流食或半流食,维持水、电解质平衡。体温高者,以物理降温为主,超过38.5℃可予解热镇痛药退热,但要注意防止大量出汗引发虚脱。保持皮肤、口腔、眼及鼻等部位清洁及湿润,避免搔抓皮疹部位皮肤,以免继发细菌、真菌感染。皮疹部位疼痛严重者可予镇痛。

另外,需加强与猴痘患者的沟通及解释工作,保持其心理健康,必要时请心理专业人员指导诊治。

2.3 抗病毒治疗

目前在国外,抗病毒药物特考韦瑞被欧盟批准用于治疗猴痘;在美国,特考韦瑞尚未被 FDA 批准用于治疗猴痘,但美国 CDC 将其作为非研究性扩大准入试验性新药(Non-research expanded access investigational new drug),在应急情况下用于治疗猴痘。布林西多福韦也尚未被美国 FDA 批准用于治疗猴痘,但可以作为紧急使用试验性新药(Emergence use investigational new drug)用于治疗猴痘。但在大量人群中的疗效和安全性仍需要进一步探索。

抗病毒治疗指征:严重疾病、并发症或有严重疾病风险的患者,包括有出血性或融合性病变、黏膜或生殖器受累或因其他并发症需要住院治疗的患者;免疫功能低下的患者;儿童、孕妇或哺乳期患者;有剥脱性皮肤病的患者。

2.3.1 特考韦瑞:如果需要抗病毒治疗,通常建议将特考韦瑞作为一线治疗药物。

2.3.1.1 口服给药方案(表1):特考韦瑞须与脂肪餐同服,以确保药物的充分吸收和最大限度地提高血清药物水平。

表1　特考韦瑞口服给药方案

体重	剂量	疗程
13～25 kg 的儿童	200 mg, bid	
25～40 kg 的儿童	400 mg, bid	14 天
40～120 kg 的儿童和成人	600 mg, bid	
≥120 kg 的儿童和成人	600 mg, tid	

2.3.1.2　静脉给药方案（表2）：静脉给药是体重<13 kg 儿童的首选，因为口服制剂难以准确给药。静脉给药禁用于重度肾功能不全患者〔肌酐清除率（Creatinine clearance，CrCl）<30 mL/min〕，也应慎用于中度或轻度肾病患者以及 2 岁以下患者，因为静脉制剂中的羟丙基-β-环糊精成分会在体内蓄积。对于使用静脉制剂的患者，一旦可以口服药物，就过渡到口服治疗。

表2　特考韦瑞静脉给药方案

体重	剂量	疗程
3～35 kg 的儿童	6 mg/kg, q12h	
35～120 kg 的儿童和成人	200 mg, q12h	14 天
≥120 kg 的儿童和成人	300 mg, q12h	

该药常报告的不良反应是头痛和恶心。

2.3.2　布林西多福韦：目前尚不确定其对猴痘的临床可用性。

2.3.3　西多福韦：虽然在体外具有抗猴痘病毒活性，然而其有效性数据非常有限，而且该药可能引起肾毒性等重大不良反应。

此外，在动物研究中发现布林西多福韦和西多福韦具有致畸性的证据，不应将其用于早期妊娠或哺乳期的女性。

目前这些药物尚未在我国上市。

2.4　并发症的治疗

猴痘的并发症包括继发感染、支气管肺炎、脓毒症、脑炎以及可造成视力丧失的角膜感染。继发皮肤细菌感染时给予有效抗菌药物治疗，不建议预防性应用抗菌药物。出现角膜病变时，可应用滴眼液，辅以维生素 A 等治疗。出现脑炎时给予镇静、脱水降颅压、保护气道等治疗。

2.5 出院标准

符合以下所有标准可以出院：体温正常、临床症状明显好转、结痂脱落。

3 预防

天花疫苗对猴痘的交叉保护力可达85%左右。美国FDA于2022年8月紧急批准使用改良安卡拉牛痘（MVA）减毒第三代疫苗（JYNNEOS疫苗）用于18岁及以上高风险人群预防猴痘感染，使用方法为皮内注射，共需接种两剂次，间隔时间为4周（28天）。接种两剂疫苗的有效性高于接种一剂疫苗，两剂能提供更好的保护作用。

3.1 暴露前预防

目前不建议针对一般人群进行大规模的疫苗接种。WHO建议使用经恰当批准的（或超说明书使用）第二代或第三代疫苗对以下暴露高风险人群进行暴露前疫苗接种，包括存在暴露风险的医疗卫生工作者、从事正痘病毒属相关工作的实验室人员、国家公共卫生部门指定的暴发应对团队成员、有多名性伴侣的男男性行为人群、性工作者等。

3.2 暴露后预防

与传染源接触后2周内，尤其是最初4天内接种天花疫苗有效，约85%的人能在接种后对猴痘病毒产生免疫力，减轻症状严重性。

参考文献

[1] WHO. Vaccines and immunization for monkeypox: interim guidance, 24 August 2022 ［EB/OL］. https://www.who.int/publications/i/item/WHO-MPX-Immunization.

[2] 国家卫生健康委办公厅，国家中医药管理局办公室. 关于印发猴痘诊疗指南（2022年版）的通知：国卫办医函〔2022〕202号［EB/OL］. （2022-06-14）. http://www.nhc.gov.cn/yzygj/s7653p/202206/d687b12fe8b84bbfaede2c7a5ca596ec.shtml.

[3] Lum F M, Torres-Ruesta A, Tay M Z, et al. Monkeypox: disease epidemiology, host immunity and clinical interventions ［J］. Nat Rev

Immunol, 2022, 22 (10): 597—613.

[4] Thornhill J P, Barkati S, Walmsley S, et al. Monkeypox virus infection in humans across 16 countries — April—June 2022 [J]. N Engl J Med, 2022, 387 (8): 679—691.

[5] Deputy N P, Deckert J, Chard A N, et al. Vaccine effectiveness of JYNNEOS against Mpox disease in the United States [J]. N Engl J Med, 2023, 388 (26): 2434—2443.

（陶亚超，宗志勇）

牛　痘

牛痘通常是感染牛痘病毒（Cowpox virus）所引起的一种人畜共患疾病，目前罕见，但仍有报道。

虽然名称为牛痘（因其首先是在牛发现），但实际上大多数人类病例是由家猫或鼠传播而感染。

牛痘病毒属于痘病毒科正痘病毒属，是一种有包膜的双链线性 DNA 病毒，基因组大小 180～220 kb，由 DNA 末端的发夹结构、反向重复序列，以及保守区与变异区组成。该病毒可感染多种组织，其自然宿主是野生小型啮齿类动物。

用于天花疫苗的痘苗病毒（Vaccinia virus）是从牛痘病毒衍生而来，但已和牛痘病毒存在较大基因差异，可能是牛痘病毒与天花病毒的杂交产物。

牛痘的潜伏期为 5～12 天，发病部位为接触病毒的部位，常为手指、前臂及面部。牛痘产生的皮疹初期为丘疹、水疱、脓疱，中央呈脐凹，周围有红晕或水肿。皮疹可发展成为溃疡。其他表现为发热、淋巴结肿大、咽喉部疼痛、鼻咽部黏膜充血、头痛、呕吐、四肢酸痛、惊厥等。未经过积极有效治疗的牛痘患者若继发感染，可产生剧烈疼痛。

1　诊断

1.1　病原学检查

1.1.1　组织病理学检查可发现大量病毒包涵体。

1.1.2　利用病变组织可培养和分离出牛痘病毒。

1.1.3　利用 PCR 方法可检测牛痘病毒核酸。mNGS 病原体库中如果包括牛痘病毒，也可以检测到该病毒。

1.2　诊断标准

根据有接触生病的动物（尤其是猫）的病史及接种处发生水疱和脐凹性脓疱的临床表现，可怀疑该病。但需要注意，有一半患者问诊时不能问出明确的接触史。诊断主要采用 PCR 检测牛痘病毒核酸。mNGS 检出牛痘病毒 DNA 也提示该诊断，但鉴于

mNGS 用于诊断该病尚缺乏充分验证，目前通常需要 PCR 复核。

2 治疗

2.1.1 本病目前尚无特效抗病毒治疗药物。但欧盟已于 2022 年批准特考韦瑞用于治疗牛痘。有报道显示西多福韦和布林西多福韦可能对其有抗病毒治疗效果。但这些药物尚未在我国上市。

2.1.2 主要是对症支持治疗及防治继发感染，对免疫抑制者可酌情考虑丙种球蛋白。

2.1.3 鼓励患者保持心情舒畅。

2.1.4 注意休息，合理饮食，饮食宜清淡，忌辛辣刺激性食物。

2.1.5 避免抓挠皮肤。

3 预防

3.1.1 避免接触生病的动物，必须接触时要戴手套，戴脱手套前后做好手卫生。

3.1.2 天花疫苗对于预防牛痘有效，但鉴于牛痘的低发病率，目前不推荐普遍接种。

参考文献

[1] Krankowska D C, Woźniak P A, Cybula A, et al. Cowpox: How dangerous could it be for humans? Case report [J]. Int J Infect Dis, 2021, 104: 239-241.

[2] Vorou R M, Papavassiliou V G, Pierroutsakos I N. Cowpox virus infection: an emerging health threat [J]. Curr Opin Infect Dis, 2008, 21 (2): 153-156.

[3] Goff A, Twenhafel N, Garrison A, et al. In vivo imaging of cidofovir treatment of cowpox virus infection [J]. Virus Res, 2007, 128 (1-2): 88-98.

（陶亚超，宗志勇）

副牛痘

　　副牛痘（Pseudocowpox）主要见于挤奶员，在对受感染的奶牛挤奶时或接触其鼻部时，因副牛痘病毒感染所致的病毒性皮肤病，常被称为"挤奶工结节"（Milker's nodules）。在处理生牛肉的工人中也有该病的报道。

　　副牛痘病毒（Paravaccinia virus）属于痘病毒科副痘病毒属，在电子显微镜下呈圆柱形，末端凸出，核心为致密的双链线性DNA，其基因组大小约 135 kb。此病毒能在牛的组织细胞中生长繁殖，但与牛痘病毒不同，其不能在猴或人的组织细胞中生长繁殖。

　　副牛痘潜伏期 5~15 天。开始在手前臂出现单个或数个炎性丘疹，随后变为紫红色半球形结节，其周围有红晕，中心呈脐凹状，质地坚韧，为黄豆大小，表面光滑，散在分布，互不融合。有时顶部有 1 个水疱或脓疱，以后结痂或者渐渐发展成为乳头瘤状淡红色皮损，类似化脓性肉芽肿。经 6 周左右，皮损自然消退，不留痕迹。对于免疫受限患者，可导致多形性红斑和移植物抗宿主病。

1 诊断

1.1 病原学检查

　　1.1.1 对活组织切片或痂皮进行电镜观察可找到病毒包涵体。

　　1.1.2 利用病变组织可培养和分离出副牛痘病毒。

　　1.1.3 PCR 检测样本中副牛痘病毒 DNA。mNGS 病原体库中如果包括副牛痘病毒，也可以检测到该病毒。

1.2 诊断标准

　　1.2.1 根据患者职业史及其所在单位乳牛及人群中发病情况，再结合皮损特点，可怀疑该病。

　　1.2.2 诊断通常需要对活组织切片或痂皮进行 PCR 检测到副牛痘病毒 DNA。mNGS 检出副牛痘病毒 DNA 也提示该诊断，但鉴于 mNGS 用于诊断该病还缺乏充分验证，目前通常需要 PCR 复核。

2 治疗

2.1.1 鉴于该病通常为自限性，一旦发病，重点是局部对症支持治疗。碘苷（Idoxuridine）和咪喹莫特（Imiquimod）乳剂可能有效。对于大面积皮损或处于免疫受限状态的患者，可考虑在皮损局部注射 α 干扰素。

2.1.2 目前尚无特效抗病毒药物。

3 预防

3.1.1 发现可疑病牛，立即隔离，并做相应的消毒及对症支持治疗。

3.1.2 挤奶员如欲在病牛身上操作，可戴橡皮手套或采用机械化操作法，尽量避免直接接触病牛，并注意手卫生。

参考文献

［1］ de Oliveira Lopes G A，Ferreira L R，de Souza Trindade G，et al. qPCR assay for the detection of pseudocowpox virus ［J］. Arch Virol，2021，166（1）：243－247.

［2］ Handler N S，Handler M Z，Rubins A，et al. Milker's nodule：an occupational infection and threat to the immunocompromised ［J］. J Eur Acad Dermatol Venereol，2018，32（4）：537－541.

（汪梦兰，宗志勇）

Orf 病及其他副痘病毒属病毒感染

Orf 病（传染性脓疱，Ecthyma contagiosum）是由 Orf 病毒导致的，主要是由接触受感染的绵羊和山羊而获得，与副牛痘病毒表现类似的病毒性皮肤病。

Orf 病毒属于痘病毒科副痘病毒属，其病毒学特点和所致的临床表现均与副牛痘病毒高度类似，主要区别点在于 Orf 病是接触了受感染的绵羊和山羊，而副牛痘则是接触了受感染的牛。此外，Orf 病所致皮损常为单个，2~3 周后可形成溃疡；而副牛痘皮损常成群，而且通常不形成溃疡。

Orf 病毒通常不在人和人之间传播（但目前有 4 例人传人的报道，但其确切性尚需要验证）。

Orf 病毒感染后不能获得终身免疫。因此，同一人可能多次感染，但再次感染通常皮损更轻、愈合更快。

对于免疫受限者，Orf 病毒可以导致肿瘤样皮损、多发进展性皮损、多形性红斑以及抗宿主病等。

除了 Orf 病毒和副牛痘病毒，副痘病毒属中还有牛丘疹性口炎病毒（Bovine papular stomatitis virus）偶尔可以导致人在接触受感染的牛后发生皮肤感染。牛丘疹性口炎的临床表现也与副牛痘类似。

Orf 病和牛丘疹性口炎的诊断、治疗和预防同副牛痘。

参考文献

[1] Handler N S, Handler M Z, Rubins A, et al. Milker's nodule: an occupational infection and threat to the immunocompromised [J]. J Eur Acad Dermatol Venereol, 2018, 32 (4): 537-541.

[2] MacNeil A, Lederman E, Reynolds M G, et al. Diagnosis of bovine-associated parapoxvirus infections in humans: molecular and epidemiological evidence [J]. Zoonoses Public Health, 2010, 57 (7-8): e161-e164.

（汪梦兰，宗志勇）

传染性软疣

传染性软疣（Molluscum contagiosum）又称为"水瘊子"，是由传染性软疣病毒（Molluscum contagiosum virus，MCV）感染所致的传染性皮肤病。

传染性软疣病毒属于痘病毒科软疣痘病毒属中的一种 DNA 病毒，主要通过与感染者的直接接触（包括性接触）或通过被病毒污染的物体（床单、毛巾、泳池器具、玩具等）传播。该病毒有可能通过游泳池、桑拿、洗浴池等含水环境传播，但此传播途径尚未被证实。

传染性软疣好发于儿童及青年人，潜伏期 14 天至 6 个月。皮损初起为白色、半球形丘疹，中央微凹如脐窝，有蜡样光泽，挑破顶端后，可挤出白色乳酪样物质。皮损数目不定，一般互不相融，可发生于身体任何部位。多数情况下 6~12 个月后皮损可自行消退，部分患者的皮损可能持续 4 年之久，愈后一般不留瘢痕。免疫受限患者可能出现大面积皮损（直径≥1.5 cm）和全身多发皮损。

1 诊断

1.1 病原学检查

1.1.1 皮损组织病理学检查提示表皮角质形成细胞胞质内可见特征性包涵体，即软疣小体。

1.1.2 利用病变组织可培养和分离出传染性软疣病毒。

1.1.3 利用 PCR 方法可检测传染性软疣病毒 DNA。mNGS 病原体库中如果包括传染性软疣病毒，也可以检测到该病毒。

1.2 诊断标准

根据典型的皮损特点（顶端凹陷如脐窝、有蜡样光泽、能挤出白色乳酪样物质），可以考虑该疾病，确诊有赖于 PCR 和皮损组织病理学检查发现特征性软疣小体。

2　治疗

2.1.1　本病尚无特效抗病毒治疗药物。

2.1.2　该病通常为自限性，不需要治疗。治疗主要针对生殖器处病变以及免疫受限患者发生的大面积皮损和全身多发皮损。

2.1.3　治疗首选刮除，以将皮损中的软疣小体完全刮除为目标，然后涂以 2％碘酊。

2.1.4　其他如冷冻治疗、激光治疗等可能有效。

2.1.5　美国 FDA 于 2023 年 7 月批准 Ycanth（班蝥素 0.7％ w/v）外用溶液用于治疗 2 岁及以上儿童和成人患者，该药物尚未在我国上市。

2.1.6　儿童可以考虑试用口服西咪替丁（每天 40 mg/kg，持续 2 个月），病例报道中对部分患儿有效（但对颜面部皮损效果较差）。但也有研究认为其无效。

2.1.7　0.5％鬼臼毒素（Podophyllotoxin）软膏可用于男性的皮损治疗，但不推荐用于孕妇（致畸性考虑）。

3　预防

3.1.1　在幼儿园或公共场所勿与他人共用衣物或毛巾、玩具等。

3.1.2　家中有此类患者时应注意接触隔离，做好衣服、毛巾、玩具等日常用物的清洗、消毒工作。

参考文献

[1] Silverman R F, Shinder R. Molluscum Contagiosum [J]. N Engl J Med, 2022, 386 (6): 582.

[2] Eichenfield L, Hebert A, Mancini A, et al. Therapeutic approaches and special considerations for treating molluscum contagiosum [J]. J Drugs Dermatol, 2021, 20 (11): 1185－1190.

（汪梦兰，宗志勇）

单纯疱疹

单纯疱疹是由单纯疱疹病毒（Herpes simplex virus，HSV）感染导致的一种十分常见且易复发的感染，它是一种可通过接触传播的可治疗但不可治愈的传染性疾病。

HSV 是疱疹病毒的典型代表，属于正疱疹病毒科甲型疱疹病毒亚科单纯疱疹病毒属，为有包膜病毒，呈球形，核酸为线性双链 DNA（dsDNA）。HSV 包膜糖蛋白至少有 11 种，与病毒增殖、致病和诱导机体产生免疫应答有关。其中 gG 为特异性糖蛋白，分 gG－1 和 gG－2，可用于区分 HSV 的两种主要血清型，即 HSV－1 型和 HSV－2 型。HSV－1 型主要引起人腰部以上黏膜和破损皮肤（如口、眼和唇）以及神经系统感染，HSV－2 型则主要引起人腰部以下（如外生殖器）的感染。

大部分 HSV 感染患者无症状或只有轻微症状，而有症状者的具体表现取决于受累部位。典型症状表现为复发性皮肤、口腔、唇、眼及生殖器疱疹，在局部表现为疼痛性充满液体的小疱。亦可引起严重的感染，包括神经系统感染、肝炎、呼吸道感染、食管感染、新生儿疱疹，对于免疫功能受损的患者其还可引起播散性感染。

1 诊断

1.1 病原学检查

1.1.1 PCR 和病毒培养是较准确的方法，前者灵敏度和特异度更高。

1.1.2 近年来 mNGS 广泛应用，可在多种标本中查出 HSV，但是否确诊 HSV 感染，需要综合分析临床表现和其他检查结果。

1.1.3 检查标本可以使用水疱或新出现的溃疡性病损的基底部擦拭物、脑脊液、眼内液、血液和组织活检标本，对于呼吸道标本，尽量选择支气管肺泡灌洗液（BALF）。

1.1.4 在免疫功能正常人群中，呼吸道标本中检出 HSV 的概率较小，检出并不一定代表感染，请结合临床表现综合评估。

1.1.5 在免疫受限人群中（如重症肺炎、机械通气、实体器官移植等），呼吸道标本中检出 HSV 的概率更大。已有研究表明，在机械通气患者的 BALF 中查出 HSV－1 型可能具有临床意义，特定的抗病毒治疗可改善临床结局，但是还需更多的研究支持。

1.1.6 HSV 血清型特异性抗体可以区分 HSV－1 型和 HSV－2 型。

1.1.7 HSV 抗体分为 IgM 和 IgG，分别代表近期感染和过去感染，但是筛查应同时做，因为 IgM 抗体有假阳性可能，如其他病毒的交叉反应、免疫系统异常，或者感染好转后持续的 IgM 产生。因此，个体浓度梯度变化才更有临床意义，如 IgG 出现血清学转换，或者 IgG 水平上升 4 倍及以上常作为病毒复发或再感染的指标。

1.1.8 如果要确诊是否有活动性感染，需要结合症状和行 HSV PCR 或病毒培养。

1.2 诊断标准

1.2.1 临床诊断：具备单纯疱疹典型临床表现。

1.2.2 确诊标准：HSV PCR 或者病毒培养阳性。

2 治疗

2.1 抗单纯疱疹病毒治疗指征

可以对有明显症状需要干预的患者和需要降低将 HSV 传给他人概率的患者进行治疗。在前驱期或症状开始后 24 小时内开始治疗可以轻度缓解不适和缩短病程。如果患者在该时间段后出现新的病灶和/或明显疼痛，仍应给予抗病毒治疗。对于原发感染的治疗不能预防慢性神经感染，且抗病毒治疗不能治愈感染。为减少并发症和严重疾病的发生风险，建议对具有以下情况之一的疑似或确诊患者立即启动抗病毒治疗。

2.1.1 有明显痛感的皮肤黏膜疱疹患者。

2.1.2 重要脏器受累患者，如累及神经系统、肝脏、呼吸系统等的患者。

2.1.3 频繁发作的患者。

2.1.4 特殊人群感染者，如新生儿、孕妇、免疫受限患者。新生儿和免疫受限患者一旦确诊需要立即抗病毒治疗，孕妇需要根据具体情况评估是否给予抗病毒治疗以及治疗时机。

2.2 抗病毒药物

目前常用的抗病毒药物主要有三种，阿昔洛韦、泛昔洛韦和伐昔洛韦，这些核苷衍生物的代谢产物可以抑制病毒 DNA 多聚酶，从而干扰病毒 DNA 合成。伐昔洛韦和泛昔洛韦都是口服前体药物，在体内分别转化为阿昔洛韦和喷昔洛韦。阿昔洛韦对 HSV-1 型和 HSV-2 型的体外活性最大。不过，泛昔洛韦和伐昔洛韦的口服生物利用度高于阿昔洛韦，并且用药频次更低。

角膜炎时可局部加用三氟尿苷，阿昔洛韦耐药（不常见）时可尝试使用膦甲酸钠。不推荐单独使用外用抗病毒药物，这些药物大都以阿昔洛韦或相关化合物（如喷昔洛韦）为活性成分，需要每天多次使用，且疗效不如口服抗病毒药物。

抗病毒药物应用策略与方案（主要针对成人以及肾功能正常人群）详见表3。

2.3 特殊人群抗病毒治疗

2.3.1 神经系统感染患者。

2.3.1.1 神经系统感染患者包括脑炎和 Bell 麻痹，一旦确诊，应尽快早期抗病毒治疗。

2.3.1.2 早期抗病毒治疗是指在意识丧失之前、症状发作24小时内或格拉斯哥昏迷评分为9~15分时。

2.3.1.3 HSV 脑炎是一种严重的神经系统感染，一旦考虑该诊断，应立即静脉给予阿昔洛韦（10.0~12.5 mg/kg，每8小时1次）进行经验性治疗。

2.3.1.4 如果阿昔洛韦不可及，可考虑更昔洛韦或膦甲酸钠替代治疗。

2.3.1.5 一般疗程14~21天，根据 PCR 结果和临床症状体征决定是否停止治疗。

表3 抗病毒药物应用策略与方案（主要针对成人以及肾功能正常人群）

药物	阿昔洛韦	泛昔洛韦	伐昔洛韦	三氟尿苷	膦甲酸钠
适应证	所有感染HSV的患者，首选阿昔洛韦的患者包括新生儿、妊娠早期孕妇和脑炎患者	皮肤黏膜疱疹患者	皮肤黏膜疱疹和Bell麻痹患者	角膜结膜炎和复发上皮型角膜炎患者	阿昔洛韦耐药患者
剂型	口服剂型、外用剂型、静脉制剂	口服剂型	口服剂型	局部用溶液	静脉制剂
治疗剂量	原发性感染：400 mg，tid，或200 mg，pid，口服，共7~10天；复发性感染：400 mg，tid，口服，共5天；或800 mg，tid，共2天，bid。每天慢性抑制治疗：400~800 mg，bid。静脉用药：10.0~12.5 mg/kg，q8h（重症患者共14~21天）	原发性感染：250 mg，tid，口服，共7~10天；复发性感染：500 mg，共5天，bid，口服；慢性抑制治疗：250 mg，bid，口服	原发性感染：500 mg，bid，口服，共7~10天；复发性感染：500 mg，bid，口服，共3天；慢性抑制治疗：1 g，qd，口服	1%溶液，1滴，q2h（最大剂量9滴/天），最长治疗21天	40 mg/kg，静脉滴注，q8h
剂量调整	肾功能受损的患者应减少的剂量。一次血液透析可使血药浓度减低60%，因此血液透析后应补给一次剂量	肾功能受损的患者应减少泛昔洛韦的剂量	对老年人或者肾功能受损的患者应减少伐昔洛韦的剂量。用药时注意保持足够的液体摄入	在肝肾功能受损患者中的安全性尚未获得充分的证据	肾功能受损的患者应减少剂量
不良反应	通常耐受性良好，偶有腹泻、眩晕和关节痛	与阿昔洛韦类似	与阿昔洛韦类似	轻度灼烧感、眼睑水肿，点状角膜炎和基质型角膜炎	肾功能下降、低钙血症、低钾血症、癫痫发作和输液相关的恶心

22

药物	阿昔洛韦	泛昔洛韦	伐昔洛韦	三氟尿苷	膦甲酸钠
禁忌证	对阿昔洛韦过敏者禁用	对泛昔洛韦或其成分以及喷昔洛韦过敏者禁用	对伐昔洛韦、阿昔洛韦或任何辅料过敏的患者禁用；2岁以下儿童禁用	对三氟尿苷过敏者禁用	对膦甲酸钠过敏者禁用
注意事项	尚未进行孕妇研究，但动物实验证实对胚胎无影响 发生血栓性血小板减少性、溶血性尿毒症综合征的患者立即停用阿昔洛韦 阿昔洛韦必须缓慢输注并静脉补液，以预防结晶尿和肾衰竭（输注时间＞1小时）	尚未进行孕妇研究，但动物实验证实对胚胎无影响，但对雄性动物睾丸有毒性作用，可能降低其生育力	目前对哺乳期妇女用药研究显示，该药并不明显增加婴儿的不良反应，只是此类研究的数量还比较有限 发生血栓性血小板减少性紫癜、溶血性尿毒症综合征的患者立即停用伐昔洛韦	因对上皮的毒性，使用时间不超过3周	用输液泵控制输液速度 目前还没有关于孕妇服用膦甲酸钠的安全性的充分研究，动物实验表明存在胎儿骨骼异常的风险

2.3.2 眼部感染者。

2.3.2.1 HSV 感染可导致上皮型角膜炎（最常见）、基质型角膜炎、角膜内皮炎以及神经营养性角膜病变，治疗方法可能会不同，因此首诊医生不确定是哪种类型时建议转诊眼科进行评估。

2.3.2.2 上皮型角膜炎建议口服和局部抗病毒治疗（阿昔洛韦和伐昔洛韦常规剂量），避免局部使用激素治疗，疗程一般 2 周。局部用药可先后选用 3% 阿昔洛韦眼用软膏（1 天 5 次，至愈合后 3 天），0.15% 局部用更昔洛韦凝胶（1 次 1 滴，1 天 5 次，愈合后改为 1 天 3 次，维持 1 周）和 1% 曲氟尿苷（每 2 小时 1 滴，1 天 8~9 次，一般 2 周，因上皮毒性，维持使用不超过 3 周）。

2.3.2.3 对于坏死性或基质型角膜炎，建议局部用糖皮质激素（1% 醋酸泼尼松龙混悬液，1 天 4 次）联合抗病毒药物。

2.3.3 妊娠及围产期妇女。

2.3.3.1 妊娠及围产期妇女评估：在妊娠早期就应该评估孕妇是否有 HSV 感染病史，在妊娠晚期评估是否有活动性 HSV 感染迹象。

2.3.3.2 需要定期监测的情况：有 HSV 感染病史的孕妇、没有 HSV 感染病史但曾有生殖器 HSV 感染伴侣的孕妇，应在妊娠前或妊娠早期，以及妊娠晚期（孕 32~34 周）进行类型特异性血清学检查，了解感染或者复发的风险。

2.3.3.3 需要抗病毒治疗的情况：初发生殖器疱疹或者频繁复发生殖器疱疹的孕妇，在妊娠最后 4 周，可通过持续的阿昔洛韦治疗以减少皮损的出现，从而降低剖宫产率。

2.3.3.4 不需要抗病毒治疗的情况：既往有复发性生殖器疱疹病史，近足月时无复发迹象的孕妇。

2.3.3.5 建议剖宫产的情况：分娩时，若有前驱症状或存在提示 HSV 的病变，或其他考虑有传播 HSV 给新生儿的风险时。

2.3.3.6 阿昔洛韦等药物的安全性尚未明确，如需使用，应权衡利弊并征得患者的知情同意。

2.3.4 新生儿。

2.3.4.1 新生儿 HSV 感染的治疗包括对症支持治疗和抗病毒治疗。

2.3.4.2 无论哪种新生儿 HSV 感染类型均优先推荐静脉阿

昔洛韦治疗。

2.3.4.3　阿昔洛韦治疗的适应证：病毒学证实的 HSV 感染，临床疑似 HSV 感染，无症状但因暴露而存在风险。

2.3.4.4　阿昔洛韦的剂量均为 60 mg/（kg·d），分次静脉给药，每 8 小时 1 次。对于伴肾功能受损的新生儿，必须调整阿昔洛韦的剂量，疗程 14～21 天，根据 PCR 结果和症状体征决定是否停药。

2.3.4.5　使用阿昔洛韦期间注意监测肾功能、中性粒细胞计数（长时间低于 $500/\mu L$ 时需要降低剂量）和输注部位皮肤变化。

2.3.4.6　新生儿 HSV 感染幸存者，尤其是中枢神经系统受累的新生儿，应接受密切随访以观察是否达到发育里程碑。

2.3.5　肾功能不全患者。

2.3.5.1　肾功能不全时需要调整阿昔洛韦、伐昔洛韦、泛昔洛韦和膦甲酸钠的剂量。

2.3.5.2　在使用阿昔洛韦、伐昔洛韦和泛昔洛韦时，注意保持充足的液体摄入。

2.3.5.3　三氟尿苷对于肾功能的影响尚未获得充分信息。

3　预防

3.1　疫苗

目前尚无上市的预防 HSV 的疫苗。

3.2　预防复发

3.2.1　需要药物预防复发的患者：口腔 HSV－1 型感染频繁复发的患者，特别是没有明确前驱期症状者，病情复发造成了很大的不良影响（如损容性病变或伴有剧烈疼痛的病变）的患者，伴有严重系统性并发症（如多形红斑）的复发患者，HSV 感染复发的 HIV 阳性者。

3.2.2　可长期服用阿昔洛韦、泛昔洛韦和伐昔洛韦预防复发，剂量见表 3。

3.2.3　应每年评估患者是否还需要继续抑制治疗，不过应告知患者一旦停药可能会复发。

3.3 特殊情况的预防治疗

3.3.1 接受异基因造血干细胞移植（HCT）或急性白血病诱导化疗的 HSV 血清阳性患者应接受抗病毒预防治疗。通常始于诱导化疗或 HCT 预处理方案启动时，持续到白细胞计数恢复或黏膜炎消退。

3.3.2 对于存在移植物抗宿主病的患者，HSV 预防治疗可适当延长。

3.3.3 可长期使用阿昔洛韦或伐昔洛韦进行预防治疗，剂量见表 3。

参考文献

[1] 大卫·吉尔伯特，亨利·钱伯斯，迈克尔·萨格，等. 热病：桑福德抗微生物治疗指南（2020 版）[M]. 50 版. 范洪伟，主译. 北京：中国协和医科大学出版社，2021.

[2] Money D M，Steben M. No. 208—guidelines for the management of herpes simplex virus in pregnancy [J]. J Obstet Gynaecol Can，2017，39（8）：e199—e205.

[3] 中国疾病预防控制中心性病控制中心，中华医学会皮肤性病学分会性病学组，中国医师协会皮肤科医师分会性病亚专业委员会. 梅毒、淋病、生殖器疱疹、生殖道沙眼衣原体感染诊疗指南（2014）[J]. 中华皮肤科杂志，2014，47（5）：365—372.

[4] Labib B A，Chigbu D I. Clinical management of herpes simplex virus keratitis [J]. Diagnostics (Basel)，2022，12（10）：2368.

（龙海燕，白浪）

水痘－带状疱疹病毒感染

水痘（Varicella，chickenpox）和带状疱疹（Herpes zoster）是同一种病毒即水痘－带状疱疹病毒（Varicella－zoster virus，VZV）所致疾病。VZV 主要通过接触和空气传播，感染该病毒可引起两种不同的临床表现（典型表现为水痘和带状疱疹）。

VZV 属于正疱疹病毒科甲型疱疹病毒亚科水痘病毒属，是已知可导致人类感染的 8 种疱疹病毒（HHV）之一，为 HHV－3，只有一个血清型，生物性状与单纯疱疹病毒相似。VZV 病毒体呈球形，有包膜，核酸为线性 dsDNA，其基因组是 HHV 中最小的，可以编码 70 多种蛋白质。

VZV 感染的典型表型为水痘、带状疱疹和疼痛。初次 VZV 感染可引发弥漫性水疱性皮疹，即水痘，主要集中在面部和躯干。之后 VZV 潜伏在感觉神经节，再次活化后形成单侧分布的疼痛性疱疹。非典型表现包括累及眼、耳、神经系统、内脏以及广泛播散导致的相应临床表现。VZV 感染最常见的并发症是带状疱疹后神经痛，在免疫功能低下患者（如移植受者、接受特定免疫调节剂治疗的患者、接受化疗和/或皮质类固醇治疗的患者以及 HIV 感染者）中也可导致软组织感染、肺炎、肝炎、Reye 综合征和脑炎等严重的并发症。

1 诊断

1.1 病原学检查

病原学检查包括 VZV 核酸检测、直接荧光抗体检测（DFA）和病毒培养。

1.1.1 VZV 核酸检测是诊断 VZV 感染灵敏度最高的实验室检查方法，可用于所有阶段的病变。

1.1.2 VZV 核酸检测样本包括水疱拭子或水疱刮屑、已结痂皮损的痂片、活检样本组织和/或脑脊液。

1.1.3 若不能进行 VZV 核酸检测，尽量对尚未结痂的水疱性皮损刮取物进行直接荧光抗体检测和病毒培养。

1.2 诊断标准

1.2.1 临床诊断：在免疫功能正常的个体中，符合典型的临床表现（单侧，通常为疼痛性、具有明确皮区分布的水疱性皮疹）的患者。

1.2.2 确诊标准：临床诊断病例满足以下任何 1 条即可确诊。

1.2.2.1 VZV 核酸检测阳性。

1.2.2.2 VZV 直接荧光抗体检测阳性。

1.2.2.3 VZV 分离培养阳性。

2 治疗

2.1 抗 VZV 治疗指征

是否启动抗病毒治疗取决于患者年龄、有无共存疾病和患者的临床表现。在免疫功能正常的患者中，病毒复制常在皮疹发作后不超过 72 小时即停止，因此抗病毒治疗应尽早开始。抗病毒治疗可加速皮损的愈合以及降低急性神经炎的严重程度和缩短其持续时间，但是否可预防带状疱疹后遗神经痛的发生，目前还不太清楚。

对于≤12 岁的健康儿童，水痘常为自限性，通常不需要抗病毒治疗。对于 VZV 导致的皮损出现已超过 72 小时、免疫功能正常患者，启动抗病毒治疗的临床效用尚不清楚。而皮损已结痂的患者，抗病毒治疗的作用可能很小，不建议抗病毒治疗。虽然水痘和带状疱疹常为自限性疾病，但若出现并发症就可能危及生命。对于以下情况者需要尽快启动抗病毒治疗，无论是否接种过 VZV 疫苗。

2.1.1 免疫功能正常、皮损出现时间≤72 小时且无并发症的>12 岁患者，可考虑口服抗病毒药物。

2.1.2 若皮损出现≥72 小时，但仍有新的皮损出现，可考虑口服抗病毒药物。

2.1.3 对于已出现并发症或出现并发症的风险较高的患者，如未接种疫苗者、妊娠女性和免疫功能受损者，可考虑静脉抗病毒治疗。

2.2 抗病毒药物

目前常用的抗病毒药物主要有三种，即阿昔洛韦、泛昔洛韦和伐昔洛韦，这些核苷衍生物的代谢产物可以抑制病毒 DNA 多聚酶，从而干扰病毒 DNA 合成。伐昔洛韦和泛昔洛韦都是口服前体药物，在体内分别转化为阿昔洛韦和喷昔洛韦。口服抗病毒药物治疗通常足够用作无并发症的水痘、带状疱疹患者的初始治疗，一般优先选择伐昔洛韦和泛昔洛韦（口服生物利用度更高，给药频率更低）。若有较高并发症的风险或已经出现并发症，建议改为静脉用药。相比治疗单纯疱疹病毒感染，上述抗病毒药物用于治疗 VZV 感染时的剂量更高。

其他不常用药物如溴夫定，在我国于 2020 年上市，属于嘧啶核苷衍生物，其效力为阿昔洛韦的 1000 倍。但它只适合早期使用，在第一次出现皮肤症状（通常为皮疹）后 72 小时内或第一次出现水疱后 48 小时内尽快开始治疗。这个药物在欧洲用得较多，在我国应用较少，目前该药物的临床使用效果和不良反应等研究数据还不是很多，阿昔洛韦耐药时可尝试使用膦甲酸钠，详见表 4。

2.3 特殊人群抗病毒治疗

2.3.1 免疫功能低下患者。

2.3.1.1 所有免疫功能低下患者感染 VZV 后都应启动抗病毒治疗，即使症状出现的时间已超过 72 小时。

2.3.1.2 免疫功能低下患者快速启动抗病毒治疗尤为重要。

2.3.1.3 免疫功能低下患者抗病毒治疗首选静脉制剂。

2.3.1.4 重症或免疫功能低下患者的抗病毒治疗疗程需要根据患者的症状、体征和核酸检测结果来判断，严重时可延长至 14～21 天，甚至更长。

2.3.1.5 溴夫定不建议用于免疫功能低下患者，如最近接受或正在接受癌症化疗的患者或接受免疫抑制剂治疗的患者，这可能和溴夫定与某些抗癌药物（如 5－氟尿嘧啶和其衍生物）存在严重的药物相互作用有关。但目前已经有研究发现其他一些导致免疫功能低下的情况，如行 HCT 的儿童，使用该药物有效。溴夫定到底不适合具体哪些免疫功能低下的情况，还需要更多的研究数据。

表 4　VZV 抗病毒药物应用策略与方案

药物	阿昔洛韦	泛昔洛韦	伐昔洛韦	溴夫定	膦甲酸钠
适应证	所有感染 VZV、并到达抗病毒治疗指征的患者	感染 VZV、达到治疗指征，且无并发症或无较高并发症风险的患者	感染 VZV、达到治疗指征，且无并发症或无较高并发症风险的患者	免疫功能正常的成年急性带状疱疹患者的早期治疗，尽量在 48～72 小时内	阿昔洛韦耐药患者
剂型	口服/外用剂型；静脉制剂	口服	口服	口服	静脉制剂
治疗剂量	口服：800 mg，pid，疗程 7～10 天 静脉：5～10 mg/kg，每 8 小时 1 次，疗程 7～10 天	500 mg，tid，疗程 7 天	1000 mg，tid，疗程 7 天	125 mg，qd，疗程 7～10 天，应每天于大约同一时间服用	40 mg/kg，静脉滴注，每 8 小时 1 次
剂量调整	肾功能受损的患者应减少阿昔洛韦的剂量 一次血液透析可使血液药浓度减低 60%，因此血液透析后应补给一次剂量	肾功能受损的患者应减少泛昔洛韦的剂量	对老年人或者肾功能受损的患者应减少伐昔洛韦的剂量。用药期间注意保持足够的液体摄入	对于肝功能及肾功能不全的患者，不用调整剂量	肾功能受损的患者应减少剂量
不良反应	通常耐受性良好，偶有腹泻、眩晕和关节炎痛	与阿昔洛韦类似	与阿昔洛韦类似	恶心、严重不良反应（不常见）、肝炎	肾功能下降、低钙血症、低钾血症、癫痫发作和输液相关的恶心
禁忌证	对阿昔洛韦过敏者禁用	对泛昔洛韦或其他成分以及喷昔洛韦过敏者禁用	对伐昔洛韦、阿昔洛韦或辅料过敏的患者禁用。2 岁以下儿童禁用	免疫功能低下、妊娠期、哺乳期，以及过敏患者禁用	对膦甲酸过敏者禁用

药物	阿昔洛韦	泛昔洛韦	伐昔洛韦	溴夫定	膦甲酸钠
注意事项	尚未进行孕妇研究，但动物实验证实对胚胎无影响 发生血栓性尿毒综合征/溶血性尿毒综合征的患者立即停用阿昔洛韦 阿昔洛韦必须缓慢输注并静脉补液，以预防结晶尿和肾衰竭（输注时间＞1小时）	尚未进行孕妇研究，但动物实验证实对胚胎无影响，但对雄性动物睾丸有毒性作用，可能降低其生育力	目前对哺乳期妇女用药研究显示，该药并不明显增加婴儿的不良反应。只是此类研究的数量还比较有限 发生血栓性血小板减少性紫癜/溶血性尿毒症综合征的患者立即停用伐昔洛韦	不要将溴夫定与5-氟尿嘧啶或类似的抗癌药物如卡培他滨、氟尿苷、替加氟同时服用，而且溴夫定与5-氟尿嘧啶或类似的抗癌药物的间隔时间不得少于4周	用输液泵控制输液速度，目前还没有关于孕妇服用膦甲酸的安全性的充分研究，动物实验表明存在胎儿骨骼异常的风险

2.3.2 妊娠期和哺乳期女性。

2.3.2.1 对于有早期带状疱疹症状的妊娠期女性，无论皮损数量多少，都建议治疗。

2.3.2.2 优选阿昔洛韦口服治疗，该药相比其他药物使用经验更丰富，相对安全，但妊娠 20 周前应慎用。

2.3.2.3 哺乳期女性口服阿昔洛韦未见乳儿异常，但口服泛昔洛韦者需停止哺乳。

2.3.2.4 禁止使用溴夫定。

2.3.3 ≤12 岁的青少年、儿童和新生儿患者。

2.3.3.1 对于 2～12 岁的健康青少年和儿童，水痘常为自限性，通常不需要抗病毒治疗。

2.3.3.2 对有并发症或者有较高并发症风险的青少年和儿童进行治疗时，可口服阿昔洛韦（20 mg/kg，最大剂量 800 mg，1 天 4 次，疗程 5 天）或伐昔洛韦（20 mg/kg，最大剂量 1000 mg，1 天 3 次，疗程 5 天）治疗。

2.3.3.3 <2 岁儿童口服治疗的最佳剂量尚未达成共识，推荐优先使用阿昔洛韦，剂量可参考≥2 岁儿童的剂量。

2.3.3.4 发生重度播散性 VZV 感染（如肺炎、脑炎、血小板减少、重度肝炎）的新生儿，应静脉采用阿昔洛韦，12.5 mg/kg，每 8 小时 1 次，疗程 10 天。

2.3.4 肾功能不全患者。

2.3.4.1 肾功能不全时需要调整阿昔洛韦、伐昔洛韦、泛昔洛韦和膦甲酸钠的剂量。

2.3.4.2 肾功能不全时不需要调整溴夫定的剂量。

2.3.4.3 在使用阿昔洛韦、伐昔洛韦和泛昔洛韦时，注意保持充足的液体摄入。

3 预防

3.1 疫苗

3.1.1 VZV 有相应疫苗可接种，但没有纳入全国性计划免疫，部分地区将其纳入了当地计划免疫。

3.1.2 目前的水痘疫苗均为减毒活疫苗，推荐≥12 月龄水痘易感者接种。

3.1.3 全球上市的带状疱疹疫苗主要包括减毒活疫苗（ZVL）和重组亚单位疫苗（RZV）两种。在我国上市的是RZV。

3.1.4 我国推荐50岁及以上免疫功能正常的人群接种RZV以预防带状疱疹，优选接种两剂。

3.1.5 欧洲药品管理局和美国FDA均已批准在18岁以上免疫功能低下或接受免疫抑制剂治疗的患者中接种RZV，但需要评估患者具体情况。

3.1.6 有急性症状的患者、妊娠期和哺乳期女性应延迟接种疫苗。

3.2 暴露前预防

对于高危人群和易感人群，若符合疫苗接种适应证，则应尽快接种VZV疫苗。

3.3 暴露后预防

3.3.1 无既往感染水痘或疫苗接种证据者，暴露后的处理取决于暴露的性质、出现严重疾病的风险以及是否适合接种水痘疫苗。

3.3.2 对于≥1岁、未妊娠、免疫功能正常，且对水痘疫苗不过敏的显著暴露患者推荐接种水痘疫苗，暴露后5天内接种水痘疫苗效果最好。

3.3.3 若不适合接受水痘疫苗、有严重感染和/或并发症的高风险，且能在暴露后10天内接受免疫预防，可以使用水痘-带状疱疹免疫球蛋白，但是目前在我国还未上市（在国家市场监督管理总局未查到该药信息）。

3.3.4 对于不能使用水痘疫苗或免疫球蛋白的患者，推荐使用阿昔洛韦或伐昔洛韦抗病毒预防（暴露后7~10天开始给药，治疗剂量，持续1周），但是关于预防效果以及治疗时间的研究尚不足。

3.3.5 对于不能接受免疫预防的孕妇，是否给予阿昔洛韦预防目前尚无相关研究。

参考文献

[1] 中国医师协会皮肤科医师分会带状疱疹专家共识工作组，国家皮肤与免疫疾病临床医学研究中心. 中国带状疱疹诊疗专家共识（2022版）[J]. 中华皮肤科杂志，2022，55（12）：1033-1040.

［2］中华医学会皮肤性病学分会，中国康复医学会皮肤病康复专业委员会，中国中西医结合学会皮肤性病学分会，等. 老年带状疱疹诊疗专家共识［J］. 中华皮肤科杂志，2023，56（2）：97－104.

［3］中国医疗保健国际交流促进会皮肤科分会，中华医学会皮肤性病学分会老年性皮肤病研究中心. 带状疱疹疫苗预防接种专家共识［J］. 中华医学杂志，2022，102（8）：538－543.

（龙海燕，白浪）

巨细胞病毒感染

巨细胞病毒（Cytomegalovirus，CMV）也被称为人巨细胞病毒（Human cytomegalovirus，HCMV）或人类疱疹病毒 5 型（HHV−5），属疱疹病毒科 β 亚科，是人疱疹病毒科中最大、结构最复杂的病毒，有包膜，基因组为 230 kb 的线性双链 DNA。CMV 仅在人与人之间传播，可感染人体多种细胞。

CMV 致病力弱，免疫功能正常者感染后多表现为潜伏感染，机体免疫功能低下时可再激活呈活动性感染。CMV 可侵犯患者多个器官系统，包括眼、肺、消化系统、中枢神经系统等，其中 CMV 视网膜脉络膜炎最常见。

无症状及轻度症状者，不推荐抗病毒治疗，中重度有症状者早期选择更昔洛韦、膦甲酸钠等抗病毒治疗。

1 诊断

1.1 病原学检查

1.1.1 CMV 血清学检查。

1.1.1.1 原发感染：满足任一条，①抗 CMV IgG 抗体从阴性转阳性；②抗 CMV IgM 抗体阳性＋抗 CMV IgG 抗体阴性或低亲和力抗 CMV IgG 抗体阳性；③新生儿期抗 CMV IgM 抗体阳性。

1.1.1.2 近期活动性感染：满足任一条，①急性期或恢复期双份血清抗 CMV IgG 抗体滴度≥4 倍增高；②抗 CMV IgM 抗体和 IgG 抗体双阳性。

CMV IgM 和 IgG 检测结果判读见表 5。

表 5 CMV IgM 和 IgG 检测结果判读

IgM	IgG	临床意义
−	−	未感染，易感人群，存在原发感染风险
−	＋	潜伏感染
＋	＋	活动性感染（需警惕 IgM 假阳性可能）

IgM	IgG	临床意义
+	−	假阳性或感染初期，1~2 周后复查
1~2 周后复查结果		
+	−	假阳性，排除感染
+	+	真阳性，原发感染
−	+	真阳性，原发感染

1.1.2　CMV DNA 定量。

1.1.2.1　血清或血浆、尿液、唾液 CMV DNA 阳性或动态监测载量明显升高提示活动性感染。

1.1.2.2　新生儿期检出 CMV DNA 提示原发感染。

1.1.2.3　全血或单个核细胞阳性不能排除潜伏感染，但 CMV DNA 高载量支持活动性感染。

1.1.3　特殊部位 CMV DNA 检测的临床诊断意义。

1.1.3.1　艾滋病患者脑脊液中检出 CMV DNA 阳性可诊断中枢神经系统感染。

1.1.3.2　先天性感染新生儿脑脊液中检出 CMV DNA 阳性提示神经发育不良预后。

1.1.3.3　眼玻璃体液检出 CMV DNA 阳性是 CMV 视网膜炎的证据。

1.1.3.4　新生儿和免疫抑制者血清或血浆 CMV DNA 载量与 CMV 疾病严重程度和病毒播散呈正相关性。

1.1.4　病毒培养：特异度高，但由于周期长，灵敏度下降，临床意义不大，不推荐对血、尿、口腔分泌物进行病毒培养，以作为 CMV 活动性感染的诊断依据。

1.1.5　组织病理学：CMV 受累脏器诊断"金标准"。组织标本中发现细胞核和细胞质的包涵体，呈典型的"鹰眼征"，免疫组化检测到组织中的 CMV 蛋白或核酸。

1.1.6　mNGS：mNGS 检测到 CMV 可提示 CMV 感染。

1.2　CMV 感染的分类

1.2.1　根据感染来源分类。

1.2.1.1　原发感染：初次感染外源性 CMV。

1.2.1.2 再发感染：内源性潜伏病毒活化或再次感染外源性不同病毒株。

1.2.2 根据原发感染时间分类。

1.2.2.1 先天性感染（宫内感染）：出生 3 周内尿液、体液、血液或组织 CMV 病原体检测阳性。

1.2.2.2 出生后获得性 CMV 感染：出生 3 周内 CMV 病原检测阴性，3 周后阳性。

1.2.3 根据临床征象分类。

1.2.3.1 无症状感染：体液中检出 CMV 病原体，但无明显临床症状及理化改变。

1.2.3.2 症状性感染：体液中检出病原体且有相关临床表现和理化异常。

1.3 诊断标准

1.3.1 临床诊断：CMV 活动性感染证据＋CMV 相关疾病表现，排除现症疾病的其他常见病因。

1.3.2 确定诊断：病变组织或特殊体液分离到 CMV 或检出病毒标志物。

2 治疗

2.1 抗病毒治疗指征

2.1.1 无症状及轻度症状者，不推荐抗病毒治疗。

2.1.2 中重度有症状者早期抗病毒治疗。

2.2 抗病毒治疗方案

常用抗病毒药物和方案见表 6 和表 7。

表 6 CMV 感染抗病毒治疗方案

药物	不同治疗阶段治疗剂量	
	诱导治疗	维持治疗
更昔洛韦	5 mg/kg，静脉滴注，q12h，疗程 2～3 周	5 mg/kg，qd，疗程 3～4 周；或 1.0 g，tid，口服
膦甲酸钠	90 mg/kg，q12h；或 60 mg/kg，q8h。疗程 14～21 天	90 mg/kg，qd，静脉滴注

药物	不同治疗阶段治疗剂量	
	诱导治疗	维持治疗
缬更昔洛韦	900 mg，口服，q12h，疗程 2～3 周	900 mg，qd，口服
西多福韦（国内尚无）	5 mg/kg，静脉滴注，qw，疗程 2 周	5 mg/kg，静脉滴注，q2w

注：对于肾功能不全的患者，所有药物都需调整剂量。而更昔洛韦和缬更昔洛韦在肾功能不全患者仍需给予负荷剂量，同时建议向临床药师咨询。

表7 CMV 疾病特异性治疗方案

疾病	药物	注意事项
CMV 肺炎	一线方案：更昔洛韦单药治疗； 二线方案：膦甲酸钠单药，更昔洛韦联合膦甲酸钠	—
CMV 视网膜炎	玻璃体内注射更昔洛韦联合全身抗 CMV 治疗	玻璃体内注射更昔洛韦（2 毫克/针）或膦甲酸钠（2.4 毫克/针），每周重复 1 次
CMV 脑炎	一线方案：更昔洛韦联合膦甲酸钠； 二线方案：更昔洛韦或膦甲酸钠单药	—
其他类型 CMV 病	参照 CMV 肺炎	—

2.3 特殊人群治疗方案

2.3.1 新生儿：应尽早接受足量治疗，药物推荐更昔洛韦，6 mg/kg，每 12 小时 1 次，静脉注射。病情稳定后改为缬更昔洛韦口服序贯治疗，疗程 6 周。免疫缺陷患儿根据情况疗程可至 6 个月。

2.3.2 胎儿：尚无有效治疗方法。

2.3.3 孕妇：目前不推荐对 CMV 感染孕妇进行常规治疗，因为抗病毒治疗对胎儿和孕妇均无确切益处，反而可能产生不良反应。

2.3.4 异基因 HCT 患者：一旦检出 CMV DNA 阳性，需积极干预，药物推荐来特莫韦 480 mg，1 天 1 次。

3 预防

目前 CMV 疫苗正处在研发阶段，尚未投入临床正式应用。避免暴露是最主要的预防方法。不推荐孕妇使用 CMV 免疫球蛋白预防或治疗。健康足月儿无 CMV 疾病者可继续母乳喂养；已感染婴儿可继续母乳喂养，无需处理；早产儿尤其是低出生体重儿，乳汁经巴氏消毒或冻融消毒后可母乳喂养。来特莫韦可用于接受异基因 HCT 的成人受者预防 CMV 感染。

参考文献

[1] 中国医师协会新生儿科医师分会，中国医师协会新生儿科医师分会感染专业委员会，中华新生儿科杂志编辑委员会. 新生儿巨细胞病毒感染管理专家共识 [J]. 中华新生儿科杂志，2021，36（6）：1-7.

[2] 中华医学会血液学分会干细胞应用学组. 异基因造血干细胞移植患者巨细胞病毒感染管理中国专家共识（2022 年版）[J]. 中华血液学杂志，2022，43（8）：617-623.

[3] 中华医学会器官移植学分会. 器官移植受者巨细胞病毒感染临床诊疗规范（2019 版）[J]. 器官移植，2019，10（2）：142-148.

[4] Acosta E, Bowlin T, Brooks J, et al. Advances in the development of therapeutics for cytomegalovirus infections [J]. J Infect Dis, 2020, 221 (Suppl 1)：S32-S44.

（曲俊彦，白浪）

EB 病毒感染

EB 病毒（Epstein－Barr virus，EBV）又称人类疱疹病毒 4 型（HHV－4），为疱疹病毒科 γ 亚科，线性双链 DNA 病毒，有包膜，感染后 DNA 环化，以 165 kb 的圆形染色体存在且能自我复制，原发性感染后建立终身潜伏感染。潜伏感染的 EBV 在机体免疫功能低下等因素触发下可再激活感染。

人群普遍易感 EBV，90％以上的成人血清 EBV 抗体阳性。EBV 主要感染 B 细胞，少数情况下也可感染 T 细胞或 NK 细胞。EBV 感染可累及机体几乎所有脏器和组织，相关疾病多样。除原发性 EBV 感染可致传染性单核细胞增多症（IM）外，EBV 感染还引起慢性活动性 EBV 病（CAEBV）和 EBV 相关噬血细胞性淋巴组织细胞增生症（EBV－HLH）等非肿瘤性重症 EBV 相关疾病。EBV 还与许多肿瘤的发生相关，如霍奇金淋巴瘤（HL）、非霍奇金淋巴瘤（NHL）、鼻咽癌（NPC）、胃癌和移植后淋巴细胞增殖性疾病（PTLD）等。

目前尚无针对 EBV 的特异性抗病毒药物，EBV 相关疾病的治疗需个体化。

1 诊断

1.1 病原学检查

1.1.1 EBV 血清学检查。

1.1.1.1 EBV 抗体检测：EBV 编码多种结构抗原，包括病毒衣壳抗原（VCA）、早期抗原（EA）、膜抗原（MA）、核抗原（NA）等。机体感染 EBV 后针对不同抗原产生相应的抗体，原发性 EBV 感染过程中首先产生抗 VCA－IgM/IgG；急性感染后期，抗 EA－IgG 出现；恢复期晚期，产生抗 EBNA－IgG。不同 EBV 感染阶段对应的实验室检查结果组合见表 8。

1.1.1.2 嗜异型凝集抗体检测：缺乏特异性。

表 8 不同 EBV 感染阶段对应的实验室检测结果组合

EBV 感染阶段	VCA—IgM	VCA—IgG	VCA—IgA	EA—IgA	EA—IgG	EBNA—IgG	EBV DNA
未感染	−	−	−	−	−	−	−
急性感染早期	+/−	+/−	+/−	+/−	+/−	−	+
急性感染后期	−	+	−	−	−/+	+/−	+/−
既往感染	−	+	−	−	−	+/−	−
既往感染再激活	+/−	+	+/−	+/−	+	+/−	+

1.1.2 EBV DNA。

1.1.2.1 用于 EBV 相关疾病的诊断、病情监测、治疗效果评估和预后判断等。

1.1.2.2 无菌体液（如肺泡灌洗液、脑脊液等）样本也可检测 EBV DNA。

1.1.3 EBV 编码的 RNA（EBERs）原位杂交试验：EBERs（EBER1/EBER2）大量存在于 EBV 潜伏感染的细胞中，原位杂交检测 EBERs 能够定位 EBV 感染的细胞类型，是明确 EBV 相关肿瘤的"金标准"。

1.1.4 mNGS：mNGS 检测到 EBV 可提示 EBV 感染。

1.2 EBV 相关疾病诊断

1.2.1 传染性单核细胞增多症（IM）：IM 是由原发性 EBV 感染导致的一种良性自限性疾病，多数预后良好。诊断标准见表 9。

表 9 IM 诊断标准

临床指标（满足以下 6 项中至少 3 项）	实验室指标（满足以下任一项）
①发热 ②咽扁桃体炎 ③颈淋巴结炎 ④脾大 ⑤肝大 ⑥眼睑水肿	①VCA－IgM（＋），VCA－IgG（＋），EBNA－IgG（－） ②VCA－IgM（－），VCA 低亲和力 IgG（＋） ③VCA－IgG 抗体滴度上升至少 4 倍 ④外周血异型淋巴细胞比例≥0.1，或淋巴细胞计数≥5×10^9/L

1.2.2 慢性活动性 EB 病毒病（CAEBV）：CAEBV 的临床表现包括发热、肝功能异常、脾大和淋巴结病等，IM 症状持续存在或退而复现，伴多脏器损害或间质性肺炎、视网膜炎等严重并发症。目前根据 EBV 感染细胞类型，CAEBV 可分为 T 细胞型、NK 细胞型和 B 细胞型。满足以下三项可诊断为 CAEBV。

1.2.2.1 IM 症状持续或反复 3 个月以上。①IM 症状：发热、淋巴结肿大和肝脾大；②IM 其他并发症：血液系统并发症（如血细胞减少）、消化道并发症（如出血与溃疡）、肺并发症（间质性肺炎）、眼并发症（如视网膜炎）、皮肤并发症（如牛痘样水疱及蚊虫叮咬过敏）、心血管并发症（动脉瘤和心脏瓣膜病）等。

1.2.2.2 EBV 感染的组织损害证据。①VCA－IgG≥1：640或 EA－IgG≥1：160，VCA－IgA 和/或 EA－IgA 阳性；②外周血单个核细胞 EBV DNA≥$5×10^{2.5}$ copies/ mL DNA，或血浆EBV DNA 阳性；③受累组织中 EBV－EBERs 原位杂交（＋）或EBV－LMP1 免疫组化（＋）；④Southern 杂交在组织或外周血细胞中检测出 EBV DNA。

1.2.2.3 排除目前已知自身免疫性疾病、肿瘤性疾病及免疫缺陷性疾病所致以上临床表现。

1.2.3 EBV 相关的噬血细胞综合征（HLH）：需要同时符合 HLH 的诊断标准，并具备 EBV 感染证据（表 10）。

表 10　HLH 诊断标准和 EBV 感染证据

HLH 诊断标准	EBV 感染证据
满足以下 8 项标准中的 5 项： ①发热 ②脾大 ③外周血两系及两系以上细胞减低［血红蛋白（Hb）<90 g/L，血小板（PLT）<$100×10^9$/L，中性粒细胞绝对值<$1×10^9$/L］ ④高甘油三酯和/或低纤维蛋白原（FIB）血症（甘油三酯>3 mmol/L，FIB<1.5 g/L） ⑤骨髓、淋巴结或脾中发现噬血现象，无恶性肿瘤依据 ⑥NK 细胞活性减低或缺失 ⑦铁蛋白>500 μg/L ⑧可溶性 CD25（可溶性 IL-2 受体）>2400 U/L	①EBV 相关抗体检测提示原发感染或既往感染再激活 ②分子生物学方法（PCR、原位杂交和Southern 杂交）从患者血清、骨髓、淋巴结等受累组织检测出 EBV 阳性

1.2.4　EBV 相关肿瘤性疾病：EBV 相关性肿瘤疾病主要包括霍奇金淋巴瘤（HL）、非霍奇金淋巴瘤（NHL）、NK/T 细胞淋巴瘤、胃癌、鼻咽癌及移植后淋巴细胞增殖性疾病（PTLD）等。相关受累组织病理学表现符合相应肿瘤表现，且原位杂交检测 EBERs 阳性。

1.2.5　EBV 相关其他疾病：EBV 感染还可以引起自身免疫性疾病，如系统性红斑狼疮（SLE）、多发性硬化症（MS）等。相关受累组织病理学表现符合相应免疫性疾病，且原位杂交检测 EBERs 阳性。

2　治疗

2.1　抗病毒治疗

目前缺乏疗效肯定的抗病毒药物，有使用阿昔洛韦、更昔洛韦、缬更昔洛韦、伐昔洛韦、西多福韦（国内尚无）、膦甲酸钠抗病毒治疗成功的报道，但尚未经过大规模临床验证。EBV 蛋白激酶 BGLF4 抑制剂、EBV DNA 聚合酶抑制剂、EBV 编码的核抗原 1（EBNA1）抑制剂等新型抗病毒药物在动物实验中有效，但尚未应用于临床。

2.2　EBV 相关疾病治疗

目前尚无明确的治疗方案，具体疾病可根据相关指南治疗，如使用免疫调节剂、化疗、HCT 等，需个体化。预后差异较大。

3　预防

针对 EBV 感染目前无有效疫苗，无有效暴露预防药物。潜伏感染再激活与机体免疫状况相关，一些严重的 EBV 相关疾病的发生与机体潜在的免疫缺陷或基因缺陷密切相关。血清/血浆 EBV DNA 病毒载量和疾病进展及预后相关，可注意监测、早期干预，尽量避免病情进展。

参考文献

[1]　中华医学会儿科学分会感染学组，全国儿童 EB 病毒感染协作组. 儿童 EB 病毒感染相关疾病的诊断和治疗原则专家共识［J］. 中华儿科杂志，2021，59（11）：905-911.

[2]　全国儿童 EB 病毒感染协作组，中华实验和临床病毒学杂志编辑委员

会. EB病毒感染实验室诊断及临床应用专家共识 [J]. 中华实验和临床病毒学杂志，2018，32 (1)：2-8.

[3] Gulley M L，Tang W. Laboratory assays for Epstein－Barr virus－related disease [J]. J Mol Diagn，2008，10 (4)：279-292.

[4] 李晖，陈开澜，许琼. 正确认识 EB 病毒及 EB 病毒相关疾病 [J]. 临床内科杂志，2019，36 (6)：361-364.

[5] Andrei G，Trompet E，Snoeck R. Novel therapeutics for Epstein－Barr virus [J]. Molecules，2019，24 (5)：997.

（曲俊彦，白浪）

人疱疹病毒 6 型感染

人疱疹病毒 6 型（Human herpesvirus 6，HHV-6）是导致幼儿玫瑰疹（也称幼儿急疹）的病原体，在免疫低下人群中病毒可被激活导致再感染。

HHV-6 属于疱疹病毒科，是双链线性 DNA 病毒。它与巨细胞病毒（CMV）在遗传和生物学上的相似性使它被归为 β 亚科玫瑰病毒属（与人疱疹病毒 7 型一起）。基于不同的生物学性状和基因组序列，HHV-6 被分为 HHV-6A 和 HHV-6B 2 个亚型。HHV-6A 和 HHV-6B 在流行病学、生长特性、抗原性和限制性内切酶谱方面存在差异。绝大多数确诊的原发性感染和再激活感染都是由 HHV-6B 引起，目前对 HHV-6A 的流行病学或临床意义知之甚少。

HHV-6 会感染大多数 3 岁以内的儿童，其在活化的 CD4+T 细胞中复制。与其他疱疹病毒一样，该病毒在原发感染后进入潜伏期，可长期潜伏于宿主细胞和器官中（如单核-巨噬细胞、唾液腺等）而不引起临床症状，可能在免疫功能低下的宿主中再激活，尤其是在异基因造血干细胞移植（Hematopoietic cell transplantation，HCT）后。

在约 1% 的人中，HHV-6 DNA 整合到了染色体中，整合入生殖系细胞，可造成先天性 HHV-6 感染。如果造血干细胞供者的染色体中整合了 HHV-6，则移植受者的有核造血细胞中也将有整合的病毒。

HHV-6 最常见的传播途径是通过唾液从母亲传染给婴儿。大多数儿童在 2 岁以前发生 HHV-6 感染，其在成人中的感染率在不同的研究中有所不同，从摩洛哥一项关于孕妇 HHV-6 感染的研究中 20% 的感染率到我国无症状成人的 100% 感染率不等。儿童时期的原发感染一般导致较轻微的自限性疾病。在免疫功能正常的儿童中，原发性 HHV-6 感染的典型表现为幼儿玫瑰疹和伴或不伴皮疹的急性发热性疾病。尽管关于 HHV-6 感染潜伏期的数据非常少，但一般认为平均为 9 天（范围为 5~15 天）。成人中原发感染罕见，大多数病例为再激活感染。在免疫功能正常者中尚未证实可能出现与 HHV−6 有关的疾病。免疫功能低下的宿主中 HHV−6B 可能被再激活和复制，导致病毒血症和/或临床疾病（包括脑炎、肺炎等），特别是异体 HCT 后。HHV−6B 再激活发生在 30%～50% 的 HCT 受者中，其中只有小部分 HHV−6B 再激活的同种异体 HCT 受者会发展为 HHV−6 脑炎，其特征是意识混乱、短期记忆丧失和/或顺行性遗忘，伴或不伴癫痫发作。

1 诊断

1.1 病原学检查

1.1.1 HHV−6 血清学检查。

1.1.1.1 HHV−6 IgG 抗体：大多数 2 岁以上的人 HHV−6 血清阳性，单一的阳性结果不能诊断。需要收集配对血清，抗体水平上升≥4 倍可做出诊断。血清从阴性转为阳性是原发感染的良好证据。血清学检查不能区分 HHV−6A 和 HHV−6B 变种以及与其他 β 疱疹病毒的交叉反应。

1.1.1.2 HHV−6 IgM 抗体：在感染后 4～7 天产生。许多培养结果为阳性的患儿并不能检测到 IgM 反应，且约有 5% 的健康成人在任意特定时间检测到 IgM 阳性，因此用这一指标确诊活动性感染并不可靠。

1.1.2 HHV−6 抗原检测：针对 HHV−6A 和 HHV−6B 特异性抗原的单克隆抗体以及针对 HHV−6 U90 蛋白的多克隆抗体可提示病毒复制，而且可用于检测血液和组织中的 HHV−6 并确定其种型。然而，抗原检测还未标准化，其灵敏度也有限。

1.1.3 HHV−6 DNA 检测：PCR 可检测多种组织中的 HHV−6，在细胞样本中检测到病毒 DNA 可能代表活跃的复制或潜伏感染，而在非细胞样本中检测到病毒 DNA 通常被认为代表活跃的复制。PCR 可以针对任何组织进行检测，通常采用的是全血、血浆、血清和脑脊液。其具有高灵敏度和特异度，并能确定 HHV−6 的亚型。然而，该检测不能区分潜伏、活动性和染色体整合 HHV−6 感染。

1.1.3.1 定量 PCR 方法：可以确定病毒载量，有助于根据 HHV−6 DNA 水平对感染进行初步分类，然而尚未确定区分潜

伏、活动性与染色体整合 HHV-6 感染的具体阈值。

1.1.3.2 逆转录 PCR（RT-PCR）和微滴数字 PCR：RT-PCR 可检测 HHV-6 信使 RNA（mRNA），其结果阳性提示活动性感染。微滴数字 PCR 可准确提供 HHV-6 DNA 与细胞 DNA 的定量比值，可用于识别染色体整合 HHV-6 感染。

1.1.4 病毒培养：可通过外周血单个核细胞、脑脊液和多种组织进行病毒培养。病毒培养结果阳性提示病毒复制，还可用于确定 HHV-6 亚型。缺点为灵敏度低、技术难度大和结果等待时间长。

1.2 不同类型患者的诊断

1.2.1 对于免疫功能正常的儿童有 HHV-6 感染典型表现（如急性疾病伴高热，可能有皮疹，还有非特异性症状），可临床诊断为玫瑰疹。这些儿童的 HHV-6 感染通常可自行缓解，无不良影响，几乎没有必要进行实验室检查确诊 HHV-6 感染。

1.2.2 对于免疫功能低下儿童或者有非典型表现或并发症（如脑膜脑炎）者，需行实验室检查确诊 HHV-6 感染。

1.2.3 成人的大多数 HHV-6 相关疾病是由免疫抑制和潜伏性感染再激活引起。脑炎或肺炎等急性临床综合征的诊断需要在临床样本（如脑脊液、呼吸道分泌物、脑或肺组织）中分离出 HHV-6 或检出 HHV-6 DNA。

1.2.4 任何异体 HCT 受者临床表现（意识不清、顺行性遗忘、短期记忆丧失、癫痫发作）如提示 HHV-6B 脑炎，应进行腰椎穿刺和脑 MRI 检查。除常规检查（如细胞计数、蛋白质检测、葡萄糖检测、革兰染色、需氧培养）外，外周血样本和脑脊液样本应进行 HHV-6 PCR 检测，脑炎患者血液中检测到 HHV-6 DNA 并不一定是 HHV-6 脑炎，因为 HCT 后 HHV-6 再激活是常见的，只有一小部分 HHV-6 再激活的患者发展为脑炎，其他可能导致脑炎的病因也应继续寻找。HHV-6B 脑炎的诊断建立在异体 HCT 受者身上，这些受者在脑脊液中检测到 HHV-6 DNA，且没有发现其他病因。

2 治疗

2.1 HHV－6感染抗病毒治疗指征

免疫功能正常者的HHV－6感染通常无需治疗，因为大多数病例都为自限性，且尚未研究抗病毒治疗用于此类患者的情况。

不论是免疫功能正常还是免疫功能低下的宿主，如果HHV－6感染伴并发症（如脑炎、心肌炎），需要考虑抗病毒治疗。不过关于疗效的数据较少且无对照试验报道。由HHV－6B引起的脑炎的治疗包括抗病毒治疗。当癫痫发作时，需要抗惊厥治疗。

不建议在没有HHV－6B脑炎或其他可归因于HHV－6B的临床疾病的情况下治疗HHV－6B病毒血症。

2.2 抗HHV－6药物

最佳治疗方法尚不清楚，膦甲酸钠和更昔洛韦都没有被国内外批准用于治疗HHV－6B感染。但目前有学者推荐膦甲酸钠或更昔洛韦用于治疗HCT受者的HHV－6B脑炎。西多福韦（在国内尚未上市）被建议作为二线药物，其具有高肾毒性。肾功能正常患者一线用药剂量如下。

2.2.1 膦甲酸钠：每8小时静脉滴注60 mg/kg或每12小时静脉滴注90 mg/kg。

2.2.2 更昔洛韦：每12小时静脉滴注5 mg/kg。

膦甲酸钠与电解质消耗有关，可降低癫痫发作阈值，还有肾毒性。更昔洛韦可引起骨髓抑制。目前没有发表的研究评估HHV－6B脑炎的最佳治疗时间。有学者建议对大多数HHV－6B脑炎患者给予21天的抗病毒治疗，特别是那些对治疗有良好临床反应的患者。

有研究表明病毒特异性T细胞免疫疗法能够治疗HCT后的HHV－6感染，但尚无大规模、随机对照的临床研究数据。

2.3 HHV－6脑炎的其他治疗

由于HHV－6B脑炎患者容易发生癫痫，对于有临床或脑电图证据表明癫痫发作活动的患者，有学者建议使用左乙拉西坦。左乙拉西坦不影响细胞色素P450，不会与患者正在服用的其他药物（例如，HCT后用于移植物抗宿主病或抗真菌的药物）相互作用。

48

3 预防

有小型的研究表明，在 HCT 受者中预防性使用更昔洛韦在降低 HHV－6B 活性及其相关临床表现方面具有潜在的益处，但目前尚未进行相关的大规模研究来证明其有效性和安全性，没有足够的数据支持预防性抗病毒治疗或抢先治疗。

目前正在努力研制抗 HHV－6B 疫苗，研究发现四聚体糖蛋白复合物 gH/gL/gQ1/gQ2 可在小鼠模型中成功诱导免疫，但尚无成熟有效的疫苗。

参考文献

［1］ Danielle M Z. Human herpesvirus 6 infection in hematopoietic cell transplant recipients ［Z］. ［2023－08－23］. 2023. 04. https://www. uptodate. com/contents/human－herpesvirus－6－infection－in－hematopoietic－cell－transplant－recipients? search＝HHV－6&source＝search ＿ result&selectedTitle＝3～125&usage ＿ type＝default&display ＿ rank＝3.

［2］ Cécile T. Clinical manifestations，diagnosis，and treatment of human herpesvirus 6 infection in adults ［Z］. ［2022－09－08］. https://www. uptodate. com/contents/clinical－manifestations－diagnosis－and－treatment－of－human－herpesvirus－6－infection－in－adults.

［3］ Tzannou I，Papadopoulou A，Naik S. Off－the－shelf virus－specific T cells to treat BK virus，human herpesvirus 6，cytomegalovirus，Epstein－Barr virus，and adenovirus infections after allogeneic hematopoietic stem－cell transplantation ［J］. J Clin Oncol，2017，35 （31）：3547－3557.

（赵菲菲，王丽春）

人疱疹病毒 7 型感染

人疱疹病毒 7 型（Human herpesvirus 7，HHV－7）是继 HHV－6 之后发现的又一新型嗜 CD4＋T 细胞的 β 疱疹病毒。尽管其结构已得到研究，但其在人类中的作用尚未确定。

HHV－7 与 HHV－6、CMV 同属于疱疹病毒科的玫瑰病毒属，电镜下形态结构与 HHV－6 相似，与 HHV－6 的基因组同源性为 50%～60%。HHV－7 也是一种嗜淋巴细胞病毒，在 CD4＋T 细胞中复制，但与 HHV－6 相比宿主范围更窄，不感染某些 CD4 细胞系。

与 HHV－6 相似，HHV－7 在人群中普遍存在。最常见的传播途径是通过唾液传播。HHV－7 感染通常发生在儿童期，但高峰期晚于 HHV－6，通常在 6 岁左右。HHV－7 以潜伏状态长期存在于人体，主要潜伏部位是外周单核细胞和唾液腺。有学者认为 HHV－7 感染可能与幼儿玫瑰疹、神经损害和组织器官移植并发症有关，但这些疾病究竟是 HHV－7 原发感染引起，还是 HHV－7 激活 HHV－6 所致，尚不清楚。HHV－7 原发感染可能无症状或表现出轻微的非特异性症状，但据报道，它也可表现为皮疹和急性脑炎。在免疫功能正常的宿主中，HHV－7 导致的中枢神经系统感染较少见，幼儿可表现为抽搐，成人可出现脑炎和弛缓性麻痹。文献中报道的大多数 HHV－7 再激活和随之而来的疾病都与免疫功能低下有关。特别是接受干细胞或实体器官移植、化疗和/或放疗等的患者容易出现 HHV－7 再激活的特定表现，如发热、皮疹、脑炎、肝炎、肺炎等。但这些病例中 HHV－7 是否通过辅助激活 HHV－6 致病仍需进一步研究。

1　诊断

目前很少有临床情况需要使用 HHV－7 诊断检测，主要用于研究目的。

1.1　血清学检查

早期的间接免疫荧光和酶联免疫吸附法测定显示与 HHV－6

有交叉反应。基于 89 kDa HHV-7 蛋白或糖蛋白 B 的较新检测可能不会与 HHV-6 抗体发生交叉反应。

1.2 核酸检测

PCR 可以用于检测 HHV-7。

2 治疗与预防

尚无需要治疗 HHV-7 感染的临床指征。在体外，膦甲酸钠和西多福韦可以抑制 HHV-7 复制，HHV-7 对阿昔洛韦、喷昔洛韦和更昔洛韦相对耐药。

有研究分别使用阿昔洛韦、更昔洛韦和膦甲酸钠治疗 HHV-7 中枢神经系统感染病例，取得成功。此外，一些病例在没有抗病毒药物的情况下病情也得到了改善。但目前尚无随机对照研究来评估抗病毒药物对于 HHV-7 感染的临床疗效。

尚无有效疫苗用于预防 HHV-7 感染。

参考文献

[1] Tremblay C. Human herpesvirus 7 infection [Z]. [2023-10-30]. https://www.uptodate.com/contents/human-herpesvirus-7-infection?search=HHV-7&source=search_result&selectedTitle=1~30&usage_type=default&display_rank=1.

[2] 李明远，徐志凯. 医学微生物学 [M]. 3 版. 北京：人民卫生出版社，2015.

[3] Riva N, Franconi I, Meschiari M, et al. Acute human herpes virus 7 (HHV-7) encephalitis in an immunocompetent adult patient: a case report and review of literature [J]. Infection, 2017, 45 (3): 385-388.

[4] Agut H, Bonnafous P, Gautheret-Dejean A. Human herpesviruses 6A, 6B, and 7 [J]. Microbiol Spect, 2016, 4 (3).

（赵菲菲，王丽春）

人疱疹病毒 8 型感染

人疱疹病毒 8 型（Human herpesvirus 8，HHV-8）是从获得性免疫缺陷综合征（AIDS）患者卡波西肉瘤（Kaposi sarcoma，KS）组织中首次发现的，因此又名卡波西肉瘤相关病毒（Kaposi sarcoma-associated herpesvirus，KSHV）。目前认为 HHV-8 是 KS 的致病因子，此外与原发性渗出性淋巴瘤（Primary effusion lymphoma，PEL）和多中心卡斯特莱曼病（Multicentric Castleman disease，MCD）等肿瘤相关。

HHV-8 属于疱疹病毒科，是双链线性 DNA 病毒。其 DNA 序列与 EBV 有很高的同源性，故同属 γ 亚科。病毒基因组大小约 137 kb，除编码产生病毒结构蛋白和代谢相关蛋白外，尚能编码产生一系列细胞因子和细胞因子的类似物，与病毒的致癌机制相关。

HHV-8 的传播途径尚未明确，在北美的 AIDS 患者中性传播可能是其重要的传播途径，也可能与唾液传播、器官移植和输血传播相关。黏膜被认为是病毒的入侵门户。与大多数其他人疱疹病毒不同，HHV-8 并非普遍存在，不同地域和不同行为群体的患病率存在显著差异。HHV-8 感染在撒哈拉以南的非洲非常普遍，血清阳性率超过 50%。它在男男性行为者中的流行率大大提高。HHV-8 可感染多种细胞类型，包括 B 细胞、内皮细胞等。HHV-8 的原发感染大多无症状或症状轻微，通常是自限性的。与其他人疱疹病毒类似，HHV-8 可导致体内潜伏感染，潜伏的主要部位是 B 细胞和内皮细胞，可能在宿主免疫抑制时进入皮肤真皮层血管或淋巴管内皮细胞，形成病变。HIV 感染可通过释放相关细胞因子激活体内潜伏的 HHV-8。

HHV-8 已被确定为几种不同细胞类型的人类肿瘤的病因，包括 KS、PEL 和 MCD 等，患者可表现出一种以上肿瘤。KS 是一种混合细胞性的血管性肿瘤，有 4 种流行病学形式：经典 KS、地方性或非洲 KS、AIDS 相关 KS 和器官移植相关 KS。宿主免疫在 KS 控制中起重要作用，如移植受者、AIDS 患者 KS 发生率增加，移植后免疫抑制剂治疗减少会导致 KS 消退，抗逆转录病毒治疗后免疫重建患者 KS 会得到临床改善。KS 通常表现为皮肤或黏膜上的红色、紫色或棕色丘疹或斑块。病变可发生在任何部位，但易发生在四肢、耳、鼻和腭，原因尚不清楚。KS 累及肺或胃肠道等内脏器官以及浆膜腔积液是疾病晚期的其他表现，可能危及生命。

1 诊断

当免疫功能低下的患者出现与 HHV-8 相关临床肿瘤综合征（KS、PEL 或 CMD）相符的症状或体征时，应怀疑 HHV-8 感染。由于原发性 HHV-8 感染是短暂的和自限性的，即使在免疫功能低下的个体中，也没有必要进行诊断和治疗。筛查无症状个体的 HHV-8 感染没有临床意义。

1.1 免疫组织化学

HHV-8 相关的肿瘤通常通过免疫组织化学对组织样本或体液细胞进行诊断。

1.2 PCR 检测

通过 PCR 检测血浆或外周血单个核细胞中的 HHV-8 可能是诊断 HHV-8 相关 MCD 的有效手段，在 PEL 患者胸膜内的肿瘤细胞中也可以通过 PCR 检测到 HHV-8 DNA，但此诊断方法的临床应用较少。

1.3 血清学检查

现有的血清学检查方法没有获得国内外监管部门批准，不适合在个体水平上确定 HHV-8 的存在。尽管对人群中 HHV-8 患病率的评估是基于血清学抗体检测，但这些检测通常不足以用于临床。

2 治疗与预防

抗病毒药物如更昔洛韦、膦甲酸钠和西多福韦（国内未上市）可抑制 HHV-8 的体外复制，然而直接抗病毒治疗对 HHV-8 感染患者的作用非常有限。

原发性 HHV-8 感染通常无症状且为自限性，不需要抗病毒治疗。抑制 HHV-8 感染可能在控制 KS 生长方面发挥作用，但缺乏临床试验。有研究表明抗病毒药物包括更昔洛韦单独使用或与其他药物联合使用，对 HHV-8 相关 MCD 具有抑制活性，但可被免疫调节疗法如利妥昔单抗所取代。

虽然随着免疫功能低下患者免疫抑制的减轻，相关临床综合征可能得到长期缓解，但 HHV-8 感染无法根除。

目前尚无疫苗预防 HHV-8 感染。

参考文献

[1] Polizzotto M. Human herpesvirus-8 infection [Z]. [2023-12-11]. https://www. uptodate. com/contents/human — herpesvirus — 8 — infection?search=HHV-8&source=search _ result&selectedTitle=3~77&usage _ type=default&display _ rank=3.

[2] 李明远，徐志凯. 医学微生物学 [M]. 3 版. 北京：人民卫生出版社，2015.

[3] Naimo E, Zischke J, Schulz TF. Recent advances in developing treatments of Kaposi's sarcoma herpesvirus — related diseases [J]. Viruses，2021，13 (9)：1797.

[4] Rehman MEU, Chattaraj A, Neupane K, et al. Efficacy and safety of regimens used for the treatment of multicentric Castleman disease：a systematic review [J]. Eur J Haematol，2022，109 (4)：309-320.

（赵菲菲，王丽春）

乙型疱疹病毒感染

乙型疱疹病毒（Herpes B virus）又称 B 病毒、猴 B 病毒、疱疹病毒 B、猕猴疱疹病毒 1 型（Macacine herpesvirus 1，McHV-1；Cercopithecine herpes virus 1 或 Herpesvirus simiae，因其主要感染猴类而命名）。

乙型疱疹病毒属 α-疱疹病毒科，其形态学特征、病毒体结构均与单纯疱疹病毒相似，两者抗原之间也有较高的同源性，故在血清学上有交叉反应。在病毒复制机制及致病机制方面，乙型疱疹病毒与单纯疱疹病毒亦相似。乙型疱疹病毒主要感染猴类，但人类的致病作用比对猴类更强。乙型疱疹病毒颗粒直径 160~180 nm，由包膜与核壳体组成。核壳体直径为 100 nm，内有线性双链 DNA 分子，即病毒基因组。其相对分子质量为（107±8.1）×10^6，大小 162.1±12.3 kb，编码合成大约 23 个多肽分子。乙型疱疹病毒比较脆弱，加热、脂溶剂、紫外线均可使其灭活。病毒在自然环境中无法长时间生存，在组织培养液中（pH 7.2，4℃）最多只能生存 8 周。

人感染乙型疱疹病毒后可发生严重的神经系统损害，包括复视、构音障碍、吞咽困难、眩晕、精神症状、惊厥、昏迷、尿潴留、呼吸衰竭以及神经系统损害的其他临床表现。乙型疱疹病毒感染后死亡率较高，未进行抗病毒治疗的患者病死率近 80%。早期进行抗病毒治疗则可使患者存活率提高至 80% 左右，且可避免严重并发症的出现。

1 诊断

1.1 病原学检查

病毒分离培养是诊断乙型疱疹病毒感染的"金标准"，但是该方法灵敏度低、耗时长，并且对操作条件要求高。二代测序技术（Next generation sequencing，NGS）结合 RT-PCR 能快速准确鉴定乙型疱疹病毒，取材部位包括患者脑脊液、水疱液、血液和组织匀浆标本。

1.2 诊断标准

近期接触过感染猴，感染部位出现红斑、硬结，有疼痛或瘙痒，皮肤、口咽部出现水疱状损害或溃疡形成，继之出现发热、肌肉无力或麻痹、感觉异常等症状，尤其是出现中枢神经系统并发症者，应考虑本病。

从患者水疱液、组织匀浆中分离出乙型疱疹病毒，或从患者血清中检测出特异性抗体，即可做出诊断。

1.3 确诊后全面评估

若患者有乙型疱疹病毒感染相关症状（表11），或乙型疱疹病毒培养呈阳性，则应对其进行全面评估，并及时启动治疗。除了全面的神经系统检查和体格检查，还应进行以下实验室检查：

1.3.1 进行脑部 MRI（没有 MRI 时，可行 CT 检查），评估是否有脑干脑脊髓炎。

1.3.2 进行腰椎穿刺，脑脊液送常规、生化和培养、PCR 或 NGS 及血清学检查。

1.3.3 育龄女性应接受妊娠试验。

1.3.4 如需区分乙型疱疹病毒脑炎（逐渐弥漫的脑干脑炎）与单纯疱疹病毒脑炎（通常为单侧颞叶脑炎），应考虑脑电图检查。

表 11　乙型疱疹病毒感染相关症状

早期	中期	晚期（早期治疗可避免）
·感染局部水疱状损害或溃疡形成 ·感染部位疼痛、瘙痒 ·局部淋巴结肿痛	·发热 ·感染部位麻木、感觉异常 ·肌无力或麻痹 ·结膜炎 ·持续呃逆	·鼻窦炎 ·颈项强直 ·头痛持续 24 小时以上 ·恶心、呕吐 ·精神症状 ·中枢神经系统受损或病毒性脑炎的其他征象，如昏迷、抽搐、瘫痪等

2 治疗

2.1 抗病毒治疗指征

抗病毒治疗的目标是清除乙型疱疹病毒，所有被病猴咬伤或抓伤的患者均应接受抗病毒治疗。若在乙型疱疹病毒暴露后 3 天内接受抗病毒药物的预防治疗，通常不会发病。目前推荐使用伐昔洛韦、阿昔洛韦、缬更洛韦或更昔洛韦进行治疗。有中枢神经症状的患者，在大剂量静脉治疗结束后应终身服药抑制病毒。

2.2 乙型疱疹病毒感染抗病毒治疗策略与方案（表 12）

表 12　乙型疱疹病毒感染抗病毒治疗策略与方案

状况	剂量
暴露后预防剂量	阿昔洛韦 800 mg，po，每天 5 次，连续 21 天；或伐昔洛韦 1g，po，q8h，连续 21 天
有发病症状，但无周围神经系统或中枢神经系统的症状或体征	静脉注射阿昔洛韦（12.5～15.0 mg/kg，q8h），若治疗过程中症状加剧，则应更换为更昔洛韦；或更昔洛韦 5 mg/kg，q12h，静脉注射，持续 3～6 周；随后改为缬更昔洛韦 900 mg/d，po，直到病毒学转阴
有发病症状，且有周围神经系统或中枢神经系统的症状或体征	更昔洛韦 5 mg/kg，q12h，静脉注射，持续 2～3 周
结束大剂量静脉治疗后	应以暴露后预防剂量给予最长 1 年的口服抗病毒治疗。完成暴露后预防剂量抗病毒治疗后的终身病毒抑制治疗：伐昔洛韦，一次 500 mg，po，qd 或 bid；或阿昔洛韦，一次 400 mg，po，bid

2.3 特殊人群抗病毒治疗

2.3.1　妊娠及围产期妇女。阿昔洛韦、伐昔洛韦用于妊娠期及哺乳期妇女时仍需权衡利弊。更昔洛韦具有生殖毒性，不可用于妊娠期及哺乳期妇女。

2.3.2　肾功能不全患者。阿昔洛韦、伐昔洛韦、更昔洛韦用于肾功能不全患者需按肌酐清除率调整用药剂量。

2.3.3 儿童及青少年患者。阿昔洛韦用于 2 岁以上儿童按药品说明书调整用药剂量。伐昔洛韦不用于儿童患者。更昔洛韦慎用于儿童患者。

2.3.4 注意事项。已有血细胞减少或有药物相关血细胞减少病史的患者，以及正在接受放疗的患者，应当慎用更昔洛韦。更昔洛韦具有生殖毒性，可能引起暂时性或者永久性的精子生成抑制，且不可用于妊娠期及哺乳期妇女。

3 预防

该病目前无有效疫苗，无有效暴露预防药物。对于从事非人灵长类动物相关工作的人员，需接受关于乙型疱疹病毒暴露风险的安全教育。工作中若需接触猴类，应佩戴面罩、护目镜等防护用品以防止猴体液喷溅入眼或口腔。疑似乙型疱疹病毒感染者的体液应视为具有潜在传染性，患者家属和医护人员应采取血液和体液防护措施，以避免接触来自感染者的病毒。

参考文献

[1] Elmore D，Eberle R. Monkey B virus（Cercopithecine herpesvirus 1）[J]. Comp Med，2008，58（1）：11−21.

[2] Melnick J L，Banker D D. Isolation of B virus（herpes group）from the central nervous system of a rhesus monkey [J]. J Exp Med，1954，100（2）：181−194.

[3] Rohrman M. Macacine herpes virus（B virus）[J]. Workplace Health Saf，2016，64（1）：9−12.

[4] Weigler B J. Biology of B virus in macaque and human hosts：a review [J]. Clin Infect Dis，1992，14（2）：555−567.

[5] Zhang T P，Zhao Z，Sun XL，et al. Fatal progressive ascending encephalomyelitis caused by herpes B virus infection：first case from China [J]. World J Emerg Med，2022，13（4）：330−333.

（陈晗，王丽春）

腺病毒感染

腺病毒（Adenovirus，AdV）是 1953 年 Rowe 等人从健康人腺样组织中分离出来的病毒，故名为腺病毒。腺病毒是引起普通感冒常见的病原体之一。目前已知由 51 种血清型组成 88 种人类腺病毒（HAdV），再细分为 7 个群（人类腺病毒 A 到 G 群）、110 种基因型，大多数 HAdV 类型属于 D 群（57 种），其次是 B 群（16 种）（表 13）。腺病毒为无包膜二十面体的病毒，其蛋白质外鞘在电子显微镜观察下呈现有棱角的形态，属于中等大小的病毒，平均直径 90～100 nm。腺病毒的遗传物质为线形双股 DNA，全长 30000～42000 bp。

腺病毒可以感染多种脊椎动物，主要侵犯呼吸道、眼结膜和淋巴组织，可在扁桃体、腺样体和其他淋巴组织中呈隐性持续感染。感染腺病毒可引起呼吸系统症状、消化道功能失常、结膜炎、膀胱炎和弥漫性红斑疹等。与呼吸道疾病相关的腺病毒主要为 B、C 和 E 群腺病毒，病原学监测数据显示，B 群 HAdV-7 和 HAdV-3 是引起我国呼吸道感染性疾病主要的腺病毒型别，C 群的 HAdV-1 和 HAdV-2 也不少见，特别是在我国南方地区，HAdV-55 在我国呈逐渐广泛流行趋势。

表 13　HAdV 分类

群属	主要血清型	疾病分类
A	12，18，31，61	呼吸道，泌尿系统，胃肠道
B	3，7，21	呼吸道 急性咽结膜性发热
	11，34，35	出血性膀胱炎，间质性肾炎
	14	呼吸道
C	1，2，5，6，57，89，104，108	呼吸道，肝炎，泌尿系统，胃肠道
D	8～10，13，15，17，19，20，22～30，32，33，36～39，42～49，51，53，54，56，58～60，62～67，69～75，80～88，90～103，105，107，109～113	流行性角结膜炎，胃肠道

群属	主要血清型	疾病分类
E	4	呼吸道，肺炎
F	40，41	胃肠道
G	52	胃肠道

1 传播方式

1.1 飞沫传播

接触感染者的飞沫，是呼吸道感染腺病毒的主要传播方式。

1.2 接触传播

手接触过被病毒污染的物体后，没洗手就揉眼睛、吮手指、抠鼻孔等。

1.3 粪—口传播

接触感染者的粪便，或者被粪便污染的物体，如更换的尿布等。

1.4 水传播

腺病毒可存在于消毒不彻底的泳池中。眼部沾染污染的池水可能引起结膜炎。

2 诊断和鉴别诊断

2.1 血象

白细胞总数正常或轻度升高，以淋巴细胞为主。继发感染时白细胞总数及中性粒细胞比例可升高。

2.2 病原学检查

2.2.1 病原快速诊断方法：免疫荧光技术、免疫酶技术、PCR。

2.2.2 血清学诊断方法：中和实验、补体结合试验、血凝抑制试验。

2.2.3 其他：病毒分离、免疫电镜、DNA 分子杂交、NGS 等。

2.3 诊断

依据特征性的临床表现，如发热、早期咽峡炎、结膜炎，继而肺部听到啰音、白细胞总数正常或降低、抗菌药物治疗无效以及流行病学资料做出诊断。有条件时应对急性期和恢复期的血清进行血清学抗体检查。血清抗体水平升高4倍及以上则表示有新近发生的AdV感染。最终确诊依赖于临床、血清学和病原学检查的综合结果。

2.4 鉴别诊断

2.4.1 支气管肺炎：热型不定，一般病情较轻，肺部体征弥漫，白细胞总数多有升高，抗菌药物治疗有效。

2.4.2 毛细支气管炎：多见于小婴儿，常为低热，偶见高热，哮喘症状明显；查体肺部喘鸣、广泛啰音，X线检查为点片状影，可与之鉴别。

2.4.3 大叶性肺炎：急性起病，持续高热，一般病情较重，见于年长儿，X线检查呈全叶或节段性阴影，抗菌药物治疗有效。

2.4.4 麻疹：早期症状以发热、咽峡炎、结膜炎为主，麻疹样皮疹时有特征性。如有麻疹接触史，发热3~5天后口腔黏膜出现科氏斑，则应考虑诊断为麻疹。

3 治疗

治疗限于对症处理，大多可自愈，尚无特效抗病毒药物。

3.1 一般治疗

加强护理，避免交叉感染，保持呼吸道通畅，保持水、电解质平衡，注意营养。

3.2 结膜炎

通常使用对症支持治疗。轻型结膜炎患者应避免使用类固醇，因停用类固醇后，症状通常会复发。对于较严重的结膜炎患者，可采用局部小剂量类固醇与睫状肌麻痹剂共同使用的策略。可给予局部抗菌药物以防止继发细菌性感染。

3.3 全身性感染

在任何全身性AdV综合征中，尚无证实有效的抗病毒治疗方案。一些抗病毒药物，如利巴韦林、干扰素α-1b、高效价高纯度的腺病毒马血清在早期短程治疗取得了一定效果，但尚有争议，具体治疗方案、疗效和安全性仍需进一步探索。

4 预防

因有众多健康带毒者，传播途径复杂多样，预防 AdV 感染比较困难。注意个人卫生、多洗手和分开使用毛巾，可减少家庭中 AdV 的粪－口传播。对饮用水、游泳池进行严格消毒，则可大大降低暴发流行的危险性。眼科医生应注意对流行性角膜结膜炎患者进行隔离，对眼科仪器应予以消毒处理，以预防医院交叉感染或眼部接触传播。注意减少 AdV 感染病房内医源性暴发流行的可能性。托幼机构有 AdV 感染患者时，需要采取隔离措施，隔离时间应在 2 周以上。此外，3、4、7 型 AdV 口服活疫苗经研究有预防作用，但因减毒活疫苗有感染致癌的可能性，其应用受到很大的限制，而重组的 AdV 疫苗则是一种更为理想的疫苗。目前国外仅限特定人群应用口服疫苗，以保护特定人群免受感染。目前 AdV 疫苗为口服人细胞源减毒活疫苗胶囊，减毒 AdV 在小肠中增殖，对人体无致病作用且可诱导较高的免疫力，较肠道外接种灭活疫苗有更高的保护价值。

参考文献

[1] Chigbu D I, Labib B A. Pathogenesis and management of adenoviral keratoconjunctivitis [J]. Infect Drug Resist, 2018, 11：981−993.

[2] Dhingra A, Hage E, Ganzenmueller T, et al. Molecular evolution of human adenovirus (HAdV) species C [J]. Sci Rep, 2019, 9 (1)：1039.

[3] Greber U F. Adenoviruses - infection, pathogenesis and therapy [J]. FEBS Lett, 2020, 594 (12)：1818−1827.

[4] 谢立, 刘社兰, 丁华, 等. 腺病毒感染 [M]. 北京：科学出版社, 2013.

[5] 应佳云, 闫钢风, 陆国平. 腺病毒肺炎的抗病毒治疗 [J]. 中国小儿急救医学, 2019, 26 (12)：881−884.

[6] 国家卫生健康委员会, 国家中医药管理局. 儿童腺病毒肺炎诊疗规范 (2019 年版) [J]. 传染病信息, 2019, 32 (4)：293−298.

（陈晗，王丽春）

62

人乳头瘤病毒感染

人乳头瘤病毒（Human papilloma virus，HPV）属于乳头瘤病毒科乳头瘤病毒属，为无包膜、带衣壳的小型病毒，基因组为约 8 kb 的环状双链 DNA。

目前已知 HPV 超过 200 种亚型，其中 40 种亚型感染黏膜上皮，12 种亚型（16、18、31、33、35、39、45、51、52、56、58、59）被定义为致癌（或高危），另外 8~12 种被定义为可能致癌（表 14）。

表 14 HPV 亚型

疾病	HPV 亚型
皮肤疣	
寻常疣和跖疣	1，2，4
扁平疣	3，10
屠夫疣	7，2
Bowen 病	
生殖器	16
生殖器外	2，3，4，16
疣状表皮发育不良	2，3，5，8，9，10，12，14，15，17
尖锐湿疣	6，11
鳞状上皮内病变及宫颈癌、阴道癌、外阴癌、肛门癌和阴茎癌	
低级别	16，31，6，11
高级别	16，31，52，18
口咽癌	16
肛门癌	16
呼吸道乳头状瘤	6，11

HPV 是一种性传播病原体，具有高度种属特异性，只感染人类，宿主细胞为人皮肤黏膜的鳞状上皮细胞。不同亚型的

HPV 通常感染不同的身体部位，可引起相应疾病，包括良性的皮肤疣病和生殖器疣，恶性的阴道、外阴、宫颈、肛门或阴茎的鳞状上皮内病变和/或癌以及口腔癌等。

1 诊断

1.1 病原学检查

1.1.1　HPV DNA 检测。

1.1.1.1　可用于 HPV 现症感染的确认和疫苗效果的判定。

1.1.1.2　分型检测可确定感染的 HPV 具体亚型、鉴别多种亚型的混合感染以及区别持续感染或再感染。

1.1.1.3　不分型检测用于鉴定高危型 HPV 的感染，但不能鉴别具体亚型，主要用于宫颈上皮内病变和宫颈癌筛查。

1.1.2　HPV mRNA 检测。

1.1.2.1　HPV E6 和 E7 mRNA 的检测与 HPV DNA 检测具有相近的灵敏度，且特异度高。

1.1.2.2　用于 HPV 现症感染的确认。

1.1.3　HPV 细胞学检测：HPV 细胞标志物 p16 单独、p16/Ki-67 双染色检测均提示 HPV 感染存在。

1.1.4　HPV 抗原抗体检测：灵敏度低、特异度差，无相应临床应用。

1.2 皮肤疣的诊断

1.2.1　皮肤疣是特定 HPV 感染引起的皮肤增生物。

1.2.2　不同类型皮肤疣的外观不同，通过典型外观特征可诊断。

1.2.3　无法通过外观诊断的增生物，可通过病理活检明确诊断。

1.3 生殖器疣（特别是尖锐湿疣）的诊断

1.3.1　通常依据肉眼所观察到的典型外观特征做出诊断。

1.3.2　阴道、宫颈尖锐湿疣易漏诊。对外阴尖锐湿疣者，应仔细检查阴道及宫颈。

1.3.3　体征不典型者，需进行辅助检查，包括细胞学检查、醋酸试验、阴道镜检查、病理学检查及 HPV 核酸检测等。

1.4 鳞状上皮内病变和/或癌的诊断

结合临床表现、病理学检查结果和 HPV 检测结果即可明确诊断。

2 治疗

2.1 治疗总体原则

HPV 感染后，多数机体的免疫机制可自行清除 HPV，绝大多数 HPV 感染是一过性且无临床症状，约 90% 的 HPV 感染在 2 年内消退。皮肤疣自行消退后几乎不留瘢痕，除非带来疼痛或心理上的负担，一般不需要治疗。生殖器疣的患者由于存在传染性且影响外观，一般建议治疗。若存在免疫缺陷，则必须进行治疗，且通常容易复发。HPV 引起的鳞状上皮内病变和/或癌的治疗，参考相应指南制定个体化治疗方式。

2.2 疣的治疗

2.2.1 原则：目前尚无根治 HPV 的药物。治疗目标仅为去除外生疣体，改善症状和体征。应根据疣体的部位、大小、数量，患者是否可以自行用药等，由医生经验性选择治疗方法。

2.2.2 化学制剂：常见治疗药物包括水杨酸、三氯醋酸、5-氟尿嘧啶、足叶草毒素、斑蝥素、维甲酸、咪喹莫特、赛儿茶素等。扁平疣常用剥脱剂治疗，如维甲酸、乳酸或水杨酸，也可使用 5-氟尿嘧啶乳膏或溶液。生殖器疣可用咪喹莫特、足叶草毒素、赛儿茶素和三氯醋酸来治疗。

2.2.3 冷冻治疗：可采用冷冻针、液氮喷雾或用棉签涂抹液氮进行治疗。常需要间隔数月多次治疗。通常不需要局麻，儿童可能无法耐受疼痛，可考虑使用麻醉药物辅助。

2.2.4 激光、微波或手术切除：激光或电离子灼烧可用于烧掉疣体，但可能需要多次治疗。对数目多、面积广或对其他治疗方法失败的疣可用微波或手术切除。主要缺点包括需要麻醉、手术部位疼痛和瘢痕形成。

2.2.5 其他疗法：临床案例报道提示局部或疣体内注射西多福韦、干扰素或卡介苗有效，但仍需大规模研究证实。另外，有案例报道提示接受四价 HPV 疫苗可使疣体消退。

2.2.6 尖锐湿疣性伴侣的干预：推荐性伴侣同时进行相关

检查，并告知患者尖锐湿疣具有传染性，治愈之前禁止性生活。

2.3 鳞状上皮内病变和/或癌的治疗

主要依据患者年龄、病变程度、细胞学结果、HPV检测结果、阴道镜检查中转化区的情况及是否需要保留生育功能等综合考虑，参照癌前病变和癌的治疗指南，制订个体化的诊疗方案。

3 预防

HPV感染以预防为主。

目前所使用的疫苗包括3种：HPV二价疫苗，可预防引起约70%宫颈癌的两种高危型HPV（16和18型）；HPV四价疫苗，可预防引起约70%宫颈癌的两种高危型HPV（16和18型）和引起超过90%的生殖器疣的两种HPV（6型和11型）；HPV九价疫苗，针对与四价疫苗相同的HPV亚型（6、11、16和18型），还增加了对5种其他亚型的HPV（31、33、45、52和58型)感染的预防，这5种亚型是约15%的宫颈癌的病因。

HPV疫苗接种的最佳时间为首次发生性行为前，但有性行为的个体仍应按照HPV疫苗的年龄适用范围进行接种。二价、四价和九价HPV疫苗分别于2016年、2017年和2018年获得我国国家药品监督管理局药品审评中心（CDE）的批准上市，其中二价HPV疫苗的年龄适用范围为9~45岁，四价HPV疫苗的年龄适用范围为20~45岁，九价HPV疫苗的年龄适用范围为16~26岁。但2022年8月在我国上市的四价和九价HPV疫苗接种人群已获批拓宽为9~45岁女性。由于安全性信息有限，暂不推荐妊娠期间接种HPV疫苗。哺乳期女性可进行HPV疫苗接种。生殖器疣病史和HPV感染史都不是HPV疫苗接种的禁忌证。男性接种HPV疫苗尚无明确证据表明对性伴侣宫颈癌有预防作用，但可预防HPV引起的阴茎癌、肛门癌及生殖器疣。

此外，限制性伴侣数量、推迟首次性行为年龄、坚持正确使用男用避孕套等，也可降低HPV感染风险。

参考文献

[1] 中华医学会妇科肿瘤学分会，中国优生科学协会阴道镜和宫颈病理学分会. 人乳头瘤病毒疫苗临床应用中国专家共识［J/OL］. 中国医学前沿杂志（电子版），2021，13（2）：1-12.

［2］中华预防医学会疫苗与免疫分会. 子宫颈癌等人乳头瘤病毒相关疾病免疫预防专家共识［J］. 中华预防医学杂志，2019，53（8）：761－803.

［3］World Health Organization. Human papillomavirus vaccines：WHO position paper，May 2017－Recommendations［J］. Vaccine，2017，35（43）：5753－5755.

［4］Markowitz L E，Unger E R. Human papillomavirus vaccination［J］. N Engl J Med，2023，388（19）：1790－1798.

［5］Hariri S，Unger E R，Powell S E，et al. Human papillomavirus genotypes in high－grade cervical lesions in the United States［J］. J Infect Dis，2012，206（12）：1878－1886.

［6］Insinga R P，Liaw K L，Johnson L G，et al. A systematic review of the prevalence and attribution of human papillomavirus types among cervical，vaginal，and vulvar precancers and cancers in the United States［J］. Cancer Epidemiol Biomarkers Prev，2008，17（7）：1611－1622.

［7］Workowski K A，Bachmann L H，Chan P A，et al. Sexually transmitted infections treatment guidelines，2021［J］. MMWR Recomm Rep，2021，70（4）：1－187.

（胡娅，周陶友）

JC 多瘤病毒感染

JC 多瘤病毒（JC polyomavirus，JCPyV）属于人多瘤病毒科多瘤病毒属，为闭合环状双链 DNA 小型病毒，无包膜，呈二十面体结构。

JCPyV 通过衣壳蛋白 Vp1 与特异性宿主细胞受体结合，主要潜伏在肾脏和淋巴器官中。在严重免疫抑制时，JCPyV 活化再激活并出现基因组重排，产生嗜神经变异型 JCPyV，并播散至脑组织，损伤少突胶质细胞，造成中枢神经系统脱髓鞘，最终导致进行性多灶性白质脑病（Progressive multifocal leukoencephalopathy，PML）。

JCPyV 首次发现于同时患有霍奇金淋巴瘤和 PML 患者的脑组织中。

PML 常发生在免疫缺陷患者中，包括血液和实体器官恶性肿瘤患者、HIV 感染者和自身免疫性疾病患者，以及造血干细胞和器官移植后使用免疫抑制剂的患者等。

1 诊断

1.1 病原学检查

JCPyV DNA：脑脊液检测出 JCPyV DNA 提示 JCPyV 感染。

1.2 PML 的诊断

主要临床表现为亚急性神经功能障碍，因损伤脑区不同而出现不同临床表现。典型神经影像学表现是单侧或双侧的分散性脱髓鞘病变，病灶与脑血管分区无关，无占位效应和对比增强。

结合临床表现、典型影像学表现、脑脊液 JCPyV DNA 可确诊。

2 治疗

目前还没有针对 JCPyV 感染的特异性抗病毒治疗，基本治疗方法是恢复患者的适应性免疫应答。对于 HIV 感染者，启动或优化抗逆转录病毒治疗（Anti-retroviral therapy，ART），可能会诱发 PML-免疫重建炎症综合征，此时可加用糖皮质激素。对于非 HIV 感染的免疫缺陷患者，需减量甚至停用免疫抑制剂，目的是恢复机体对 JCPyV 的免疫力。另外，西多福韦用于治疗 HIV 感染者 PML 的队列研究纳入 24 名患者，结果发现仅 2 名患者的病情有改善；阿糖胞苷用于治疗 HIV 感染者 PML 的随机对照研究发现，相比于 ART 不能改善预后；抗疟药甲氟喹在体外有抗 JCPyV 活性，但缺乏临床试验证据；也有临床个案报道抗抑郁药米氮平可能对 PML 有效，但缺乏大规模研究证据。

3 预防

目前 JCPyV 无有效疫苗和暴露预防药物。

参考文献

[1] 刘磊，王得新，王佳伟. 进行性多灶性白质脑病的临床与基础研究新进展 [J]. 中国现代神经疾病杂志，2011，11 (5)：504−512.

[2] 阎晓玲. 进行性多灶性白质脑病 [J]. 中国现代神经疾病杂志，2020 (3)：152.

[3] Padgett B L，Walker D L，ZuRhein G M，et al. Cultivation of papova-like virus from human brain with progressive multifocal leukoencephalopathy [J]. Lancet，1971，1 (7712)：1257−1260.

[4] Kartau M，Sipilä J O，Auvinen E，et al. Progressive multifocal leukoencephalopathy：current insights [J]. Degener Neurol Neuromuscul Dis，2019，9：109−121.

[5] Marra C M，Rajicic N，Barker D E，et al. A pilot study of cidofovir for progressive multifocal leukoencephalopathy in AIDS [J]. AIDS，2002，16 (13)：1791−1797.

[6] Hall C D，Dafni U，Simpson D，et al. Failure of cytarabine in progressive multifocal leukoencephalopathy associated with human immunodeficiency virus infection. AIDS Clinical Trials Group 243 Team [J]. N Engl J Med，1998，388 (19)：1345−1351.

[7] Clifford D B，Nath A，Cinque P，et al. A study of mefloquine treatment for progressive multifocal leukoencephalopathy：results and exploration of predictors of PML outcomes [J]. J Neuro Virol，2013，19 (4)：351−358.

[8] Verma S，Cikurel K，Koralnik I J，et al. Mirtazapine in progressive multifocal leukoencephalopathy associated with polycythemia vera [J]. J Infect Dis，2007，196 (5)：709−711.

（胡娅，周陶友）

BK 多瘤病毒感染

BK 多瘤病毒（BK polyomavirus，BKPyV）属于人多瘤病毒科多瘤病毒属，是闭合环状双链小型（长度 30～45 nm）DNA 病毒，无包膜，呈二十面体结构。

BKPyV 通过衣壳蛋白 Vp1 与特异性宿主细胞受体结合，主要播散部位为泌尿道，可造成 BKPyV 相关性肾病（BKPyV－associated nephropathy，BKPyVAN）和 BKPyV 相关出血性膀胱炎（BKPyV－associated hemorrhagic cystitis，BKPyV－HC），也有罕见的 BKPyV 播散性多器官感染的报道，提示 BKPyV 可传至心、肺、脑和胃肠道等部位。

BKPyV 首次分离于输尿管狭窄的肾移植受者尿液。

1 诊断

1.1 病原学检查

1.1.1 BKPyV DNA：通过尿液检测 BKPyV DNA。低拷贝数可见于健康人，提示隐性感染。在免疫缺陷人群中检测到 BKPyV DNA，提示 BKPyV 活动性感染，即 BKPyV 病毒尿。血液中检测到 BKPyV DNA，提示 BKPyV 活动性感染，即 BKPyV 病毒血症。

1.1.2 尿细胞学：尿细胞学检出"诱饵细胞"（伴细胞核增大以及较大嗜碱性核内包涵体的尿路上皮或肾小管上皮细胞），提示 BKPyV 感染。

1.2 BKPyVAN 的诊断

免疫受限患者（尤其是细胞免疫受限，如移植后免疫抑制剂使用者）出现无症状性 BKPyV 病毒尿、BKPyV 病毒血症和/或血清肌酐缓慢进行性升高，结合 BKPyV DNA 和肾活检可确诊。

1.3 BKPyV－HC 的诊断

BKPyV 是 HCT 受者早期发生出血性膀胱炎的常见原因。主要临床表现为尿痛、尿急、下腹部不适、伴或不伴血凝块的肉眼血尿、梗阻引起的肾衰竭等。结合 BKPyV DNA 检测可确诊。

2 治疗

2.1 治疗总体原则

目前还没有针对 BKPyV 感染的特异性抗病毒治疗，基本的治疗方法是减少免疫抑制剂的使用，恢复机体对 BKPyV 的免疫力，且不引起排斥反应。在减少免疫抑制剂前，需进行血浆 BKPyV 定量 PCR 检测。减量后每 1~2 周监测 1 次血浆 BKPyV 定量 PCR，直至连续两次检测（间隔至少 1 周）BKPyV DNA 阴性。同时，每周监测血清肌酐水平，如在减少免疫抑制剂过程中血清肌酐水平相比基线值升高≥25%，应警惕患者发生急性排斥反应的可能。另外，静脉注射免疫球蛋白、西多福韦等辅助治疗，可能对 BKPyV 感染有效。

2.2 BKPyVAN 的治疗

在上述治疗总体原则基础上，如果因 BKPyVAN 而导致移植肾失败，可以选择再次进行肾移植。

2.3 BKPyV－HC 的治疗

在上述治疗总体原则基础上，如果 BKPyV－HC 导致严重出血或肾衰竭，需进行外科手术干预。

3 预防

针对 BKPyV 感染目前无有效疫苗，无有效暴露预防药物。推荐所有肾移植受者在移植后早期常规筛查 BKPyVAN，具体频率：移植后最初 6 个月每个月 1 次，然后每 3 个月 1 次，直到移植后 2 年；然后每年 1 次，直到移植后 5 年。对具有临床意义的 BKPyV 病毒血症患者，提前降低免疫抑制，可防止大多数患者进展为 BKPyVAN。

参考文献

[1] 彭畔新，杨志豪. 肾移植术后人类 BK 多瘤病毒感染的诊断与治疗研究进展 [J]. 国际移植与血液净化杂志，2018，16（1）：11－14.

[2] 杨楠，高春记. 造血干细胞移植后 BK 病毒相关出血性膀胱炎研究进展 [J]. 中国实验血液学杂志，2018（5）：1565－1568.

[3] Gardner S D, Field A M, Coleman D V, et al. New human papovavirus (B. K.) isolated from urine after renal transplantation [J]. Lancet,

1971, 1 (7712): 1253—1257.

[4] Kasiske B L, Zeier M G, Chapman J R, et al. KDIGO clinical practice guideline for the care of kidney transplant recipients: a summary [J]. Kidney Int, 2010, 77 (4): 299—311.

[5] Hirsch HH, Randhawa PS. BK polyomavirus in solid organ transplantation—Guidelines from the American Society of Transplantation Infectious Diseases Community of Practice [J]. Clin Transplant, 2019, 33 (9): e13528.

[6] Petrogiannis—Haliotis T, Sakoulas G, Kirby J. BK — related polyomavirus vasculopathy in a renal-transplant recipient [J]. N Engl J Med, 2001, 345 (17): 1250—1255.

[7] Roy S, Mieczkowski P A, Weida C, et al. BK polyomavirus nephropathy with systemic viral spread: whole genome sequencing data from a fatal case of BKPyV infection [J]. Transpl Infect Dis, 2020, 22 (2): e13269.

（胡娅，周陶友）

WU 多瘤病毒感染

WU 多瘤病毒（WU polyomavirus，WUPyV）属于多瘤病毒科多瘤病毒属，为双链环状 DNA 病毒，由 5229 个碱基组成，编码大 T 抗原（LTAg）、小 T 抗原（STAg）和 3 种核衣壳蛋白（VP1、VP2 和 VP3）。

WUPyV 可引起婴幼儿急性呼吸道感染，多数发生在冬季。曾有报道在免疫力低下的成人呼吸道上皮细胞中检测到 WUPyV 抗原，由于没有任何可识别的症状，因此成人 WUPyV 感染的临床机制尚不确定。病程 1～10 天。临床表现常见发热、咳嗽、喘息等，部分伴有腹泻、呕吐等胃肠道症状。多被诊断为支气管肺炎、支气管炎和毛细支气管炎，少数发生假膜性喉炎。病情严重者在 12～36 小时持续进展，甚至出现呼吸困难和呼吸衰竭。

1 诊断

1.1 病原学检查

1.1.1 采集鼻咽分泌物或痰液，应用 PCR 检测病毒核酸。

1.1.2 细胞培养分离病毒，通过在人胚肺细胞株中培养，从呼吸道分泌物中分离到 WUPyV，是感染的可靠证据。

1.1.3 有条件的实验室可采用 DNA 高通量测序。

1.2 诊断标准

各种呼吸道感染的临床表现、肺部 X 线或 CT 影像学改变，结合外周血白细胞计数不高可做出临床诊断。由于缺乏特异性表现，通过核酸检测 WUPyV DNA 或细胞培养分离出 WUPyV，是本病的确诊依据。

2 治疗

目前尚缺乏特异性治疗手段，以对症支持治疗为主。

2.1 一般性治疗

休息，适当补充液体、维生素，避免用力和剧烈咳嗽。密切观察病情变化，每天检测体表血氧饱和度，定期复查胸部 X 线片

（早期复查间隔时间不超过 3 天）及心、肝、肾功能等。

2.2 对症支持治疗

发热超过 38.5℃、全身酸痛明显者，可使用解热镇痛药。高热者给予冰敷、酒精擦浴等物理降温措施。咳嗽、咳痰者给予镇咳、祛痰药。有心、肝、肾等器官功能损害者，做相应的处理。气促明显、轻度低氧血症者，应尽早给予持续鼻导管吸氧，部分需要气管插管呼吸机辅助呼吸。儿童忌用阿司匹林。

2.3 糖皮质激素

应用指征为有严重中毒症状。应规律使用，具体剂量根据病情来调整。儿童慎用。

2.4 其他

合并细菌感染者可根据培养结果使用抗菌药物。

3 预防

目前对于 WUPyV 传播途径没有定论，因此没有具体的预防措施。

参考文献

[1] 叶依娜，庄婉莉，林广裕. 人类 WU 多瘤病毒研究进展 [J]. 中华儿科杂志，2010，48（8）：585－588.

[2] 李晓燕. WU 多瘤病毒的研究进展 [J]. 中国病原生物学杂志，2011，6（2）：147－149.

[3] Uda K, Koyama－Wakai C, Shoji K, et al. WU polyomavirus detected in children with severe respiratory failure [J]. J Clin Virol, 2018, 107：25－28.

（蒋维，周陶友）

细小病毒 B19 感染

细小病毒 B19（Parvovirus B19）属于细小病毒科红细小病毒属，为单链线形 DNA 病毒，基因组包含 5596 个碱基，有 2 个大的开放阅读框，单个非结构蛋白（NS1）由基因组左侧的基因编码，2 个衣壳蛋白（VP1、VP2）由基因组右侧的基因编码。

细小病毒 B19 引起的典型疾病是传染性红斑（Erythema infectiosum，EI）和急性关节病。在一些血液病和免疫功能受损患者中可引起再生障碍危象（Transient aplastic crisis，TAC），在妊娠期妇女中可引起胎儿水肿甚至死胎。

1 诊断

1.1 病原学检查

1.1.1 核酸检测：可通过直接杂交或 PCR 分离病毒 DNA 来检出血清中细小病毒 B19。

1.1.2 IgM 抗体检测：检测细小病毒 B19 特异性 IgM 抗体，是确定免疫功能正常者有无活动性感染的基础。IgM 抗体可反映免疫功能正常人群的当前或近期感染，在感染后 2~3 个月仍可检测到。

1.1.3 IgG 抗体检测：IgG 在感染 2 周后可检测到并持续终身。除了用于无法产生 IgM 的免疫功能受损患者的血清转换检测，IgG 检测通常对诊断急性感染没有帮助。

1.1.4 NS1 特异性抗体检测：NS1 特异性抗体出现在感染晚期（6 周）。病毒持续存在可能是形成 NS1 特异性抗体的先决条件。因此，NS1 特异性抗体检测可用于排除血清学不明确的患者最近的感染。

1.2 诊断标准

如果临床表现符合相关临床综合征，包括儿童 EI、关节炎、慢性溶血性疾病患者的一过性 TAC，以及免疫抑制情况下的慢性网织红细胞减少性贫血，则应怀疑细小病毒 B19 感染。

1.2.1 免疫功能正常的儿童出现 EI 的典型面颊疹，表现为面部鲜红斑，边缘清晰，称"掌拍颊"，躯干四肢散在小红斑相融合而中心消退形成网状或花边状，出疹前1周左右可出现发热、轻微呼吸道症状和周身不适。单凭临床特征即可做出诊断。

1.2.2 如果需要确定免疫功能正常者的具体病毒病因，血清学检查证实细小病毒B19特异性IgM抗体阳性即可诊断为急性细小病毒B19感染。

1.2.3 在TAC或慢性纯红细胞再生障碍性贫血的情况下，通过核酸扩增试验检测到高水平的细小病毒B19 DNA，可以诊断为细小病毒B19感染。对于慢性细小病毒感染的免疫功能受损患者，往往检测不到抗体，因此在这些患者中血清学阴性不能排除感染。

2 治疗

针对细小病毒B19感染主要是对症支持治疗，随临床表现而异，目前尚无直接靶向细小病毒B19的抗病毒药物。

2.1 传染性红斑

传染性红斑是一种自限性疾病，多见于儿童，无并发症的患者不需要医疗干预。

2.2 关节炎或关节痛

关节炎或关节痛多见于成年女性，但任何性别和年龄都可出现该表现。关节症状通常持续1~2周，但也可持续数周、数月甚至数年，非甾体抗炎药可缓解症状。

2.3 TAC

急性细小病毒B19感染是某些血液系统异常患者发生TAC的原因，患者的红细胞生成中断会迅速导致重度贫血，通过输注红细胞获得满意的血红蛋白浓度，预后良好。

2.4 持久细小病毒B19感染（慢性纯红细胞再生障碍性贫血）

可静脉输注免疫球蛋白[0.4 g/（kg·d），持续5天；或1 g/（kg·d），持续2~3天]。若治疗后仍有难治性贫血，可选用膦甲酸钠（6 g/d，持续5~14天）。

3 预防

3.1 预防传播

目前预防细小病毒 B19 感染的最佳措施是通过个人感染控制措施来中断传播，如良好的手卫生，打喷嚏或咳嗽时遮掩面部，不触碰眼口鼻，避免与患者密切接触，以及生病时居家。在某些情况下可考虑使用预防性免疫治疗，但没有足够证据确定其是否有效。

3.2 候选疫苗

由于疫苗相关不良事件，初步有前景的重组人细小病毒 B19 疫苗和病毒样颗粒疫苗的进一步研发暂停。后续开发细小病毒 B19 候选疫苗的工作重点是在酿酒酵母中表达 VP1 和 VP2 蛋白来产生 VLPs。

参考文献

[1] Reno M L, Cox C R, Powell E A. Parvovirus B19：a clinical and diagnostic review [J]. Clin Microbiol Newsl, 2022, 44（12）：107－114.

[2] Heegaard E D, Brown K E. Human parvovirus B19 [J]. Clin Microbiol Rev, 2002, 15（3）：485－505.

[3] Jeanne A Jordan. 细小病毒 B19 感染的病毒学、流行病学和发病机制 [EB/OL]. https://www.uptodate.com/contents/zh－Hans/treatment－and－prevention－of－parvo virus－b19－infection.

（蒋维，周陶友）

人博卡病毒感染

人博卡病毒（Human bocavirus，HBoV）属于细小病毒科细小病毒亚科博卡病毒属，含有单链线性 DNA，基因组大小 5.2～5.3 kb，主要的开放阅读框分别编码 NS1、NP1 两个非结构蛋白和 VP1、VP2 两个衣壳蛋白。

感染 HBoV 后，临床表现为发热、咳嗽、喘息、呼吸困难、寒战、恶心、呕吐、腹泻等，多被诊断为急性鼻炎、咽炎、中耳炎、气管炎、支气管炎、肺炎或胃肠炎等。

HBoV 感染呈全球性分布，一年四季均可发生。虽然成人也可发生 HBoV 感染，但易感人群主要为婴幼儿。

1 诊断

1.1 病原学检查

1.1.1 PCR 扩增法：检测呼吸道、血清、粪便及尿液等临床样本中的 HBoV DNA。

1.1.2 HBoV 特异性抗体：由于缺乏重组表达的病毒抗原和标准化的检测方法，仅有少数研究建立针对 HBoV 的衣壳蛋白（VP1/VP2）引起的特异性抗体检测。

1.2 诊断标准

由于呼吸道中 HBoV DNA 可长时间持续存在，使阳性检测结果的解读变得复杂，检测 HBoV 特异性 IgM 以及 IgG 增加或血清转换具有更高的特异度，因此诊断急性原发性 HBoV 感染时，至少应具备以下 5 个因素中的 2 个：

1.2.1 通过定量 PCR 检测鼻咽分泌物中 HBoV DNA 高载量（10^6copies/mL）。

1.2.2 PCR 检测鼻咽分泌物中 HBoV mRNA 阳性。

1.2.3 HBoV 特异性 IgM 阳性。

1.2.4 HBoV 特异性 IgG 亲和力低。

1.2.5 血清中 IgG 滴度增加 4 倍或更多。

2 治疗

HBoV 感染还没有被批准的特异性治疗方法，也没有对抗病毒药物进行过比较研究。对于患有重度细支气管炎、喘息或肺炎的儿童，首选的治疗是对症支持治疗，主要措施是支气管扩张和呼吸支持。虽然 HBoV 与急性呼吸道感染相关，但这种疾病通常是自限性的，且无并发症。

3 预防

目前没有具体的预防措施。有研究显示，病毒样颗粒结构可替代减毒活病毒作为疫苗用于预防，因此病毒样颗粒疫苗是目前 HBoV 疫苗研究的主要方向。

参考文献

[1] Christensen A，Kesti O，Elenius V，et al. Human bocaviruses and paediatric infections [J]. Lancet Child Adolesc Health，2019，3（6）：418-426.

[2] 白爱宁. 人博卡病毒感染的流行病学特征及研究进展 [J]. 吉林医学，2018，39（11）：2154-2156.

（蒋维，周陶友）

乙型病毒性肝炎

乙型病毒性肝炎（Hepatitis B，简称乙肝）是由乙型肝炎病毒（Hepatitis B virus，HBV）引起的一种肝脏炎症。

HBV 属于嗜肝 DNA 病毒科，其基因组为部分双链环状 DNA，编码 HBsAg、HBcAg、HBeAg、病毒聚合酶和 HBx。病毒进入宿主细胞后在细胞核内以负链 DNA 为模板形成共价闭合环状 DNA（Covalently closed circular DNA，cccDNA）。cccDNA 难以彻底清除，是导致慢性感染的重要机制之一。HBV 至少有 9 种基因型（$A \sim I$）和 1 种未定基因型（J）。基因型与疾病进展和干扰素疗效相关。

HBV 可造成急性或慢性感染，其严重程度从轻微病症到肝硬化和肝癌，可以通过安全、可及性好且有效的疫苗得到预防。

1 诊断

1.1 病原学检查

1.1.1 HBV 血清学检查。

1.1.1.1 传统 HBV 血清学标志物包括 HBsAg、抗－HBs、HBeAg、抗－HBe、抗－HBc 和抗－HBc IgM。

1.1.1.2 HBsAg 阳性表示 HBV 感染；抗－HBs 阳性表示具备 HBV 免疫力；抗－HBc IgM 阳性多见于急性乙型肝炎，抗－HBc 总抗体主要是抗－HBc IgG，只要感染过 HBV，通常为阳性。

1.1.1.3 HBsAg 定量检测已在临床中被广泛应用，其水平可反映疾病分期与疾病进展风险，也可用于指导干扰素治疗策略。

1.1.2 HBV DNA 检测。

1.1.2.1 评估 HBV 感染者病毒复制水平。

1.1.2.2 目前定量下限可达 $10 \sim 20$ IU/mL 甚至更低。

1.1.2.3 高灵敏度的 HBV DNA 有助于检出低病毒载量的患者，以便尽早开始抗病毒治疗或及时调整治疗方案。

1.1.3　HBV 基因型和耐药基因突变检测。

1.1.3.1　检测 HBV 基因型有助于预测干扰素疗效，判断疾病预后。

1.1.3.2　检测耐药基因突变有助于及时调整方案。

1.1.4　HBV 新型标志物。

1.1.4.1　HBV RNA 定量：被认为与肝细胞内 cccDNA 转录活性有关。

1.1.4.2　HBcrAg：是一种包含 HBcAg、HBeAg、p22 蛋白的复合标志物，亦被认为与肝内 cccDNA 的转录活性有关。

1.2　急性乙型肝炎的诊断

1.2.1　实验室检查提示明确的 6 个月以内 HBsAg 和/或 HBV DNA 检测阳性即可诊断。

1.2.2　就诊前 6 个月以内的流行病学史、与肝炎相关临床表现可辅助判断急性感染。

1.3　慢性乙型肝炎的诊断

1.3.1　根据 HBV 血清学、病毒学、生化学、组织学指标的差异划分。

1.3.2　慢性 HBV 携带状态：年龄较轻，HBV DNA 定量水平较高，血清 HBsAg 水平较高、HBeAg 阳性，但血清丙氨酸转氨酶（ALT）和天冬氨酸转氨酶（AST）持续正常，肝组织病理学检查无明显炎症坏死或纤维化。

1.3.3　HBeAg 阳性慢性乙型肝炎：血清 HBsAg 阳性、HBeAg 阳性、HBV DNA 阳性，伴有 ALT 持续或反复异常，或肝组织学检查有明显炎症坏死。

1.3.4　非活动性 HBsAg 携带状态：患者血清 HBsAg 阳性、HBeAg 阴性、抗－HBe 阳性、HBV DNA 阴性，HBsAg ＜ 1000 IU/mL，ALT 和 AST 持续正常，无肝硬化征象。

1.3.5　HBeAg 阴性慢性乙型肝炎：患者血清 HBsAg 阳性、HBeAg 持续阴性，多同时伴有抗－HBe 阳性、HBV DNA 阳性，伴有 ALT 持续或反复异常，或肝组织病理学检查有明显炎症坏死或纤维化。

1.3.6　隐匿性 HBV 感染（OBI）：患者血清 HBsAg 阴性，但血清和/或肝组织中 HBV DNA 阳性。

1.3.7 乙型肝炎肝硬化：目前 HBsAg 阳性，或 HBsAg 阴性、抗－HBc 阳性且有明确的慢性 HBV 感染史（既往 HBsAg 阳性＞6 个月），并排除其他病因者。肝组织病理学或者临床表现符合肝硬化。

2 治疗

2.1 抗病毒治疗指征

2.1.1 对于血清 HBV DNA 阳性，ALT 持续异常（＞正常值上限），且排除其他原因所致者，建议抗病毒治疗。

2.1.2 对于血清 HBV DNA 阳性者，无论 ALT 水平高低，只要符合下列情况之一，建议抗病毒治疗：有乙型肝炎肝硬化家族史或肝细胞癌（HCC）家族史；年龄＞30 岁；无创指标或肝组织病理学检查提示肝存在明显炎症（G≥2）或纤维化（F≥2）；HBV 相关肝外表现（如 HBV 相关性肾小球肾炎等）。

2.1.3 临床确诊为代偿期和失代偿期乙型肝炎肝硬化患者，无论其 ALT 和 HBV DNA 水平及 HBeAg 阳性与否，均建议抗病毒治疗。

2.2 抗病毒治疗方案

目前推荐使用核苷（酸）类似物或干扰素 α 治疗，见表 15 和表 16。

表 15 核苷（酸）类似物治疗方案

药物	剂量	用法	适用人群及禁忌证	疗程
恩替卡韦（ETV）	0.5 mg 或 1.0 mg	po, qd	≥2 岁且体重＞10 kg 的慢性乙型肝炎儿童患者（剂量随体重调整）；≥18 岁慢性乙型肝炎患者；不建议妊娠期及哺乳期患者使用	维持长期治疗；定目标不定疗程（宜至 HBsAg 消失）
富马酸替诺福韦酯（TDF）	300 mg	po, qd	≥2 岁且体重＞10 kg 的慢性乙型肝炎患者（剂量随体重调整）；相对禁忌证：高龄（年龄＞60 岁）或绝经期患者，有新发或加重肾功能损伤及骨质疏松的风险	维持长期治疗；定目标不定疗程（宜至 HBsAg 消失）

药物	剂量	用法	适用人群及禁忌证	疗程
富马酸丙酚替诺福韦（TAF）	25 mg	po, qd	≥12 岁且体重＞35 kg 的慢性乙型肝炎患者；相对禁忌证：15 mL/min≤肌酐清除率＜30 mL/min，肌酐清除率＜15 mL/min 且未接受血液透析	维持长期治疗；定目标不定疗程（宜至 HBsAg 消失）
艾米替诺福韦（TMF）	25 mg	po, qd	≥18 岁慢性乙型肝炎成人患者	维持长期治疗；定目标不定疗程（宜至 HBsAg 消失）

表 16 干扰素 α 治疗方案

药物	剂量	用法	适用人群及禁忌证	疗程
聚乙二醇干扰素 α－2b	90 μg、135 μg 或 180 μg	ih, qw	≥18 岁慢性乙型肝炎成人患者；绝对禁忌证：妊娠或短期内有妊娠计划，具有精神病史（精神分裂症或严重抑郁症等病史）、未能控制的癫痫、失代偿期肝硬化、未能控制的自身免疫性疾病、严重感染、视网膜疾病、心力衰竭、慢性阻塞性肺疾病等基础疾病；相对禁忌证：甲状腺疾病、既往抑郁症史，未能控制的糖尿病、高血压、心脏病	疗程 48 周；可以根据病情需要延长疗程，但不宜超过 96 周

2.3 特殊人群治疗方案

2.3.1 乙型肝炎肝硬化患者：应用 ETV、TDF 或 TAF 治疗。

2.3.2 儿童患者：进展期肝病或肝硬化患儿应积极治疗。1 岁及以上儿童可考虑普通干扰素 α 治疗；2 岁及以上儿童可选用 ETV 或 TDF 治疗；5 岁及以上儿童可选用聚乙二醇干扰素 α－2a 治疗；12 岁及以上儿童可选用 TAF 治疗。

2.3.3 妊娠期患者：准备近期妊娠，或妊娠期间有抗病毒指征（妊娠中晚期 HBV DNA 定量 $>2×10^5$ IU/mL）时，在充分沟通并知情同意后，可以在孕 24～28 周开始使用 TDF 治疗。如合并肾功能不全，可考虑使用 TAF 治疗。

2.3.4 慢性肾脏病患者：推荐 ETV 或 TAF，应用任何口服抗病毒药物过程中均需监测肾功能变化。

2.3.5 丙型肝炎病毒（HCV）和 HBV 合并感染者：需给予核苷（酸）类似物治疗以预防 HBV 再激活，直接抗病毒药物（Directly acting antivirals，DAAs）治疗结束 12 周后，可评估考虑是否停止。

2.3.6 HBV 和 HIV 合并感染者：在 ART 方案中同时选择两种抗 HBV 活性的药物（TDF、TAF、FTC 或 3TC）。

2.3.7 HBV 相关肝衰竭患者：若 HBsAg 阳性，应用 ETV、TDF 或 TAF 抗病毒治疗。

2.3.8 HBV 相关肝细胞癌患者：若 HBsAg 阳性，应用 ETV、TDF 或 TAF 抗病毒治疗。

3 预防

3.1 疫苗

3.1.1 接种乙型肝炎疫苗是预防 HBV 感染最有效的方法。

3.1.2 对 HBsAg 阴性母亲的新生儿，应在出生后 12 小时内尽早接种第 1 剂 10 μg 重组酵母乙型肝炎疫苗，在 1、6 个月时分别接种第 2 和第 3 剂。

3.1.3 对成人建议接种 3 剂 20 μg 重组酵母乙型肝炎疫苗或 20 μg 重组中国仓鼠卵巢（CHO）细胞乙型肝炎疫苗。

3.1.4 对 3 剂免疫程序无应答者，可再接种 1 剂 60 μg 或 3 剂 20 μg 乙型肝炎疫苗，并于完成第 2 次接种程序后 1~2 个月时检测血清抗－HBs，如仍无应答，可再接种 1 剂 60 μg 重组酵母乙型肝炎疫苗。

3.2 暴露预防药物

3.2.1 乙型肝炎免疫球蛋白（Hepatitis B immunoglobulin，HBIG）可以提供被动免疫。

3.2.2 对 HBsAg 阳性或不详母亲的新生儿，应在出生后 12 小时内尽早注射 1 剂 100 IU HBIG。

3.2.3 未接种过乙型肝炎疫苗，或虽接种过乙型肝炎疫苗，但抗－HBs<10 mIU/mL 或抗－HBs 水平不详者发生暴露，应立即注射 HBIG 200~400 IU，并完成计划接种。

参考文献

[1] GBD 2019 Hepatitis B Collaborators. Global, regional, and national

burden of hepatitis B, 1990－2019：a systematic analysis for the Global Burden of Disease Study 2019 [J]. Lancet Gastroenterol Hepatol，2022，7 (9)：796－829.

[2] World Health Organization. Global progress report on HIV, viral hepatitis and sexually transmitted infections，2021. Accountability for the global health sector strategies 2016－2021：actions for impact [R]. Geneva：World Health Organization，2021.

[3] 尤红，王福生，李太生，等. 慢性乙型肝炎防治指南（2022 年版）[J]. 中华肝脏病杂志，2022，30 (12)：1309－1331.

（杜凌遥，唐红）

丙型病毒性肝炎

丙型病毒性肝炎（Hepatitis C，简称丙肝）是由丙型肝炎病毒（Hepatitis C virus，HCV）引起的一种肝脏炎症。

HCV 属于黄病毒科肝炎病毒属的有包膜病毒，基因组为单股正链 RNA，大小约 9.6 kb。HCV 的基因组中含有一个开放阅读框，编码 10 余种结构和非结构（NS）蛋白，其中 NS3/4A、NS5A 和 NS5B 是抗病毒治疗的主要靶位。目前 HCV 可至少分为 8 个基因型及 57 个亚型，以阿拉伯数字表示 HCV 基因型、以小写的英文字母表示亚型（如 1a、2b、3c 等）。

HCV 可造成急性或慢性感染，其严重程度从轻微病症到肝硬化和肝癌。抗病毒药物可使 95％以上的丙肝患者治愈，但目前诊断和治疗可及性还需要继续提高。

1 诊断

1.1 病原学检查

1.1.1 HCV 血清学检查。

1.1.1.1 抗－HCV 抗体检测：常用化学发光免疫分析法（CLIA）、酶联免疫吸附法（ELISA），在患者感染 HCV 后终身阳性，可用于筛查。

1.1.1.2 HCV 核心抗原是 HCV 复制的标志物，在 HCV RNA 检测不可及时，可替代 HCV RNA。

1.1.2 HCV RNA 检测（RT－PCR）。

1.1.2.1 可用于 HCV 现症感染的确认。

1.1.2.2 可用于抗病毒治疗前基线病毒载量分析。

1.1.2.3 可用于治疗结束后的应答评估。

1.1.3 HCV 基因型和变异检测。

1.1.3.1 检测基因型和变异有助于科学制订抗病毒治疗方案。

1.1.3.2 目前一线 DAAs 方案不需要检测耐药相关替换（RASs）。

1.2 急性丙型肝炎的诊断

1.2.1 实验室检查提示明确的 6 个月以内抗－HCV 抗体和/或 HCV RNA 检测阳性即可诊断。

1.2.2 就诊前 6 个月以内的流行病学史与肝炎相关临床表现可辅助诊断。

1.3 慢性丙型肝炎的诊断

1.3.1 HCV 感染超过 6 个月，或有 6 个月以前的流行病学史和 HCV RNA 阳性即可诊断。

1.3.2 肝组织病理学检查符合慢性肝炎，HCV RNA 阳性即可诊断。

2 治疗

2.1 抗病毒治疗指征

抗病毒治疗的目标是清除 HCV，所有 HCV RNA 阳性患者均应接受抗病毒治疗。

2.2 抗病毒治疗方案

目前推荐使用 DAAs 进行治疗（表 17）。

表 17　抗病毒治疗方案

药物	剂量	用法	适用人群	疗程
索磷布韦/维帕他韦	400 mg/100 mg	po，qd	HCV 基因 1～6 型初治或聚乙二醇干扰素联合利巴韦林或索磷布韦（PRS）经治患者	无肝硬化或代偿期肝硬化，疗程 12 周； HCV 基因 3 型代偿期肝硬化，需联合利巴韦林（Ribavirin，RBV）*，疗程 12 周； 失代偿期肝硬化，需联合 RBV，疗程 12 周
可洛派韦/索磷布韦	60 mg/400 mg	po，qd	HCV 基因 1～6 型初治或 PRS 经治患者	无肝硬化或代偿期肝硬化，疗程 12 周； HCV 基因 3 型代偿期肝硬化联合 RBV*，疗程 12 周

注：* RBV 使用时体重＜75 kg 者 1000 mg/d，体重≥75 kg 者 1200 mg/d。

基因特异性方案见表 18。

表18 基因特异性方案

药物	剂量	用法	适用人群	疗程
艾尔巴韦/格拉瑞韦	50 mg/100 mg	po, qd	初治及PRS经治，基因1、4型，无肝硬化或代偿期肝硬化患者	疗程12周
来迪派韦/索磷布韦	90 mg/400 mg	po, qd	初治及PRS经治，基因1型，无肝硬化或代偿期肝硬化患者	疗程12周
依米他韦/索磷布韦	100 mg/400 mg	po, qd	初治及PRS经治，基因1型，无肝硬化或代偿期肝硬化患者	疗程12周
达诺瑞韦+利托那韦拉维达韦	100 mg+100 mg/200 mg	po, Bid po, qd	初治及PRS经治，基因1型，无肝硬化患者	联合RBV*，疗程12周

注：* RBV（体重<75 kg者1000 mg/d，体重≥75 kg者1200 mg/d）。

2.3 特殊人群治疗方案

2.3.1 失代偿期肝硬化或曾有失代偿病史患者：禁止使用NS3/4A蛋白酶抑制剂类DAAs；如患者有RBV禁忌或无法耐受RBV，则不联合RBV，但疗程延长至24周。

2.3.2 青少年患者：12岁及以上或体重超过35 kg者，可按成人方案给予索磷布韦/维帕他韦，或者根据基因型给予来迪派韦/索磷布韦治疗。

2.3.3 慢性肾脏病患者：可根据基因型选择格拉瑞韦/艾尔巴韦、索磷布韦/维帕他韦，其次为来迪派韦/索磷布韦。

2.3.4 肾移植后患者：可选择索磷布韦/维帕他韦，或来迪派韦/索磷布韦，不需要调整免疫抑制剂剂量。

2.3.5 等待肝移植患者：如果终末期肝病模型（MELD）评分<18分，应在移植前尽快开始抗病毒治疗；如果MELD评分≥18分，首先进行肝移植，移植后再进行抗病毒治疗，如果等待时间超过6个月，可根据情况在移植前进行抗病毒治疗。

2.3.6 肝移植后HCV复发或再感染者：可选择索磷布韦/维帕他韦，或来迪派韦/索磷布韦。

2.3.7 妊娠期妇女：考虑DAAs对胎儿的潜在影响，避免妊娠期服用，分娩后启动治疗，治疗期间不推荐哺乳。

3 预防

该病目前无有效疫苗，无有效暴露预防药物。发生 HCV 意外暴露后，需要立即清洗消毒，并检测外周血抗－HCV 抗体和 HCV RNA，如果均为阴性，则在 1 周后和 2 周后再次检测 HCV RNA，如 HCV RNA 仍然为阴性，基本可以排除感染；如果 1 周或 2 周后 HCV RNA 转阳，可以再过 12 周观察是否发生 HCV 自发清除，如果不能自发清除，则需启动抗病毒治疗。

参考文献

[1] European Association for the Study of the Liver. EASL recommendations on treatment of hepatitis C: Final update of the series [J]. J Hepatol, 2020, 73 (5): 1170－1218.

[2] World Health Organization. Global progress report on HIV, viral hepatitis and sexually transmitted infections, 2021. Accountability for the global health sector strategies 2016－2021: actions for impact [R]. Geneva: World Health Organization, 2021.

[3] 中华医学会肝病学分会, 中华医学会感染病学分会. 丙型肝炎防治指南 (2022 年版) [J]. 中华传染病学杂志, 2023, 41 (1): 29－46.

（杜凌遥，唐红）

科罗拉多蜱传热

科罗拉多蜱传热（Colorado tick fever）由科罗拉多病毒（Coltivirus）引起，经蜱传播，为地方性流行病，我国临床罕见。

科罗拉多病毒属于呼肠孤病毒科，棘核病毒亚科，科罗拉多病毒属。该病毒具有二十面体衣壳结构，直径约为 80 nm，基因组含有 12 段双链 RNA。病毒在动物宿主（松鼠、花栗鼠和人等哺乳动物）与蜱之间循环传播。

科罗拉多蜱传热临床主要表现为寒战、高热、头痛、全身肌肉酸痛和乏力，目前无特效抗病毒药物治疗，大多数患者预后良好，病程 1~2 周。

1 诊断

1.1 病原学检查

1.1.1 科罗拉多病毒特异性抗体：在感染 14~21 天后可呈阳性。

1.1.2 科罗拉多病毒 RNA：可通过 RT－PCR 进行检测，是早期确诊的首选方法。

1.2 科罗拉多蜱传热的诊断

根据患者的流行病学史、临床表现和实验室检查与病原学检查可以明确科罗拉多蜱传热诊断。

1.2.1 出现寒战、高热、头痛、全身肌肉酸痛和乏力等症状。

1.2.2 有科罗拉多病毒流行地区（美国科罗拉多州和爱达荷州）的居住或旅行史。

1.2.3 有蜱虫叮咬史。

1.2.4 实验室检查血常规提示病毒样感染改变，科罗拉多病毒特异性抗体阳性和/或科罗拉多病毒 RNA 检测阳性。

2 治疗

迄今没有科罗拉多蜱传热的特效抗病毒药物。治疗主要为对症支持治疗，如解热镇痛、补液，维持水、电解质平衡等。

3　预防

　　迄今尚无科罗拉多蜱传热病毒疫苗，预防本病的关键在于避免接触带毒蜱虫。具体包括避开树木繁茂和草丛茂密的地区，使用蜱虫驱虫剂，及时正确清除叮附于体表的蜱虫。

参考文献

[1] Yendell S J, Fischer M, Staples J E. Colorado tick fever in the United States, 2002－2012 [J]. Vector Borne Zoonotic Dis, 2015, 15 (3): 311－316.

[2] Fischer M, Staples J E. In: Principles and Practice of Pediatric Infectious Diseases [M]. 4th ed. Amsterdam: Elsevier, 2012.

[3] Williamson B N, Fischer R J, Lopez J E, et al. Prevalence and strains of Colorado tick fever virus in Rocky Mountain wood ticks in the Bitterroot Valley, Montana [J]. Vector Borne Zoonotic Dis, 2019 (9), 19: 694－702.

（秦家元，吕晓菊）

人环状病毒感染

人环状病毒感染是指由人环状病毒（Human associated circovirus，HuCV）引起的炎症性疾病。

HuCV属于环状病毒科环状病毒属，基因组为环状单链DNA，有2个主要的开放阅读框，分别编码复制相关蛋白（Rep）和衣壳蛋白（Cap）。病毒无包膜，呈圆形，大小17～20 nm。

目前人环状病毒感染报道较少，仅有的两项报道为人环状病毒肝炎和血样中检测到HuCV。环状病毒科环状病毒属的其他病毒常致动物患病，如猪圆环病毒2（Porcine circovirus，PCV2）导致猪和犬患病，喙羽病病毒（Beak and feather disease virus，BFDV）导致鹦鹉患病。

1 诊断

1.1 病原学检查

1.1.1 使用定量PCR（qPCR）检测患者血液样本或组织样本中的HuCV核酸。

1.1.2 血液样本或组织样本进行mNGS，查找HuCV核酸。

1.2 HuCV感染的诊断

目前HuCV感染仅有零星报道。已有研究推测HuCV致病性类似于戊型肝炎病毒，对于不明原因肝炎患者，可用qPCR或mNGS检测血液样本或肝组织样本HuCV核酸。若HuCV核酸阳性，可确诊HuCV感染。

2 治疗

迄今无HuCV感染的特效抗病毒药。现有研究报道HuCV感染为自限性疾病。治疗主要为对症支持治疗，如护肝、补液、维持水、电解质平衡等。

3 预防

尚无预防HuCV感染的疫苗。现有研究提示HuCV可能为动物源性，通过饮食传播，也可能通过器官移植血液传播，还可能在 HIV 感染人群中通过共用注射器传播。

加强对 HuCV 的监测，避免生食动物产品，提高公众对病毒感染的防范意识，养成良好卫生习惯，不共用注射器等。

参考文献

[1] Pérot P，Fourgeaud J，Rouzaud C，et al. Circovirus hepatitis infection in heart-lung transplant patient，France [J]. Emerg Infect Dis，2023，29 (2)：286-293.

[2] Li Y，Zhang P，Ye M，et al. Novel circovirus in blood from intravenous drug users，Yunnan，China [J]. Emerg Infect Dis，2023，29 (5)：1015-1019.

[3] MacLachlan N J，Edward J D. Fenner's veterinary virology [M]. 5th ed. Amsterdam：Elsevier，2017.

（秦家元，吕晓菊）

正呼肠孤病毒感染

正呼肠孤病毒感染是指由哺乳动物正呼肠孤病毒 (Mammalian orthoreovirus，MRV) 引起的一种人畜共患病。

MRV 属于正呼肠孤病毒属，基因组为双链 RNA。该病毒无包膜，由二十面体衣壳和 10 个双链 RNA 片段组成。目前已经鉴定出四种血清型，MRV－1（Lang）、MRV－2（Jones）、MRV－3（Dearling）和 MRV－4（Ndelle）。

1 诊断

1.1 病原学检查

1.1.1 MRV RNA 可通过 RT－PCR 进行检测。

1.1.2 血液样本或组织样本进行 mNGS 检测，查找 MRV 核酸。

1.1.3 粪便悬浮液电子显微镜检查，观察具有 MRV 衣壳形态的病毒颗粒。

1.2 正呼肠孤病毒感染的诊断

正呼肠孤病毒感染通常无临床症状或表现为轻微的临床症状，偶有急性胃肠炎、急性呼吸道感染、脑膜炎报道。对于不明原因发热、腹泻、呼吸困难、意识障碍的患者，可用 RT－PCR 或 mNGS 检测临床样本中 MRV 核酸，也可用电子显微镜查找病毒颗粒，明确 MRV 感染。

2 治疗

MRV 感染为自限性疾病，迄今无特效抗病毒药物，大多数患者预后良好。治疗主要为对症支持治疗，如退热、止泻、补液、呼吸支持等。

3 预防

迄今尚无预防 MRV 感染的疫苗。由于 MRV 广泛存在于哺乳动物中，大多数人年轻时就已产生免疫力。

　　MRV 感染是一种人畜共患病，注重提高公众对病毒感染的防范意识，养成良好的卫生习惯，避免无保护措施下接触野生动物。

参考文献

［1］ Knipe D M，Howley P M. Fields virology ［M］. 6th ed. Philadelphia：Lippincott Williams & Wilkins，2013.

［2］ Arnaboldi S，Righi F，Filipello V，et al. Mammalian orthoreovirus (MRV) is widespread in wild ungulates of northern Italy ［J］. Viruses，2021，13 (2)：238.

［3］ Tina M，Andrej S，Tadeja K，et al. A novel reassortant mammalian orthoreovirus with a divergent S1 genome segment identified in a traveler with diarrhea ［J］. Infect Genet Evol，2019，73：378−383.

［4］ Tyler KL，Barton ES，Ibach ML，et al. Isolation and molecular characterization of a novel type 3 reovirus from a child with meningitis ［J］. J Infect Dis，2004，189 (9)：1664−1675.

（秦家元，吕晓菊）

轮状病毒感染

轮状病毒感染由轮状病毒（Rotavirus，RV）引起，以呕吐、腹泻水样便为主要临床表现，属于急性肠道传染病，是引起 5 岁以下儿童严重胃肠炎的主要原因。

轮状病毒为双股 RNA 病毒，属于呼肠孤病毒科（Reoviridae），球形，有双层衣壳，电镜下完整病毒颗粒如车轮状，故称为轮状病毒。根据内层衣壳蛋白 VP6 抗原特征可将轮状病毒分为 A～J 10 个组群。致人类疾病的主要是 A、B、C 组。A 组主要引起婴幼儿腹泻，人类主要感染该组病毒。B 组迄今仅限于我国流行报道，引起成人腹泻。C 组仅见于个别报道。

轮状病毒感染患者常见症状包括呕吐、水样泻、发热、乏力等，严重者出现休克，甚至死亡，部分遗传易感者会并发肺炎、神经系统损伤和自身免疫性疾病。

1 诊断

病毒培养是确诊轮状病毒感染的手段，但临床难以常规开展。在严重病例中，其他病原学检查有助于轮状病毒感染的诊断。

1.1 病原学检查

1.1.1 轮状病毒抗原检测：可用 ELISA 或免疫层析法检测粪便中轮状病毒抗原。

1.1.2 轮状病毒核酸检测：应用 RT-PCR 检测患者粪便或呕吐物中轮状病毒核酸更为灵敏，且可用于病毒分型，适用于流行病学研究。

1.1.3 其他：电子显微镜、聚丙烯酰胺凝胶电泳和病毒分离等，仅适用于实验室研究。

1.2 诊断标准

根据流行病学特点、临床表现、实验室检查诊断。在我国好发于秋冬季节，患者突然出现呕吐、腹泻、腹痛等，往往有集体发病特征，结合病原学检查（轮状病毒抗原阳性或核酸阳性，或分离到病毒）即可诊断。

2 治疗

迄今尚无特效抗轮状病毒药物，临床治疗主要是对症支持治疗，防治脱水。

2.1 轻度脱水者

口服补液盐（ORS）。

2.2 严重脱水及电解质紊乱

入院静脉补液，纠正电解质紊乱。

2.3 其他治疗

使用益生菌、蒙脱石散，补锌，婴幼儿进行母乳喂养。

3 预防

接种轮状病毒减毒活疫苗是预防轮状病毒感染的最佳措施。WHO 建议从 6 周龄起尽早接种口服轮状病毒疫苗，以确保在自然感染之前获得保护，不推荐 2 岁以上儿童接种轮状病毒疫苗。目前我国上市的两种轮状病毒疫苗免疫程序推荐如下。

3.1 口服五价重配轮状病毒减毒活疫苗（RV5）

接种年龄为 6～32 周龄，全程免疫 3 针。首剂接种年龄为 6～12 周龄。每剂接种间隔时间 4 周。第 3 剂不得晚于 32 周龄。

3.2 口服轮状病毒活疫苗（LLR）

接种年龄 2 月龄至 3 岁，每年接种 1 剂。首剂应自 2 月龄起尽早接种。

到目前为止，这两种疫苗尚未列入国家计划免疫。

参考文献

[1] LeClair C E, McConnell K A. Rotavirus [DB/OL]//. StatPearls. Treasure Island (FL)：StatPearls Publishing, 2023.

[2] 中华预防医学会. 儿童轮状病毒胃肠炎免疫预防专家共识（2020 版）[J]. 中国疫苗和免疫，2021，27（1）：48－61.

（房晴晴，吕晓菊）

狂犬病

狂犬病（Rabies）是狂犬病病毒（Rabies virus）感染所致的人畜共患急性传染病，多见于犬、猫等哺乳动物，人多因被病畜咬伤而感染，为法定乙类传染病。

狂犬病病毒属于单负病毒目弹状病毒科狂犬病毒属，为单股负链 RNA 病毒。病毒颗粒由囊膜和核衣壳两部分组成，基因组 RNA 及外层紧密盘绕的 N、P、L 蛋白共同构成具有转录、翻译功能的核衣壳，颗粒外层脂质膜表面镶嵌着 G 蛋白以三聚体构成的纤突，为病毒中和抗原及与宿主受体结合的部位，M 蛋白位于外壳内侧和核衣壳之间，连接内外两部分。

狂犬病患者的临床表现为特异性恐风、恐水、咽肌痉挛、进行性瘫痪等。因恐水症状比较突出，故本病又称恐水症（Hydrophobia）。

1 诊断

1.1 病原学检查

1.1.1 标本采集：可采集患者发病后（死亡前）的唾液（间隔 3~6 小时，至少采集 3 份）、脑脊液、血清及颈后带毛囊的小块皮肤。患者死后最好采集其脑组织标本（小脑和脑干）进行实验室检查。

1.1.2 狂犬病病毒抗原检测：直接免疫荧光法（Direct fluorescent antibody test，DFA）是狂犬病诊断的"金标准"，可以快速、灵敏、特异地检测人和动物脑组织中的病毒抗原。直接快速免疫组化法（Direct rapid immunohistochemical test，DRIT）及 ELISA 亦可特异检测狂犬病病毒抗原。

1.1.3 狂犬病病毒核酸测定：以 RT－PCR 检测体液（唾液、血清等）和脑组织等标本，但需要严格的质量控制以保证结果的准确性。唾液、脑脊液或颈后带毛囊的皮肤组织标本检查的阳性率较高。

1.1.4 狂犬病病毒抗体检测：未接种过疫苗的患者，发病早期几乎没有中和抗体产生，到发病晚期（通常在临床症状出现后7~8天），病毒在脑内大量增殖后突破血－脑屏障进入血液，刺激机体产生低水平的中和抗体。通过病毒中和试验检测患者血清或脑脊液中的中和抗体，可作为狂犬病诊断的依据之一。

1.1.5 病毒分离：常用唾液及脑脊液分离病毒，唾液的分离率较高。

1.2 诊断标准

1.2.1 临床诊断病例。符合下列任一项即可诊断：典型的狂躁型狂犬病临床表现，明确的动物致伤史＋典型的麻痹型狂犬病临床表现。

1.2.2 确诊病例。临床诊断病例加下列任一项，即可确诊。

1.2.2.1 DFA（或 ELISA）：患者唾液、脑脊液或颈后带毛囊的皮肤组织标本中狂犬病病毒抗原阳性，或 RT－PCR 检测狂犬病病毒核酸阳性。

1.2.2.2 细胞培养法：从患者唾液或脑脊液等标本中分离出狂犬病病毒。

1.2.2.3 脑组织检测：尸检脑组织标本，用 DFA（或 ELISA）检测狂犬病病毒抗原阳性、RT－PCR 检测狂犬病病毒核酸阳性、细胞培养法分离出狂犬病病毒。

2 治疗

狂犬病死亡率高，犬、猫为传染源的感染者死亡率几乎100％，目前无有效抗病毒治疗策略，以预防为主。

3 预防

3.1 暴露前预防

3.1.1 基础免疫。所有持续、频繁暴露于狂犬病病毒危险环境下的个体均推荐进行暴露前狂犬病疫苗预防接种。

免疫程序：第0天、第7天和第21天（或第28天）分别接种1剂，共接种3剂。2岁及以上儿童和成人于上臂三角肌注射，2岁以下儿童于大腿前外侧肌肉注射。禁止在臀部肌肉注射。

3.1.2 加强免疫。免疫程序：接触狂犬病病毒的实验室人员每6个月监测一次血清中和抗体水平，兽医、动物疫控部门等每2

年监测一次血清中和抗体水平。当血清中和抗体水平<0.5 IU/mL时需加强接种1剂。2岁及以上儿童和成人于上臂三角肌注射，2岁以下儿童可在大腿前外侧肌肉注射。

3.2 暴露后预防

暴露后正确处置是暴露后预防狂犬病的唯一有效手段。WHO认为，及时、科学和彻底的暴露后预防处置能够避免狂犬病的发生。暴露分级及处置方式见表19。

表19 暴露分级及处置方式

暴露类型	接触方式	暴露程度	暴露后免疫预防处置
Ⅰ级暴露	符合以下情况之一者： ①接触或喂养动物； ②完好的皮肤被舔； ③完好的皮肤接触狂犬病动物或狂犬病患者的分泌物或排泄物	无	不需处理
Ⅱ级暴露	符合以下情况之一者： ①裸露的皮肤被轻咬； ②无出血的轻微抓伤或擦伤	轻度	①处理伤口； ②接种狂犬病疫苗
Ⅲ级暴露	符合以下情况之一者： ①单处或多处贯穿皮肤的咬伤或抓伤（"贯穿"表示至少已伤及真皮层和血管，临床表现为肉眼可见出血或皮下组织）； ②破损皮肤被舔舐（应注意皮肤皲裂、抓挠等各种原因导致的微小皮肤破损）； ③黏膜被动物唾液污染（如被舔舐）； ④暴露于蝙蝠（当人与蝙蝠之间发生接触时应考虑进行暴露后预防，除非暴露者排除咬伤、抓伤或黏膜的暴露）	严重	①处理伤口； ②注射狂犬病被动免疫制剂（抗狂犬病血清/狂犬病人免疫球蛋白）； ③注射狂犬病疫苗

暴露后伤口处置：伤口处置包括对伤口内部进行彻底的冲洗、消毒以及后续的外科处置，这对于预防狂犬病发生具有重要意义。

3.2.1　狂犬病疫苗接种。

3.2.1.1　应用人群：Ⅱ级和Ⅲ级暴露者。

3.2.1.2　接种程序。

3.2.1.2.1　5针法程序：第0、3、7、14和28天各接种1剂，共接种5剂。

3.2.1.2.2　"2-1-1"程序：第0天接种2剂（左右上臂三角肌各接种1剂），第7天和第21天各接种1剂，共接种4剂（此程序只适用于我国已批准可以使用"2-1-1"程序的狂犬病疫苗）。

3.2.2　被动免疫制剂注射：所有首次暴露的Ⅲ级暴露者，以及患有严重免疫缺陷、长期大量使用免疫抑制剂、头面部暴露的Ⅱ级暴露者均应使用狂犬病被动免疫制剂（抗狂犬病血清/狂犬病人免疫球蛋白）。被动免疫制剂应尽早使用，最好在伤口清洗完成后立刻开始。如未能及时注射，在第1剂狂犬病疫苗接种后的7天内均可使用。

3.3　再次暴露后处置

3.3.1　对于曾经接受过疫苗全程接种者，如3个月内再次暴露，如致伤动物健康且已被免疫，并能进行10天观察，则在确保给予正确伤口处理的前提下，可推迟加强免疫。

3.3.2　超过3个月以上再次暴露者，需第0天和第3天各接种1剂疫苗。

3.3.3　若使用了效力不确定的疫苗、之前未全程接种或暴露严重的Ⅲ级暴露者，在再次暴露后则需全程疫苗接种。

参考文献

［1］中国疾病预防控制中心. 狂犬病预防控制技术指南（2016版）［J］. 中国病毒病杂志，2016，6（3）：161-188.

［2］World Health Organization. WHO Expert Consultation on Rabies［R］. Geneva：WHO，2013. https://iris.who.int/handle/10665/85346.

（房晴晴，吕晓菊）

博尔纳病

博尔纳病（Borna disease，BD）是由博尔纳病毒 1（Borna disease virus－1，BoDV－1）感染引起的哺乳动物非化脓性脑膜脑炎，常见于马、绵羊、山羊等，近年来证实 BoDV 同样会引起人类严重致死性脑炎，双色白齿鼩（Crocidura leucodon）是迄今为止唯一已知的天然宿主。目前认为博尔纳病是一种人畜共患病，但尚未见人传人的报道。该病毒在德国、列支敦士登、瑞士和奥地利的部分地区流行，截至目前我国尚无相关病例报道。

BoDV－1 是一种有包膜、非节段性、单股负链的 RNA 病毒，属于单股负链病毒目博尔纳病毒科博尔纳病毒属。BoDV－1 具有高度嗜神经性，以非溶细胞性方式在宿主细胞核中复制。BoDV－1 基因总长 8.9 kb，具有高度保守性。

博尔纳病临床症状各不相同，易与其他神经系统疾病混淆，但典型的临床病程是严重神经系统症状的快速发作，包括记忆丧失、癫痫发作、呼吸暂停和深度昏迷，具有较高的病死率（>16%）。

1 诊断

1.1 病原学检查

1.1.1 BoDV－1 核酸检测：RT－PCR 可用于早期检测血液、脑脊液、脑组织中病毒核酸。由于脑脊液中的病毒载量通常接近 RT－PCR 的检测下限，阴性结果并不能排除 BoDV－1 感染。

1.1.2 BoDV－1 特异性抗体检测：使用间接免疫荧光抗体试验（Indirect immunofluorescence antibody test，IFAT）可以检测血清及脑脊液中 BoDV－1 反应性 IgG 抗体。通过 ELISA 可以进一步确认血清和脑脊液中的 BoDV－1 特异性抗体。

1.1.3 BoDV－1 特异性抗原检测：使用免疫组织化学分析（Immunohistochemical analysis，IHC）可检测中枢神经系统组织中的 BoDV－1 抗原。

1.2 诊断标准

1.2.1 确诊病例：同时满足以下两项即可诊断。

1.2.1.1 脑炎或脑膜炎临床表现。

1.2.1.2 脑脊液或中枢神经系统组织检查 BoDV-1RNA 阳性，或者使用病毒特异性单克隆抗体检测到中枢神经系统组织中的 BoDV-1 抗原。

1.2.2 疑似病例：同时满足以下三项即可诊断。

1.2.2.1 脑炎或脑膜炎临床表现。

1.2.2.2 使用 IFAT 或者 ELISA 等手段检测到血清或脑脊液中的 BoDV-1 抗体，或者居住在 BoDV-1 流行区。

1.2.2.3 没有证据表明临床表现的其他原因。

2 治疗

目前缺乏有效的抗病毒药物，人类感染 BoDV-1 后仍以对症支持治疗为主。但个案报道中已尝试过超说明书的治疗方法，如抗病毒药物利巴韦林和法匹拉韦，对于早期病例有一定疗效。一项小型的临床随机对照研究结果表明，口服金刚烷胺具有抗 BoDV-1 效果，并能够改善患者的抑郁症状。

3 预防

迄今无有效疫苗，预防博尔纳病的唯一有效方法是减少接触可能的病毒来源。

3.1 暴露前预防

首先，应该减少与病畜接触。其次，虽然目前尚未证实 BoDV-1 可以人传人，但对脑炎患者进行腰椎穿刺前应佩戴手套和护目镜。在病毒学、微生物检验中，脑脊液标本应在安全柜中带双层手套处理。尸检时，应佩戴护目镜或面罩、口罩、手套等。

3.2 暴露后预防

暴露后预防措施与其他包膜病毒一致，如对患者进行有创操作时出现穿透性皮肤损伤、黏膜暴露后建议挤出暴露部位血液，使用流动清水冲洗伤口后使用酒精进行消毒、及时冲洗暴露黏膜。

参考文献

[1] Reinmiedl J，Schulz H. Healthcare—associated exposure to Borna disease

virus 1（BoDV－1）[J]. J Occup Med Toxicol，2022，17（1）：13.

[2] Bauswein M，Eidenschink L，Knoll G. Human infections with borna disease virus 1（BoDV－1）primarily lead to severe encephalitis：further evidence from the seroepidemiological BoSOT study in an endemic region in Southern Germany [J]. Viruses，2023，15（1）：188.

[3] Eisermann P，Rubbenstroth D，Cadar D，et al. Active case finding of current Bornavirus infections in human encephalitis cases of unknown etiology，Germany，2018－2020 [J]. Emerg Infect Dis，2021，27（5）：1371－1379.

（房晴晴，吕晓菊）

水疱性口炎

水疱性口炎病毒（Vesicular stomatitis virus，VSV）感染可引起水疱性口炎，水疱性口炎是一种人畜共患传染性疾病。

VSV是一种非致病性、有包膜的负链RNA弹状病毒，属弹状病毒科水疱性病毒属。其目前有两种抗原型，包括新泽西型和印第安纳型。该病毒粒子呈子弹状或圆柱状，有囊膜，其基因组全长11161个碱基，从3'端到5'端依次编码5个蛋白：核衣壳蛋白（N）、磷蛋白（P）、基质蛋白（M）、糖蛋白（G）及大聚合酶蛋白（L）。该病毒可以感染几乎所有类型的细胞，但由于I型干扰素介导的抗病毒反应，无法在健康细胞中引发生产性感染。

水疱性口炎是有蹄类动物（牛、马、猪等）的一种急性疾病，其特征是水疱性病变主要累及口腔黏膜和蹄周。节肢动物参与VSV的传播，如蚊、蝇和白蛉。人类感染VSV的病例已有发现，大多发生在实验室工作人员、兽医和牲畜饲养员，主要流行在美国东部、墨西哥、中美洲、巴拿马、委内瑞拉、哥伦比亚、厄瓜多尔和秘鲁。目前研究认为，人类是直接从受感染动物而不是通过节肢动物媒介感染的，尚无人传染人的病例报告。在大多数情况下，人感染VSV症状较轻微，其特征是发热、头痛、肌痛、虚弱等流感样症状，偶尔也会出现口腔水疱性病变，出现流涎，病程常较短（3~5天）。

1 诊断

1.1 病原学检查

1.1.1 病毒分离：一般水疱皮和水疱液中含有大量的病毒颗粒，常用方法可分离到病毒。由于VSV的特殊形态，电镜观察可有效地鉴别病毒谱系。

1.1.2 ELISA：因具有高灵敏度、不受前补体和抗补体因子的影响而被广泛采用。其以病毒糖蛋白（非活病毒而无感染性）为抗原，该方法检测中和抗体的假阳性率比中和试验要低。

1.1.3 补体试验：用于早期抗体的定量。近年来广泛采用微量补反试验，一般几小时可完成。但它的灵敏度低，常受补体和非特异因子的影响。

1.1.4 中和试验：试验要求活病毒及细胞培养，并且要求严格无菌环境，同时要 3 天才出结果，其结果比较准确。

1.1.5 PCR：能够快速诊断，因同时可检出血样中不具感染性的 VSV，可用于持续性感染的检测。使用半巢式 PCR 技术，可针对不同的血清型设计特异性引物，可使印第安纳型和新泽西型扩增出不同的产物，达到区别两种血清型的目的。

1.2 诊断标准

根据本病流行有明显的季节性（多见于夏季及秋初）及典型的水疱病变，以及流涎的特征症状，一般可做出初步诊断。必要时应进行病原学检查。

2 治疗

感染后症状轻微或无症状，一般对症支持治疗即可。目前尚无批准应用的特效抗病毒药物，但有研究显示三苯氧胺在体外和体内实验中具有一定的抗 VSV 效应。

3 预防

由于 VSV 的广泛流行性、高度感染性、变异性、抗体保护的特殊性，尚无一种安全有效的疫苗被批准用于预防动物或人感染 VSV。一旦动物发生此病，应立即采取紧急隔离、封锁、消毒等措施。

参考文献

[1] 颜新敏，张强，吴国华，等. 水疱性口炎病毒研究概述 [J]. 安徽农业科学，2010，38（5）：2384－2385，2388.

[2] Pelzel－McCluskey A M. Vesicular stomatitis virus [J]. Vet Clin North Am Equine Pract，2023，39（1）：147－155.

[3] Cham L B，Friedrich S K，Adomati T，et al. Tamoxifen protects from vesicular stomatitis virus infection [J]. Pharmaceuticals（Basel），2019，12（4）：142.

（陈恩强，刘焱斌）

金迪普拉病毒脑炎

金迪普拉病毒脑炎是由金迪普拉病毒（Chandipura virus，CHPV）感染引起的，是一种重要的新发人畜共患病。1965 年在印度马哈拉施特邦的一个名为金迪普拉的村庄，首次从 2 例发热患者血液中分离到了 CHPV，并以该村庄名称命名了这一病毒。迄今为止，在印度次大陆、斯里兰卡和非洲（尼日利亚、塞内加尔）有过该病毒的记录。基于对媒介相关报告的有限研究，白蛉可能是主要媒介昆虫。

CHPV 属于弹状病毒科水泡病毒属。电镜下 CHPV 病毒粒子呈子弹型，长 150～165 nm，宽 50～60 nm。病毒表面有刺状突起，长约 9 nm，由跨膜糖蛋白（G）构成。病毒颗粒由两部分组成：一部分为核衣壳，位于病毒颗粒中央，由基因组 RNA 和其外面包裹的核衣壳蛋白（N）组成，呈螺旋对称结构，在核衣壳外为大蛋白（L）和磷蛋白（P）；另一部分为包裹在核衣壳外面的双层胞膜，由基质蛋白（M）和脂质组成。当病毒基因组 RNA 与 N、P、L 蛋白结合后即具有感染性。

2003—2005 年，CHPV 在印度局部地区暴发流行，曾导致千余名儿童感染，数百名儿童死于脑炎，死亡率超过 70%。目前认为雌性吸血白蛉可能是 CHPV 的传播媒介，而人可能是因被带有病毒的白蛉叮咬而感染 CHPV。感染 CHPV 的患者会出现高热、头痛、惊厥、呕吐和腹泻等症状，往往在一两天内迅速死亡。动物实验发现组织病理学变化主要集中于大脑和脊髓。由于目前还缺乏有效治疗手段，再加上感染病毒的人相对比较少，人类目前还没有形成能够抵御 CHPV 的免疫力。

1 诊断

1.1 病原学检查

1.1.1 血清学检查：应取急性发病期和恢复期双份血清做中和试验，病毒中和抗体滴度升高 4 倍以上具有血清学诊断意义。中和试验表明部分患者血清中出现 CHPV 特异性 IgM 和 IgG

抗体，通常在感染后第 4 天出现 IgM 抗体。

1.1.2 RT−PCR：可快速地从急性期血清中检测病毒 RNA，但从咽喉刮取物、尿液、脑脊液中难以检测到病毒 RNA。

1.1.3 在病原学诊断方面，该病毒需要与流行性乙型脑炎病毒、登革热病毒、尼帕病毒、西尼罗河病毒、麻疹病毒、腮腺炎病毒、狂犬病病毒和冠状病毒等进行鉴别诊断。

1.2 诊断标准

CHPV 感染需要依靠病毒分离与鉴定和血清学检查进行实验室诊断。

2 治疗

针对金迪普拉病毒脑炎尚无特效的治疗方法，主要是采取对症支持治疗。目前尚无特效抗病毒药物，但有文献报道利巴韦林可能具有一定的抗病毒作用。

有报道称在发病初期进行甘露醇脱水治疗效果较好。

3 预防

目前尚无针对该病的特异抗病毒药物和疫苗。

预防该病流行的关键是积极采取措施消灭昆虫媒介，控制昆虫媒介数量是降低感染率的有效措施，同时还需改善环境卫生，消除昆虫媒介孳生场所。

相关研究应在生物安全三级及以上的实验室中进行，从事病毒研究的工作者应该注意个人防护，防止感染。

参考文献

［1］李向东，沈阳，邱亚峰，等. 金迪普拉病毒研究进展［C］. 中国畜牧兽医学会兽医公共卫生学分会成立大会暨第一次学术研讨会，2008：110−113.

［2］孙颖，辛绍杰，貌盼勇. 金迪普拉脑炎［J］. 传染病信息，2006，19（2）：55−56.

［3］Sudeep A B，Gurav Y K，Bondre V P. Changing clinical scenario in Chandipura virus infection［J］. Indian J Med Res，2016，143（6）：712−721.

［4］Balakrishnan A，Mun A B. Ribavirin inhibits Chandipura virus replication in Vero cells［J］. J Med Virol，2020，92（12）：2969−2975.

（陈恩强，刘焱斌）

埃博拉病毒病

埃博拉出血热（Ebola haemorrhagic fever，简称埃博拉）是由埃博拉病毒（Ebolavirus，EBOV）引起的一种急性、烈性、出血性传染病。由于近来大量出血的病例减少，该病的名称由"埃博拉出血热"改为"埃博拉病毒病"。该病主要流行于非洲的刚果（金）、刚果（布）、乌干达、南苏丹、科特迪瓦、加蓬、几内亚、利比里亚、塞拉利昂等国家和地区。

EBOV 属于丝状病毒科丝状病毒属，基因组为单股负链不分节段的 RNA。EBOV 分为扎伊尔型（Zaire）、苏丹型（Sudan）、本迪布焦型（Bundibugyo）、塔伊森林型（Tai Forest）、莱斯顿型（Reston）和邦巴利型（Bombali）。

血管内皮细胞、肝细胞、巨噬细胞和树突状细胞等是 EBOV 感染的主要靶细胞。EBOV 导致血管通透性增加，引起肝脏等多脏器损伤，引发发热、出血、多器官衰竭和休克等症状。

1 诊断

1.1 病原学检查

1.1.1 EBOV RNA。

1.1.1.1 使用 RT-PCR 检测特定 RNA 序列是埃博拉病毒病的标准诊断方法。

1.1.1.2 症状出现后 3 天内可通过 RT-PCR 在血清中检出 EBOV RNA。

1.1.1.3 检测样本首选血液，唾液中的 EBOV RNA 水平较低。

1.1.2 EBOV 血清学检查。

1.1.2.1 抗-EBOV（IgM 和 IgG），因发病 1 周内阳性率低，诊断价值低。

1.1.2.2 EBOV 的抗原检测可以在没有条件实施核酸检测的地区为初步诊断提供支持证据。

1.1.2.3 无论抗原检测是阴性还是阳性，都必须经 RT-PCR 验证。

1.2 确诊病例的诊断

1.2.1 符合埃博拉病毒病的临床表现，包括发热和/或剧烈头痛、乏力、肌肉疼痛、呕吐、腹泻、腹痛或不明原因出血。

1.2.2 在症状发作前 21 天内有疫区旅行史或疑诊患者接触史。

1.2.3 出现症状后，通过 RT-PCR 在血液样本中检出 EBOV。

1.3 疑似病例的诊断

1.3.1 有暴露风险，接受医学观察未超过 21 天。

1.3.2 有暴露风险，有临床表现，RT-PCR 检测结果呈阴性时间未满症状出现后 72 小时。

2 治疗

2.1 抗病毒治疗指征

目前无有效抗病毒治疗药物。在既往疫情暴发期间，有患者接受了实验性抗病毒治疗，其中 2 种单克隆抗体药物方案对扎伊尔型 EBOV 感染有效（REGN-EB3 和 mAb114），已经获得美国 FDA 批准。可考虑在对症支持治疗的基础上加用这些药物。目前，上述药品在国内尚未上市。

2.2 抗病毒治疗方案（表 20）

表 20 抗病毒治疗方案

药物	剂量	用法	适用人群	疗程
Atoltivimab/ Maftivimab/ Odesivimab—ebgn (REGN-EB3, Inmazeb)	241.7 mg	50 mg/kg, ivgtt 单次	扎伊尔型 EBOV 感染者	单剂给药
Ansuvimab (mAb114, Ebanga)	400 mg	50 mg/kg, ivgtt 单次	扎伊尔型 EBOV 感染者	单剂给药

2.3 特殊人群治疗方案

2.3.1 妊娠期女性：这类患者产科出血、自然流产和围产期死亡的风险高，应尽量接受特异性的抗病毒治疗，不应因怀孕而停止治疗。

2.3.2 哺乳期女性：EBOV 感染后禁止母乳喂养，如有条件应接受特异性的抗病毒治疗。

2.3.3　儿童患者：REGN-EB3 治疗扎伊尔型 EBOV 感染的安全性和有效性已经在出生到 18 岁以下的儿童患者中得到证实。mAb114 可用于包括 RT-PCR 阳性的母亲所生的新生儿。

2.3.4　老年患者：REGN-EB3 的老年使用临床研究没有包括足够数量的 65 岁及以上的受试者，研究数据不足。

3　预防

3.1　疫苗

3.1.1　rVSV-ZEBOV（商品名 Ervebo）：是一种具有复制能力的减毒活疫苗，其以主要感染牛而对人类无害的动物病毒 VSV 为载体，使用基因工程技术插入 EBOV 糖蛋白基因。单剂注射，已获批在美国、欧洲和非洲几个国家和地区使用。

3.1.2　Ad26.ZEBOV/MVA-BN-Filo 疫苗初免-加强（Prime-boost）方案：针对≥1 岁个体的两剂疫苗接种方案的各剂次疫苗均已获欧洲药品管理局上市许可，即第 1 剂接种重组腺病毒 Ad26.ZEBOV 载体疫苗（商品名 Zabdeno），第 2 剂接种改良痘苗病毒安卡拉株疫苗（MVA-BN-Filo，商品名 Mvabea）。两剂接种需要间隔 8 周。初免-加强疫苗接种有望提供更持久的保护。

3.2　暴露预防药物

无有效暴露预防药物。在急性期，严格实施感染控制措施和正确使用个人防护用品对预防医护人员感染至关重要。应对有 EBOV 暴露史者进行医学观察，以便在出现症状和体征时迅速识别。

参考文献

[1] Feldmann H, Sprecher A, Geisbert T W. Ebola [J]. N Engl J Med, 2020, 382 (19): 1832-1842.

[2] Mbala-Kingebeni P, Pratt C, Mutafali-Ruffin M, et al. Ebola virus transmission initiated by relapse of systemic Ebola virus disease [J]. N Engl J Med, 2021, 384 (13): 1240-1247.

[3] Choi M J, Cossaboom C M, Whitesell A N, et al. Use of Ebola vaccine: recommendations of the Advisory Committee on Immunization Practices, United States, 2020 [J]. MMWR Recomm Rep, 2021, 70 (1): 1-12.

（马元吉，刘焱斌）

马尔堡病毒病

马尔堡病毒病（Marburg virus disease）是由马尔堡病毒（Marburg virus，MARV）引起的一种快速进展的发热性传染病。该病曾被称为"马尔堡出血热"，然而很少患者出现明显出血，而是直接死亡，现改称"马尔堡病毒病"。该病主要流行于撒哈拉以南的非洲。

MARV属于丝状病毒科丝状病毒属，基因组为单股负链、不分节段的RNA。MARV包括维多利亚湖变异株（Lake victoria）和拉文变异株（Ravn）。

该病发病机制与埃博拉病毒病相似，潜伏期3～21天（通常5～10天），可以出现快速进展的发热、肝炎、凝血功能障碍和脑病，大部分感染者最终会发生休克和死亡，病死率23%～90%。

1 诊断

1.1 病原学检查

1.1.1 MARV RNA：使用RT－PCR检测特异性RNA序列是标准诊断方法。

1.1.2 MARV血清学检查。

1.1.2.1 通过ELISA检测病毒抗原有助于诊断。

1.1.2.2 抗原快速检测仍局限于研究型实验室。

1.2 确诊病例的诊断

1.2.1 典型临床表现与埃博拉病毒病相似，通常以突然发热、寒战和全身不适开始，快速出现严重头痛以及躯干和下背部肌肉疼痛，伴随的呕吐和腹泻可能导致严重的体液流失。

1.2.2 在症状发作前2周内有疫区旅行史或感染个体和动物接触史。

1.2.3 出现症状后，通过RT－PCR在血液样本中检出MARV。

2 治疗

2.1 抗病毒治疗指征

尚无明确的特异性抗病毒治疗指征。

2.2 抗病毒治疗方案

2.2.1 核苷（酸）类似物法匹拉韦、瑞德西韦在动物研究中显示出有效性，尚未开展人体研究。

2.2.2 因同属于丝状病毒属，用于埃博拉病毒病治疗的单克隆抗体仍是未来研发治疗马尔堡病毒病药物的主要方向。

3 预防

3.1 疫苗

3.1.1 目前尚无经批准的预防马尔堡病毒病的疫苗。

3.1.2 用于预防埃博拉病毒病的疫苗不能预防马尔堡病毒病。

3.1.3 目前处于研发阶段的候选疫苗包括重组水疱性口炎病毒（Vesicular stomatitis virus，VSV）载体疫苗、腺病毒/改良牛痘病毒安卡拉（MVA）载体疫苗、重组黑猩猩腺病毒载体疫苗。

3.2 暴露预防药物

3.2.1 无有效暴露预防药物。

3.2.2 严格实施感染控制措施和正确使用个人防护用品对预防医护人员感染至关重要。

3.2.3 应对有 MARV 暴露史者进行医学观察，以便在出现症状和体征时迅速识别。

参考文献

[1] Kortepeter M G, Dierberg K, Shenoy E S, et al. Marburg virus disease: a summary for clinicians [J]. Int J Infect Dis, 2020, 99: 233-242.

[2] Koundouno F R, Kafetzopoulou L E, Faye M, et al. Detection of Marburg virus disease in Guinea [J]. N Engl J Med, 2022, 386 (26): 2528-2530.

[3] Callaway E. Marburg virus outbreak: researchers race to test vaccines [J]. Nature, 2023, 614 (7949): 603.

（马元吉，刘焱斌）

人副流感病毒感染

人副流感病毒（Human parainfluenza virus，HPIV）感染是一种常见的急性病毒性呼吸道感染性疾病，在婴幼儿主要引起下呼吸道感染，在成人主要表现为上呼吸道感染。

HPIV 是一类具有多形性、有包膜的单股负链 RNA 病毒，属副黏病毒科，分为 4 种亚型，HPIV-1 和 HPIV-3 属于呼吸道病毒属，而 HPIV-2 和 HPIV-4 属于腮腺炎病毒属。病毒直径 125~250 nm，包膜由脂质和糖蛋白组成，核衣壳呈螺旋对称。

HPIV 是儿童急性呼吸道感染的重要病原体，HPIV-1 和 HPIV-3 感染最常见，HPIV-3 感染病情较重，不同的血清型有不同的季节流行性、发病率及临床特点。

1 HPIV 感染的临床特征

1.1 儿童 HPIV 感染的临床特征

HPIV 多导致婴幼儿呼吸道感染，为急性起病，大多自行康复，少部分可出现较严重的症状。HPIV 感染表现有发热、鼻塞、咽痛、声嘶、犬吠样咳嗽、大量黏脓痰、喘息及呼吸道梗阻症状，重者可因缺氧、呼吸衰竭而死亡。而且该病毒 4 个血清型感染的临床表现有明显不同。

1.1.1　HPIV-1 感染常导致儿童哮吼（喉气管支气管炎），6 月龄至 3 岁为好发年龄段，通常每隔 1 年的秋天就会出现一次发病高峰。

1.1.2　HPIV-2 感染的主要表现也是哮吼，但较 HPIV-1 症状轻，8 月龄至 3 岁为好发年龄段，发病高峰与 HPIV-1 发病高峰逐年交替出现，但总体发病率低于 HPIV-1 感染。

1.1.3　HPIV-3 传染性较强，特别是在免疫缺陷患儿中发病率较高，全年均可发病，通常发生在每年的春季和初夏。1 岁内婴儿感染后表现为毛细支气管炎和肺炎，发热温度较高，1~3 岁幼儿表现为哮吼，年长儿表现为气管炎、支气管炎。

1.1.4　HPIV-4（亚型 4a 和 4b）感染的症状较轻，且季节性模式没有明显特征，不易被发现。

1.2 成人 HPIV 感染的临床特征

HPIV 感染在成人中发病率较儿童低，感染后多表现为上呼吸道感染，症状较轻，但在老年人以及免疫功能缺陷的成人也可引起致死性肺炎。

1.3 特殊人群 HPIV 感染的临床特征

HPIV 在免疫缺陷患者中可出现较高的致残率和病死率。肿瘤患儿社区获得性 HPIV 感染的情况也很常见，无论是单独感染还是混合其他感染，都需要提高警惕，其血液学和影像学表现都是非特异性的，快速诊断和及时处理对于肿瘤患儿的预后至关重要。

HPIV 可引起造血干细胞或肺移植后的严重感染，造血干细胞移植受者的 HPIV 肺炎急性病死率达 50%，且 6 个月后病死率达 75%。肾移植或者胰肾联合移植后早期感染 HPIV-3 多数症状较轻，但是病毒脱落时间延长。

HPIV 在特殊人群中更容易引起特殊部位感染。HPIV-3 在联合免疫缺陷和先天性低丙种球蛋白血症的患儿中可引起腮腺炎；免疫功能低下患者除了在呼吸道，在脑脊液、心包液、白细胞、心肌和肝脏等样本中也可检测到 HPIV，这些部位的感染较为隐匿且容易被低估，导致特殊人群重症率及病死率增加。

2 诊断

2.1 病原学检查标本选择

2.1.1 鼻咽拭子、口咽拭子、鼻腔洗液、痰以及支气管肺泡灌洗液均可作为样本进行检测。

2.1.2 因成人及老年人对鼻腔冲洗耐受性相对较差，鼻腔洗液标本检测更适用于较小儿童。免疫功能不全或者重症患者更适宜选用支气管肺泡灌洗液做检测。

2.1.3 疾病早期上呼吸道的标本更为准确，而疾病晚期应该采集下呼吸道标本进行检测，尤其在重症感染后期更具备适用性。

2.2 诊断方法

2.2.1 病毒分离培养：病毒分离培养是 HPIV 实验室诊断

的"金标准",已有快速分离培养的方法可在 2 天内从鼻拭子标本中获得有毒力和生物活性的 HPIV 并进行鉴定,但在国内临床机构尚未广泛开展。

2.2.2 抗原及核酸检测:早期快速检测以直接抗原检测和核酸检测为主,其中分子诊断在 HPIV 感染的快速准确诊断中起到关键作用,抗原检测的灵敏度略差。基于 PCR 的分子诊断方法,进一步提高了 HPIV 检测的时效性、灵敏度及准确性。

3 治疗

HPIV 感染多数为轻症,属于自限性疾病。已有研究显示尽管 HPIV 感染的临床表现与呼吸道合胞病毒(Respiratory syncytial virus,RSV)感染相似,但病死率更高,尤其在特殊人群中更容易导致重症和死亡,所以积极研究开发抗病毒药物具有重要意义。

3.1 抗 HPIV 药物

目前还没有获得许可的用于治疗 HPIV 感染的抗病毒药物。相关数据主要来自动物研究、病例报告,少量免疫受损儿童和成人系列报道。

有文献报道雾化或全身使用利巴韦林联合静脉注射免疫球蛋白和/或糖皮质激素治疗 HPIV 感染,但未得出利巴韦林明确有效的结论。

另外,DAS181 是一种吸入性唾液酸酶,最初用于治疗流感,它作用于 HPIV 的宿主细胞受体,阻止病毒结合,从而抑制 HPIV 活性,但并不能对病毒产生直接影响。目前 DAS181 主要用于治疗肺移植、造血干细胞抑制等免疫受损的患儿 HPIV 肺炎,可观察到主观症状、客观指标以及病毒载量显著下降。

3.2 其他治疗

喉炎可使用糖皮质激素抗炎治疗,对轻、中、重度的喉炎,布地奈德雾化、泼尼松或者地塞米松的口服及静脉用药都被证明是有效的。免疫球蛋白含有中和 HPIV 的抗体,可能具有抗炎作用。动物实验证明糖皮质激素与静脉注射免疫球蛋白的结合使用可以通过降低病毒载量和炎症反应发挥更好的治疗效果。

4 传播途径

HPIV 可通过以下途径传播：感染者咳嗽或打喷嚏引起的空气传播，人与人之间的接触传播，如触摸或握手，或者触摸带有 HPIV 的物体表面，然后再触摸自己的嘴巴、鼻子以及眼睛。人们在一年中任何时候都有可能感染 HPIV，但在春季、夏季和秋季更为常见。

5 预防

目前，还没有有效的疫苗可以保护免受 HPIV 感染，但可以通过一些日常行为降低 HPIV 或其他呼吸道病毒感染的风险。

5.1.1 在 HPIV 高发季节，多用肥皂水或流动水洗手，在不具备条件时，可采用含酒精的速干手消毒液擦拭手表面。经常洗手在儿童保育环境中尤为重要。

5.1.2 保持经常接触的物体表面的清洁和消毒。

5.1.3 避免与患者近距离接触。

5.1.4 避免用手触摸嘴巴、鼻子或眼睛。

5.1.5 母乳喂养可以保护婴儿在出生的最初几个月免受 HPIV 的影响。

5.1.6 HPIV 感染者或疑似感染者尽可能居家或单独隔离，避免与他人近距离接触；咳嗽或打喷嚏时捂住口鼻。

5.1.7 2 岁及以上的儿童可以佩戴口罩，保护自己或他人免受 HPIV 的伤害。

参考文献

[1] 田树凤，邓继岿. 儿童副流感病毒感染的临床诊治进展 [J]. 中国实用儿科杂志，2020，35 (11)：905−908.

[2] Branche A, Falsey A. Parainfluenza virus infection [J]. Semin Respir Crit Care Med, 2016, 37 (4): 538−554.

（王铭，雷学忠）

流行性腮腺炎

流行性腮腺炎（Epidemic parotitis，简称流腮）是由腮腺炎病毒（Mumps virus，MuV）引起的一种急性呼吸道传染病，主要发生于儿童和青少年，人群普遍易感。

MuV 属于副黏病毒科腮腺炎病毒属，单股负链 RNA 病毒，基因大小为 15384 bp。病毒直径为 85～300 nm，平均 140 nm。MuV 对物理化学因素的作用均甚敏感。MuV 仅一个血清型，但病毒蛋白基因组中 SH 基因的变异程度最大，一般选用 SH 基因作为基因型的分型依据，目前发现有 12 个基因型 A～N（其中无 E、M 基因型），我国的 MuV 流行株一直以 F 基因型为主。MuV 的核衣壳蛋白（Nucleocapsid protein）具有可溶性抗原（S 抗原），同时含有的血凝素糖蛋白（Hemagglutinin glycoprotein）具有病毒抗原（V 抗原）。S 抗原和 V 抗原各有其相应的抗体。S 抗体于起病后第 7 天即出现，并于 2 周内达高峰，以后逐渐降低，可保持 6～12 个月。V 抗体出现较晚，起病 2～3 周时才能测得，1～2 周后达高峰，但存在时间长久，且 V 抗体有保护作用。感染腮腺炎病毒后无论发病与否都能产生免疫反应，再次感染发病者很少见。

流行性腮腺炎以发热及腮腺非化脓性肿痛为主要临床特征。MuV 主要侵犯腮腺，但也可侵犯各种腺组织、神经系统及肝、肾、心脏等几乎所有的器官。因此除腮腺肿胀外常可引起脑膜脑炎、睾丸炎、胰腺炎、卵巢炎等。

流行性腮腺炎起病大多较急，有发热、寒战、头痛、食欲不振、恶心、呕吐、全身疼痛等，数小时至 1～2 天后腮腺即明显肿胀。腮腺肿胀最具特征性，一般一侧首先肿胀，但也有两侧同时肿胀者，约占 75%。一般以耳垂为中心，向前、后、下发展，状如梨形而具坚韧感，边缘不清。局部皮肤张紧发亮，表面灼热，但多不红。腮腺肿胀大多于 1～3 天到达高峰，持续 4～5 天逐渐消退而恢复正常。整个病程 10～14 天。不典型病例可无腮腺肿胀而以单纯睾丸炎或脑膜脑炎为主要症状，也有仅见颌下腺或舌下腺肿胀者。

1 流行病学

1.1 传染源

早期患者及隐性感染者均为传染源。患者腮腺肿胀前 7 天至肿胀后 9 天，可从唾液中分离出病毒，此时患者具高度传染性。有脑膜炎表现者能从脑脊液中分离出病毒，无腮腺肿胀的其他器官感染者亦能从唾液和尿中排出病毒。

1.2 传播途径

主要通过飞沫传播。

1.3 易感人群

人群普遍易感，但由于 1 岁以内婴儿体内尚有经胎盘获得的抗腮腺炎病毒特异性抗体，同时成人中约 80% 曾显性或隐性感染而体内存在一定的抗体，故约 90% 病例为 1~15 岁的少年儿童，但近年来成人病例有增多的趋势。

1.4 流行情况

本病呈全球性分布，全年均可发病，但以冬春季为主。患者主要是学龄儿童，无免疫力的成人亦可发病。感染后一般可获较持久的免疫力。

2 诊断

主要根据为发热和以耳垂为中心的腮腺肿胀，结合流行情况和发病前 2~3 周有接触史，诊断一般不困难。对于没有腮腺肿胀的脑膜脑炎、脑膜炎和睾丸炎等，确诊需依靠血清学检查和病毒分离。

2.1 实验室检查

2.1.1 常规检查：白细胞计数和尿常规一般正常，有睾丸炎者白细胞计数可以增高。有肾损害时尿中可出现蛋白和管型。

2.1.2 血清和尿液中淀粉酶测定：90% 患者血清和尿淀粉酶增高。淀粉酶增高的程度往往与腮腺肿胀程度成正比。无腮腺肿胀的脑膜炎患者，血和尿中淀粉酶也可升高。血脂肪酶增高有助于胰腺炎的诊断。

2.1.3 脑脊液检查：有腮腺炎而无脑膜炎症状和体征的患

者，约半数脑脊液中白细胞计数轻度升高，且能从脑脊液中分离出 MuV。

2.1.4 血清学检查。

2.1.4.1 抗体检查：ELISA 检测血清中 NP 的 IgM 抗体可做出近期感染的诊断，有报告认为用患者唾液检查阳性率亦很高。

2.1.4.2 抗原检查：应用特异性抗体或单克隆抗体检测 MuV 抗原，可做出早期诊断。

2.1.5 病毒分离：应用早期患者的唾液、尿液或脑膜炎患者的脑脊液接种于原代猴肾、Vero 细胞或 Hela 细胞，可分离出 MuV，3~6 天组织培养细胞可出现病变，形成多核巨细胞。

2.1.6 核酸检测：应用 PCR 技术检测 MuV 的 RNA，灵敏度和特异度均较高，可显著提高可疑患者的确诊率。可从发病 3~8 天的患者唾液、脑脊液、尿液中取样进行检测。

2.2 鉴别诊断

2.2.1 化脓性腮腺炎：主要是一侧性腮腺肿胀，不伴睾丸炎或卵巢炎。挤压腮腺时有脓液自腮腺管口流出。外周血中白细胞总数和中性粒细胞计数明显增高。

2.2.2 其他病毒性腮腺炎：甲型流感病毒、副流感病毒、肠道病毒中的柯萨奇 A 组病毒及淋巴细胞脉络丛脑膜炎病毒等均可以引起腮腺炎，需根据血清学检查和病毒分离进行鉴别。

2.2.3 其他原因的腮腺肿胀：许多慢性病如糖尿病、慢性肝病、结节病、营养不良和腮腺导管阻塞等均可引起腮腺肿胀，一般不伴急性感染症状，局部也无明显疼痛和压痛。

3 治疗

3.1 一般治疗

卧床休息，给予流质饮食，避免进食酸性饮料。注意口腔卫生，餐后用生理盐水漱口。

3.2 对症支持治疗

头痛和腮腺胀痛可应用镇痛药。睾丸胀痛可用棉花垫和丁字带托起。发热温度较高、食欲差时，应补充水、电解质和能量，以减轻症状。

3.3 抗病毒治疗

发病早期可试用利巴韦林 1 g/d，儿童 15 mg/kg 静脉滴注，疗程 5～7 天，但效果有待确定。亦有报告应用干扰素治疗成人腮腺炎合并睾丸炎患者，能使腮腺炎和睾丸炎症状较快消失。

3.4 肾上腺皮质激素的应用

对重症或并发脑膜脑炎、心肌炎的患者，可应用地塞米松每天 5～10 mg 静脉滴注，疗程 5～7 天。

3.5 颅内高压的处理

若出现剧烈头痛、呕吐，疑为颅内高压，可应用 20% 甘露醇溶液 1～2 g/kg 静脉滴注，隔 4～6 小时 1 次，直到症状好转。

4 预防

患者应按呼吸道传染病隔离。由于症状开始前数天患者已开始排出病毒，因此预防的重点是应用疫苗对易感者进行主动免疫。

根据国家免疫规划，我国常用的流行性腮腺炎疫苗有两种：第一种是麻疹、腮腺炎、风疹混合疫苗，简称麻腮风疫苗，属于一类计划免疫疫苗，免费接种，一般满 8 月龄即可接种；第二种为冻干流行性腮腺炎活疫苗，为二类疫苗，需自费接种，满 12 月龄后可以接种。

参考文献

[1] 汤健闻，柳智豪. 我国流行性腮腺炎流行概况及其免疫预防 [J]. 微生物学免疫学进展，2015，43（3）：51－57.

[2] Hviid A，Rubin S，Mühlemann K. Mumps [J]. Lancet，2008，371（9616）：932－944.

（王铭，雷学忠）

麻　疹

麻疹（Measles）是一种对人类造成严重危害，传染性强，以发热、呼吸道卡他症状和特征性皮疹为主要临床表现的急性呼吸道传染病。

麻疹病毒（Measles virus，MeV）属于副黏病毒科麻疹病毒属，只有一个血清型，为单股负链 RNA 病毒，由 6 个结构基因组成，编码 6 个主要结构蛋白。从基因组 3C 端开始依次编码核蛋白（Nucleoprotein，N）、磷酸蛋白（Phosphoprotein，P）、基质蛋白（Matrix protein，M）、血溶素 [也称融合蛋白（Fusionprotein，F）]、血凝素蛋白（Hemagglutinin，H）、依赖 RNA 的 RNA 聚合酶（Large protein，L）。另外 V、C 两个非结构蛋白由 P 基因编码。H 和 F 是 MeV 的接触免疫系统，MeV 的致病性、免疫原性等重要生物学活性都取决于 H 和 F 的结构和功能。H 和 F 是糖基化膜蛋白，MeV 侵入宿主细胞需要通过 H 的受体识别，F 使病毒包膜与宿主细胞膜融合，是病毒毒力的主要决定因素。M 形成病毒外膜的内层，维持病毒颗粒的完整。以 P 为中介的 N-P-L 结构，发挥复制和转录的作用，其中的 N 直接与核糖核酸结合，作为核衣壳保护病毒 RNA。

麻疹患者以发热、呼吸道卡他症状、科氏斑、特征性皮疹及疹退后脱屑或色素沉着等为主要的临床表现，随着麻疹疫苗接种率的提高及采取治疗措施，并发症的发生相对减少。

1　临床表现

1.1　典型麻疹

典型麻疹具有"热三天、出（疹）三天、退三天"的特征，按疾病发生发展进程可分为四期。

1.1.1　潜伏期：7~14 天，曾接触过被动或主动免疫者，可延至 3~4 周。在潜伏期内可有轻度体温上升。

1.1.2　前驱期：也称发疹前期，一般为 3~4 天。主要表现类似上呼吸道感染，如发热、咳嗽、流涕、流泪、咽部充血等，以眼部症状突出，如结膜发炎、眼睑水肿、眼泪增多、畏光、下眼睑边缘有一条明显充血横线。部分患者可有全身不适、食欲减退、精神不振等。另外，科氏斑在发疹前24~48小时出现，为直径约1.0 mm的灰白色小点，外有红色晕圈，但在1天内很快增多，可累及整个颊黏膜并蔓延至唇部黏膜。

1.1.3　出疹期：多在发热后3~4天出现皮疹。体温可突然升高至40.0~40.5℃，皮疹开始为稀疏不规则的红色斑丘疹，疹间皮肤正常，始见于耳后、颈部、发际边缘，24小时内向下发展，遍及面部、躯干及上肢，第3天皮疹累及下肢及足部，病情严重者皮疹常融合，皮肤水肿，面部水肿变形。

1.1.4　恢复期：出疹3~4天后皮疹开始消退，消退顺序与出疹时相同。疹退后，皮肤留有糠麸样脱屑及棕色色素沉着，7~10天痊愈。

1.2　非典型麻疹

根据麻疹病毒基因类别、毒力、进入人体数量以及患者年龄、健康状况、营养状况、免疫力水平等，除大多数典型麻疹表现外，麻疹的临床发展过程在部分患者中尚可呈现以下非典型麻疹表现。

1.2.1　轻型麻疹：大多因体内对麻疹病毒有一定的免疫力，如6个月前婴儿尚留有来自母体的被动免疫抗体，或近期注射被动免疫制剂，或以往曾接种过麻疹疫苗，以及第二次感染发病者，都可表现为轻症。轻型麻疹潜伏期可延长至3~4周。

此型临床上主要表现为发病轻，前驱期短且不明显，呼吸道卡他症状较轻，科氏斑不典型或不出现，全身症状轻微，不发热或仅有低中度热。皮疹稀疏色淡，病程较短，很少有并发症，但病后所获免疫力、血清特异抗体上升滴度与典型麻疹者基本相同。现已证实麻疹也有不少隐性感染或无皮疹型麻疹，只能依据病后血清特异性抗体增加来证实。

1.2.2　重型麻疹：大多由于患者体质弱、有其他疾病、营养不良、免疫力低下或伴有继发性细菌感染等，使麻疹病情加重，如中毒性麻疹。此型临床上主要表现为发病不久即出现高热40℃以上，伴有严重中毒症状，患者往往神志不清、呼吸急促、唇指发绀、反复惊厥、脉搏细速，皮疹密集、融合成片。皮疹可呈出血性，形成紫斑，甚至伴发内脏出血、呕血、咯血、便血等（出血性麻疹），有时皮疹呈疱疹样，可融合成大疱（疱疹样麻疹）。有些年幼体弱患儿皮疹疏淡，未能出透，未及手足心，或皮疹突然隐没，体温下降低于常温，面色苍白或青灰色，四肢厥冷，大多由心功能不全或循环衰竭引起（休克性麻疹），心率快速，脉搏细弱，呼吸不规则或困难。并发重症细菌性（金黄色葡萄球菌）肺炎或其他病毒性肺炎（腺病毒性肺炎）等患者也属重症，常发生心力衰竭，病情危重，病死率高。

1.2.3 异型麻疹：主要发生在以往接种过麻疹灭活疫苗者，当接种4~6年后再接触麻疹急性期患者，就可引起异型麻疹。潜伏期为7~14天。此型临床上主要表现为多数患者无典型科氏斑。前驱期可突发高热，达39℃以上，伴头痛、肌痛、腹痛、乏力等，而上呼吸道卡他症状不明显，可有干咳，多无流涕、流泪、眼结膜炎等。发病后2~3天出现皮疹，从四肢远端腕部、踝部开始，向心性扩散到四肢近端及躯干，以下身为多，很少扩散到乳头线以上部位，偶见于头面部。皮疹一般呈黄红色斑丘疹，有时呈2~3 mm大小的小疱疹，有痒感，消退时不结痂，皮疹偶呈瘀点、瘀斑或荨麻疹样，常伴四肢水肿。呼吸道卡他症状虽不严重，但肺部有时可闻及啰音。X线检查可见肺门淋巴结肿大及肺部片状阴影。此种肺炎可反复延续1~2年。有些患者可表现为肝大、脾大、肢体麻木、无力和瘫痪，也可不出现明显皮疹，而有其他脏器病变症状。

1.2.4 免疫低下者患麻疹：患者存在先天性免疫缺陷或继发性免疫低下（如肿瘤患者、肾上腺皮质激素治疗者、营养不良者等），若发生麻疹常患重症，病死率也较高。

1.2.5 孕妇和新生儿麻疹：易感孕妇患麻疹后病情相对较重，有报告54%麻疹孕妇因肺炎及其他呼吸道并发症住院。孕妇患麻疹虽不像患风疹易使胎儿发生畸变，但常在妊娠早期引起死胎，稍晚可引起自然流产或死产和早产。患麻疹的孕妇分娩前可经胎盘将病毒传给胎儿，使刚出生的新生儿发生麻疹，病情轻重不等，但往往无明显前驱症状而发疹较多。

2 诊断

2.1 临床诊断

典型麻疹依据流行病学资料及临床表现即可诊断。易感者在2~4周内有麻疹接触史，出现发热、咳嗽、喷嚏、流涕、眼结膜充血、流泪等症状，应怀疑麻疹，如出现麻疹黏膜斑即可诊断。出疹后根据皮疹特点、出疹顺序及皮疹分布情况也容易做出诊断。疹退后有脱屑和色素沉着，在恢复期有诊断意义。

2.2 实验室检查

2.2.1 血象：白细胞总数前驱期正常或稍高，出疹期稍降低，淋巴细胞相对增多。

2.2.2 鼻咽部涂片或尿沉渣染色查找多核巨细胞，在出疹前后1~2天即可呈阳性，病程第1周阳性率可高达90%左右，具有重要参考价值。采用免疫荧光法检测到麻疹抗原，可作为早期诊断的根据。

2.2.3 血清抗体检测：采用ELISA或免疫荧光法检测患者血清中麻疹抗体，在发病后2~3天即可测到，可作为早期特异性诊断方法。血清血凝抑制抗体、中和抗体和补体结合抗体检测，恢复期上升4倍以上方有诊断意义，只能作为回顾性诊断。

2.2.4 麻疹病毒分离：取早期患者的鼻咽分泌物或血液中的白细胞接种于猴肾细胞、人胚肾细胞或其他敏感细胞，可分离到麻疹病毒，但阳性率低。

2.2.5 核酸检测：应用RT-PCR直接从早期麻疹患者的咽拭子和尿液中检测麻疹病毒相关基因片段具有很好的特异度和灵敏度，且阳性率高于血清抗体检测，单份标本就可进行检测，且基因检测留取标本简单方便、无痛苦。故此检测方法可用于不典型麻疹的早期诊断。

3 治疗

对麻疹至今尚未发现特异的抗病毒药物，部分临床观察研究发现更昔洛韦、利巴韦林、干扰素等可能在抗麻疹病毒中存在一定效果，但均未达成广泛的临床共识，故治疗重点在加强护理，对症处理和防治并发症。高热患者可酌情用小剂量退热药，应避免急骤退热导致虚脱，咳嗽患者选用止咳剂，烦躁患者选用镇静剂，体弱患者可早期应用丙种球蛋白。严重并发症包括支气管肺炎、心肌炎、脑炎等，治疗关键在于早期的积极对症干预。

4 预防

4.1 管理传染源

控制传染源，早期发现，早期隔离。对患者应严密隔离，对接触者隔离检疫3周，一般患者隔离至出疹后5天，合并肺炎者延长至10天。

4.2 切断传播途径

室内注意通风换气，充分利用日光或紫外线照射。少去或不去人群集聚的场所，注意自我保护。

4.3 保护易感人群

预防麻疹最好的措施是接种麻疹疫苗。国家规定8月龄时应接种1针麻疹疫苗，1岁半至2岁时再接种1针。

应急接种，其对象是患者活动范围内的易感者。接种时间越早越好，在首代病例出现后疫情尚未蔓延之前完成接种。麻疹的潜伏期一般为7~14天，最长可达21天。接种疫苗后7~12天就可产生抗体，比感染后产生抗体的时间短，因此对易感者进行应急接种可控制疫情蔓延或终止流行。

参考文献

[1] Moss W J. Measles [J]. Lancet, 2017, 390 (10111): 2490-2502.

[2] 蓝荣伟. 全球麻疹流行病学研究进展 [J]. 热带医学杂志, 2013, 13 (12): 1557-1560.

（王铭，雷学忠）

呼吸道合胞病毒感染

呼吸道合胞病毒（Respiratory syncytial virus，RSV）是造成世界范围内婴幼儿及成人呼吸道感染的常见病毒。

RSV 属于副黏病毒科肺病毒属，是一种单股负链 RNA 病毒，基因组全长约 15.2 kb，编码 11 个蛋白质，分别为非结构蛋白 NS1 和 NS2、核衣壳蛋白 N、磷蛋白 P、基质蛋白 M、小疏水蛋白 SH、黏附蛋白 G、融合蛋白 F、M2-1、M2-2 和多聚酶亚单位蛋白 L。G 和 F 是 RSV 膜表面 2 个重要的糖蛋白，是刺激机体产生中和抗体的主要抗原。G 主要与宿主细胞黏附，F 介导病毒与宿主细胞膜融合。G 编码基因变异较大，分为第一高变区和第二高变区。F 无论在亚型间还是亚型内均具有较高的保守性。RSV 只有一个血清型，分为 A、B 2 个亚型。依据 G 第二高变区的基因特征，目前将 A 亚型分为 15 个基因型，B 亚型分为 30 个基因型。A、B 2 个亚型在一个国家或地区存在单一亚型流行为主或 A、B 亚型共流行的特征，且其中一个亚型流行一段时间后会被另一个亚型取代而继续流行。

RSV 能在全世界引起季节性暴发。在北半球，暴发一般出现在 10 月或 11 月至次年 4 月或 5 月，1 月或 2 月为高峰期。在南半球，暴发一般出现在 5 月至 9 月，高峰期在 5 月、6 月或 7 月。

儿童早期 RSV 感染大部分局限于上呼吸道，临床表现为上呼吸道刺激症状，如鼻塞、流涕、咳嗽和声音嘶哑等，同时常伴发热。RSV 感染患儿可发展为下呼吸道感染，主要表现为毛细支气管炎或肺炎，出现咳嗽、喘息、呼吸急促、呼吸困难和喂养困难等，严重者可导致呼吸暂停。

成人 RSV 感染可导致上呼吸道症状，临床表现为咳嗽、鼻卡他、鼻溢液和结膜炎。反复 RSV 感染可导致气管炎、支气管炎，或其他类型的下呼吸道疾病如肺炎、哮喘或慢性阻塞性肺疾病。

1　诊断

1.1　病原学检查

1.1.1　RSV 检测的样本类型主要包括鼻咽拭子、鼻咽部吸出物及支气管肺泡灌洗液等呼吸道样本。不建议采集口咽拭子标本。

1.1.2　为避免核酸降解，用于病毒核酸检测的样本采集后应 4℃保存并尽早送检，若 72 小时不送检，应置于—80℃低温保存。

1.1.3　在具备核酸检测能力的医疗机构，建议首选鼻咽部吸出物、支气管肺泡灌洗液或鼻咽拭子样本进行 RSV 核酸检测。

1.1.4　在不具备核酸检测能力的医疗机构，可选择送检鼻咽部吸出物、支气管肺泡灌洗液或鼻咽拭子进行样本快速抗原检测。抗原检测可能出现假阴性结果。

1.2　诊断标准

1.2.1　临床疑诊。

1.2.1.1　婴儿：<12 月龄、下呼吸道疾病、冬季发病、已知 RSV 流行。

1.2.1.2　成人：因急性下呼吸道疾病（肺炎、支气管炎、哮喘或慢性阻塞性肺疾病）住院患者，免疫功能低下或≥50 岁。

1.2.2　实验室确诊。临床疑诊患者满足以下任何 1 条即可确诊：

1.2.2.1　RSV 核酸检测阳性。

1.2.2.2　RSV 快速抗原或免疫荧光法抗原检测阳性。

1.2.2.3　RSV 培养阳性。

1.2.2.4　RSV 特异性 IgG 阳性。

2　治疗

2.1　利巴韦林

利巴韦林具有良好的体外抗 RSV 活性，美国 FDA 已批准利巴韦林雾化剂用于治疗 RSV 感染。

2.1.1　适应证：证实 RSV 感染后，免疫功能受损的患者。

2.1.2　剂型：雾化。

2.1.3 剂量及疗程：雾化 15.0~22.5 mg/（kg·d），20 mg/mL，连续给药 12~18 小时，持续 3~7 天。

2.1.4 不良反应：溶血性贫血、白细胞减少、咳嗽、呼吸困难、支气管痉挛、肺功能恶化、皮疹、结膜刺激和神经心理症状。

2.1.5 禁忌证：妊娠期女性，妊娠期女性的男性伴侣。

2.1.6 注意事项：女性患者在完成治疗后 9 个月内应避免妊娠，男性患者在完成治疗后 6 个月内应避孕。利巴韦林会引起支气管收缩，用于哮喘或慢性阻塞性肺疾病患者应谨慎。

2.2 特殊人群抗病毒治疗

2.2.1 儿童患者。

2.2.1.1 对于 RSV 感染引起的下呼吸道感染，在抗感染、平喘、吸氧、补液等常规治疗基础上，可试用重组人 α 干扰素进行抗病毒治疗。每次干扰素 α1b 2~4μg/kg 或干扰素 α2b 10 万~20 万 IU/kg，2 次/天，疗程 5~7 天。

2.2.1.2 美国儿科学会推荐不要常规使用利巴韦林。

2.2.2 免疫抑制者：利巴韦林应仅用于有重度 RSV 感染的免疫抑制者，给药方式为雾化吸入，剂量为 6 g/d，雾化时间为 12~18 小时。

3 预防

3.1 药物预防

尚未引进国内临床应用。在 RSV 感染高发季节开始，在 1 岁内可给予帕利珠单抗预防，每次 15 mg/kg，1 个月 1 次，肌内注射，在当地 RSV 流行前 1 个月开始，最多连用 5 个月。

3.2 疫苗

目前尚无可用的疫苗。

参考文献

[1] 国家呼吸系统疾病临床医学研究中心，中华医学会儿科学分会呼吸学组，中国医师协会呼吸医师分会儿科呼吸工作委员会，等. 儿童呼吸道合胞病毒感染诊断、治疗和预防专家共识 [J]. 中华实用儿科临床杂志，2020，35（4）：241−250.

[2] Miller J M, Binnicker M J, Campbell S, et al. A guide to utilization of

the microbiology laboratory for diagnosis of infectious diseases: 2018 update by the Infectious Diseases Society of America and the American Society for Microbiology [J]. Clin Infect Dis, 2018, 67 (6): 1−94.

[3] Vos L M, Bruning A H L, Reitsma J B, et al. Rapid molecular tests for influenza, respiratory syncytial virus, and other respiratory viruses: a systematic review of diagnostic accuracy and clinical impact studies [J]. Clin Infect Dis, 2019, 69 (7): 1243−1253.

（朱霞，雷学忠）

亨德拉病毒感染

亨德拉病毒（Hendra virus）是一种引起马急性严重呼吸系统疾病的病毒，人接触病马后可患病。目前尚未发现人与人之间的传播。

亨德拉病毒属于副黏病毒科亨尼帕病毒属，是一种单股负链、具有包膜的 RNA 病毒。病毒包括衣壳体和双层脂蛋白包膜，包膜表面有 15 nm 及 18 nm 两种长度的明显刺突，与其他副黏病毒显然不同。目前，已获得亨德拉病毒的整个基因组序列，亨德拉病毒的连接蛋白即糖蛋白（G）缺乏血凝素和神经氨酸酶活性，有一个开放阅读框。亨德拉病毒的 $P/V/C$ 基因有 4 个开放阅读框位于 C 蛋白和 V 蛋白之间，能编码一个小型基本蛋白，为副黏病毒亚科各成员所没有。亨德拉病毒的核蛋白即 N 蛋白的氨基酸序列 mRNA 端非翻译区有 568 个核苷酸，是其他副黏病毒长度的 10 倍。目前，尚无亨德拉病毒存在亚型的报道。

目前报道了 7 例亨德拉病毒感染人类病例，其中 4 例死亡，均发生在澳大利亚。由于例数少，对人感染发病后的临床表现尚缺乏足够的认识。最初 2 例亨德拉病毒感染病例表现为急性流感样症状，伴发热、呼吸道症状。第 3 例发生了轻微的脑膜脑炎，后出现癫痫发作、昏迷。

1　诊断

1.1　病原学检查

1.1.1　血清或脑脊液中可查见亨德拉病毒的特异性 IgM、IgG 抗体。

1.1.2　脑脊液、血清、血浆和脑组织中可检测出病毒 RNA。

1.1.3　在患者或病马的脑、肺、肾等组织中可分离出病毒，但必须在四级生物安全实验室中进行。

1.2　诊断标准

1.2.1　流行病学史：发病前与病马有密切接触史。

1.2.2 临床表现：发热、呼吸困难、肺水肿、神经系统损伤表现。

1.2.3 亨德拉病毒的特异性 IgM、IgG 抗体阳性。

1.2.4 亨德拉病毒 RNA 阳性。

1.2.5 头颅 MRI 脑皮质下和白质深部改变。

2 治疗

目前尚无有效的抗病毒治疗药物。文献有报道静脉使用利巴韦林治疗的个案，但疗效不确定。

3 预防

3.1 疫苗

澳大利亚 2012 年批准了一种以亨德拉病毒 G 为基础的马用疫苗。目前尚无人用疫苗。

参考文献

［1］ Field H E. Hendra virus ecology and transmission ［J］. Curr Opin Virol，2016，16：120－125.

［2］ Broder C C，Xu K，Nikolov D B，et al. A treatment for and vaccine against the deadly Hendra and Nipah viruses ［J］. Antiviral Res，2013，100 (1)：8－13.

［3］ 刘克洲，陈智. 人类病毒性疾病 ［M］. 2 版. 北京：人民卫生出版社，2010.

（朱霞，雷学忠）

尼帕病毒感染

尼帕病毒（Nipah virus）是一种可引起高死亡率的脑炎和/或呼吸综合征的病毒。尼帕病毒可在猪和人类中发生暴发流行，由动物传给人或者人传人，主要传播途径是接触传播和飞沫传播。

尼帕病毒属于副黏病毒科亨尼帕病毒属，是非节段性单股负链 RNA 病毒。病毒由衣壳体和包膜组成，包膜含有 2 种膜蛋白，一种是细胞受体蛋白 G（糖蛋白）、H（血凝素）或 HN（血凝集素/神经氨酸酶），另一种为融合蛋白（F）。目前，已获得了尼帕病毒的 N、P、C、V、M、F 和 G 基因的序列，找到了尼帕病毒 P 基因内编码 V 蛋白和 C 蛋白的开放阅读框。尼帕病毒的 N、P、C、M、F 和 G 基因的开放阅读框与亨德拉病毒相比，核苷酸同源性为 70%～80%。目前，尚无尼帕病毒存在亚型的报道。

尼帕病毒最初在马来西亚暴发，后在孟加拉国、印度西里古里及喀拉拉邦、菲律宾南部暴发。

尼帕病毒感染患者的临床表现为突发的发热、头痛、肌痛、恶心和呕吐，约 1/3 的患者出现脑膜刺激征，约 20% 的患者出现全面性癫痫发作。部分患者出现其他神经系统表现，如节段性肌阵挛、小脑功能障碍、震颤、反射消失等。

1 诊断

1.1 病原学检查

1.1.1 检测尼帕病毒的样本包括鼻咽拭子、组织样本、尿液、血液、脑脊液。

1.1.2 尼帕病毒 RNA 检测。

1.1.3 尼帕病毒血清特异性 IgM、IgG 抗体检测。

1.2 诊断标准

1.2.1 流行病学史：发病前 2 周与病猪有密切接触史。

1.2.2 临床表现：发热、头痛、眩晕、呕吐及不同程度的意识模糊和明显的脑干功能失调。

1.2.3　尼帕病毒特异性 IgM、IgG 抗体阳性。

1.2.4　尼帕病毒 RNA 检测阳性。

1.2.5　头颅 MRI 脑皮质下和白质深部不均匀分布细小的增殖性病灶。

2　治疗

目前尚无有效的抗病毒治疗药物，利巴韦林可能有一定效果，有报告将马来西亚暴发中接受利巴韦林治疗与未接受利巴韦林治疗的患者进行了比较，发现接受利巴韦林治疗的患者的死亡率更低。

3　预防

3.1　疫苗

一项针对 mRNA-1215 尼帕病毒疫苗的研究正在进行中。

3.2　单克隆抗体

一项针对人类单克隆抗体 m102.4 的临床试验正在进行中。

参考文献

［1］Arunkumar G，Chandni R，Mourya D T，et al. Outbreak investigation of nipah virus disease in Kerala，India，2018 ［J］. J Infect Dis，2019，219 (12)：1867-1878.

［2］The Lancet. Nipah virus control needs more than R&D ［J］. Lancet，2018，391 (10137)：2295.

［3］刘克洲，陈智. 人类病毒性疾病 ［M］. 2 版. 北京：人民卫生出版社，2010.

（朱霞，雷学忠）

人偏肺病毒感染

人偏肺病毒（Human metapneumovirus，HMPV）是 2001 年于呼吸道感染的患儿中发现的一种新型副黏病毒，可引起急性呼吸道感染。

HMPV 属于副黏病毒科肺病毒亚科偏肺病毒属，是单股负链 RNA 包膜病毒，基因组大小约 13 kb。有研究显示整合素 α−Ｖ−β−1 是促进呼吸道上皮细胞感染的受体。HMPV 分为 2 个亚群，包含 A 亚群和 B 亚群，每个亚群有 2 个亚型（命名为 A1、A2、B1 和 B2），这些亚型常常同时流行。

HMPV 通常引起轻度、自限性呼吸道感染。轻症典型病程可能包括病毒感染后数日的无症状期，继而是 1 周的上呼吸道感染症状期，并逐渐缓解。严重者下呼吸道受累，引起严重肺炎、毛细支气管炎及急性哮喘加重。

1 诊断

1.1 RT−PCR

鼻咽部分泌物 RT−PCR 是诊断 HMPV 感染最灵敏、最常用的方法。

1.2 直接荧光抗体

检测是否存在病毒抗原，2~3 小时可获得结果，灵敏度低于 RT−PCR。

1.3 病毒培养

HMPV 在细胞中生长缓慢，病毒培养相对困难。

1.4 血清学

临床上不常规检测 HMPV 特异性抗体，但在流行病学研究和疫苗研究中可进行该检测。

2 治疗

主要采用对症支持治疗。利巴韦林可能在体外实验中显示对

HMPV 有活性，目前还缺乏临床数据研究。

3 预防

3.1 疫苗

目前尚无有效疫苗上市。

3.2 暴露前预防

HMPV 可能通过与受污染的分泌物直接或密切接触而传播。疑诊或确诊 HMPV 感染时，医务人员需要采取飞沫隔离和接触隔离的预防措施。

参考文献

［1］Uddin S，Thomas M. Human Metapneumovirus ［DB/OL］//. StatPearls. Treasure Island (FL)：StatPearls Publishing，2023.

［2］汤云霞，杨思园，于凤婷，等. 人类偏肺病毒感染研究进展［J］. 国际病毒学杂志，2018，25（2）：132－136.

（袁满，王晓辉）

人感染高致病性禽流感

人感染高致病性禽流感（Highly pathogenic avian influenza，HPAI，简称人禽流感）是一种由禽流感病毒（甲型流感病毒）某些亚型中的一些毒株引起的急性呼吸道疾病。

禽流感病毒属于正黏病毒科甲型流感病毒属，是一种包膜病毒，基因组为分节段单股负链 RNA。人类肺组织分布有唾液酸 $\alpha-2,3$ 型受体（禽流感病毒受体）和唾液酸 $\alpha-2,6$ 型受体。目前报道的可感染人的禽流感病毒亚型为 H5 亚型（H5N1、H5N6）、H6 亚型（H6N1）、H7 亚型（H7N2、H7N3、H7N4、H7N7、H7N9）、H9 亚型（H9N2）及 H10 亚型（H10N3、H10N7、H10N8）。近年来主要为 H7N9、H5N6 散发。

人禽流感患者常有发热、咳嗽、咳痰，可伴有头痛、肌肉酸痛、腹泻或呕吐等症状。严重者患者可进展为重症肺炎，出现呼吸困难伴咯血痰，常快速进展为急性呼吸窘迫综合征、脓毒性休克和多器官功能障碍综合征。少数患者为轻症，仅出现发热伴上呼吸道感染症状。

1 诊断

1.1 病原学检查

1.1.1 采集呼吸道标本（如鼻咽部分泌物、痰、气道吸出物、支气管肺泡灌洗液）进行核酸检测。

1.1.2 呼吸道标本抗原检测阳性率低。

1.1.3 动态检测急性期和恢复期双份血清禽流感病毒特异性抗体，水平呈 4 倍或以上升高。

1.1.4 呼吸道标本中分离出禽流感病毒。

1.2 诊断标准

1.2.1 疑似病例：符合流行病学史（发病 10 天内有接触禽类及其分泌物、排泄物，或到过活禽市场，或与人禽流感病例有密切接触史）和临床表现，尚无病原学检测结果。

1.2.2 确诊病例：符合临床表现，病原学检测阳性。

2 治疗

2.1 人禽流感抗病毒治疗指征

应在发病 48 小时内应用抗病毒药物。

2.2 人禽流感抗病毒药物

使用神经氨酸酶抑制剂（奥司他韦、扎那米韦、帕拉米韦）治疗。离子通道 M2 阻滞剂（金刚烷胺和金刚乙胺）耐药率高，不建议使用。

2.3 重症病例治疗

采取抗病毒、抗休克、纠正低氧血症、防治多器官功能障碍综合征和继发感染，维持水、电解质平衡等综合措施。

出现呼吸功能障碍给予氧疗、呼吸功能支持。

3 预防

3.1 疫苗

免疫接种是预防禽流感病毒最有效的措施。

3.2 暴露前预防

H5N1 和 H7N9 曾发生过有限的非持续性人传人，目前无持续性人传人的报道，但谨慎起见，医务人员应按照标准预防原则，根据传播途径采取飞沫隔离和接触隔离的防护措施。

参考文献

[1] Ungchusak K，Auewarakul P，Dowell S F，et al. Probable person－to－person transmission of avian influenza A（H5N1）[J]. N Engl J Med，2005，352（4）：333－340.

[2] Writing Committee of the Second World Health Organization Consultation on Clinical Aspects of Human Infection with Avian Influenza A（H5N1）Virus，Abdel－Ghafar A N，Chotpitayasunondh T，et al. Update on avian influenza A（H5N1）virus infection in humans [J]. N Engl J Med，2008，358（3）：261－273.

[3] Aditama T Y，Samaan G，Kusriastuti R，et al. Risk factors for cluster outbreaks of avian influenza A H5N1 infection，Indonesia [J]. Clin Infect Dis，2011，53（12）：1237－1244.

[4] Li Q，Zhou L，Zhou M，et al. Epidemiology of human infections with

avian influenza A (H7N9) virus in China [J]. N Engl J Med, 2014, 370 (6): 520−532.

［5］中华人民共和国国家卫生和计划生育委员会. 人感染 H7N9 禽流感诊疗方案（2017 年第一版） [J]. 中华临床感染病杂志, 2017, 10 (1): 1−4.

［6］Interim Centers for Disease Control and Prevention. Guidance on the use of antiviral medications for treatment of human infections with novel influenza A viruses associated with severe human disease [EB/OL]. http://www.cdc.gov/flu/avianflu/novel−av−treatment−guidance.htm (Last Reviewed: March 23, 2022).

（袁满，王晓辉）

克里米亚－刚果出血热

克里米亚－刚果出血热（Crimean－Congo hemorrhagic fever，CCHF）是由蜱传播感染克里米亚－刚果出血热病毒（CCHF virus，CCHFV），以发热、出血为特征的一种人畜共患病。1965 年在我国新疆南部巴楚地区首次发现此种疾病。

CCHFV 属于布尼亚病毒科的内罗病毒属，是有包膜的节段性负链 RNA 病毒，基因组由 L（12 kb）、M（6.8 kb）、S（3 kb）3 段组成。

临床表现起病迅速，出血前期（发病 1~7 天）有流感样表现，如发热、寒战、全身不适、肌痛、恶心、呕吐，出血期（发病 2~3 天或更长时间）可表现为瘀点、瘀斑、结膜和视网膜出血、鼻出血、牙龈出血、肺出血、腹腔内出血、血尿、黑便及阴道出血，甚至多器官衰竭、休克、死亡，其他临床表现有心动过速、肝脾大、淋巴结肿大和意识模糊。

1 诊断

1.1 病原学检查

1.1.1 RT－PCR：首选 RT－PCR 检测全血、血清、血浆中的病毒。

1.1.2 ELISA：采用 ELISA 检测血清特异性 IgM 和 IgG，检测特异性 IgM 阳性，或出现血清学转换，或成对血清 IgG 抗体水平呈 4 倍或以上升高。

1.2 诊断标准

1.2.1 疑似病例：对出现发热和出血的患者，若存在相关地理和流行病学危险因素（包括过去 2 周内去过非洲、中东、东/南欧、亚洲地区，以及已知蜱叮咬和/或接触 CCHF 患者或动物如家畜中的牛、羊、骆驼等的组织或体液），应疑诊 CCHF。

1.2.2 确诊病例：病原学检查阳性。

2 治疗

尚无确切的抗病毒治疗方案，以对症支持治疗为主，根据病情行输血治疗。

2.1 抗病毒药物

2.1.1 利巴韦林：目前唯一被广泛应用于临床治疗 CCHF 患者的直接抗病毒药物，但对于其是否能改善患者预后仍存在争议。在动物实验中，利巴韦林的疗效尚存在争议，还需进一步研究。在人体实验中，一项大型 Meta 研究比较了 CCHF 患者接受/未接受利巴韦林治疗的预后，但由于存在混杂因素偏倚，研究结论提示利巴韦林治疗效果尚不明确。

2.1.2 法匹拉韦：动物实验表明法匹拉韦有一定疗效。在人体实验中，来自土耳其的一项个案报道提示法匹拉韦治疗 CCHF 患者有效，但目前尚缺乏更多临床试验数据。

2.2 恢复期患者血浆

国外一项临床研究提示恢复期患者血浆可作为应急治疗的候选方案，但是目前仍需更多临床研究证实。

2.3 单克隆抗体

研究数据有限，动物实验提示 mAb-13G8、DVD-121-801 有效，尚未开展临床试验。

3 预防

3.1 疫苗

目前尚无确切有效的疫苗上市。

3.2 暴露前预防

CCHFV 可以人传人，通过小气溶胶粒子进行传播。医务人员应按照标准预防原则，根据传播途径采取飞沫隔离和接触隔离的防护措施。

3.3 暴露后预防

暴露个人应在 2 周内监测相关症状或迹象，包括每天测量体温和每周检测血常规。在监测期出现发热应进行诊断性试验。利巴韦林作为暴露后预防给药还需要进一步的研究。

参考文献

[1] 唐青. 克里米亚-刚果出血热研究状况与进展 [J]. 中华实验和临床病毒学杂志,2006,20 (1):86-89.

[2] Johnson S, Henschke N, Maayan N, et al. Ribavirin for treating Crimean Congo haemorrhagic fever [J]. Cochrane Database Syst Rev,2018,6 (6):CD012713.

[3] Büyüktuna S A, Hasbek M, Öksüz C, et al. COVID-19 Co-infection in a patient with Crimean Congo hemorrhagic fever:a case report [J]. Mikrobiyol Bul,2021,55 (3):445-451.

[4] 张刚,王璞,孔云逸,等. 克里米亚-刚果出血热动物模型与治疗方案的研究进展 [J]. 病毒学报,2022,38 (2):479-488.

[5] Hawman D W, Feldmann H. Crimean-Congo haemorrhagic fever virus [J]. Nat Rev Microbiol,2023,21 (7):463-477.

（袁满,王晓辉）

流行性感冒

流行性感冒（Influenza，简称流感）是一种由流感病毒引起的、具有高度传染性的急性呼吸道疾病。

流感病毒是一种包膜病毒，属于正黏病毒科，由节段性、单股负链基因组组成，能够附着在宿主细胞表面糖蛋白上。流感病毒的包膜分为内、外两层。外层镶嵌两种突出表面的重要糖蛋白，即血凝素（HA）和神经氨酸酶（NA），在感染的发病机制中起着关键作用。流感病毒依据核蛋白和基质蛋白 M1 抗原性不同，分为甲（A）、乙（B）、丙（C）和丁（D）四型。其中甲型流感病毒根据 18 个 HA 亚型和 11 个 NA 亚型分为多种亚型，H1N1 和 H3N2 是目前在人类中流行的主要季节性流感毒株。禽流感病毒也属于甲型流感病毒。乙型流感病毒分为 Yamagata 系和 Victoria 系。

流感患者常有发热、肌肉疼痛、头痛、倦怠等全身症状，而咽痛、流涕和鼻塞等局部症状轻微。流感病毒可引发多种并发症，并加重慢性基础疾病。

1　诊断

1.1　病原学检查

1.1.1　鼻咽样本（包括鼻咽拭子和鼻咽抽吸物）是最佳的流感检测样本。

1.1.2　在具备核酸检测能力的医疗机构，建议采集鼻咽拭子或口咽拭子检测流感病毒核酸。

1.1.3　在不具备核酸检测能力的医疗机构，可采集鼻咽拭子或口咽拭子检测流感病毒抗原。

1.1.4　在流感流行季节，抗原检测结果阳性，支持诊断，但阴性结果不能排除流感病毒感染。

1.2　诊断标准

1.2.1　流感样病例：我国流感样病例的定义为发热（腋温≥38℃），伴咳嗽或咽痛之一者。

1.2.2　临床诊断：具备流感流行病学史以及临床表现者。

1.2.3　确诊标准：流感样病例或临床诊断病例满足以下任何1条即可确诊。

1.2.3.1　流感病毒抗原检测阳性。

1.2.3.2　流感病毒核酸检测阳性。

1.2.3.3　流感病毒分离培养阳性。

1.2.3.4　恢复期血清的流感病毒特异性 IgG 抗体水平较急性期升高≥4倍。

2　治疗

2.1　抗病毒治疗指征

发病48小时内进行抗病毒治疗可减少并发症，降低病死率，缩短住院时间；发病时间超过48小时的重症患者依然可从抗病毒治疗中获益。为减少并发症和严重疾病的发生风险，建议对具有以下情况之一的疑似或确诊流感患者立即启动抗病毒治疗，不论是否接种过流感疫苗。

2.1.1　因流感需要住院的患者，不论住院前的发病时间长短。

2.1.2　有流感重症高危因素的就诊患者，不论就诊前发病时间长短。

2.1.3　门急诊就诊、病情严重的患者，不论发病时间长短。

非重症且无重症流感高危因素的患者，应充分评估风险和收益，考虑是否给予抗病毒治疗。

2.2　抗病毒药物

具有抗流感病毒活性的药物是治疗及控制流感的重要手段。根据作用机制，目前的抗病毒药物主要可分为病毒 RNA 聚合酶抑制剂、神经氨酸酶抑制剂（Neuraminidase inhibitors，NAI）、血凝素（Hemagglutinin，HA）抑制剂等。具体应用策略及方案详见表21。

表 21　流感抗病毒药物具体应用策略及方案

药物分类	神经氨酸酶抑制剂			血凝素抑制剂	病毒 RNA 聚合酶抑制剂	
药物	奥司他韦	扎那米韦	帕拉米韦	阿比多尔	玛巴洛沙韦	法维拉韦
适应证	所有甲型或乙型流感患者（成人及1岁以上儿童）	无奥司他韦时或肾功能不全、孕妇等特殊人群以及重症或疾病进展患者（成人及7岁以上儿童）	可用于重症流感无法口服或耐受奥司他韦的患者（成人及2岁以上儿童）	甲型或乙型流感患者（成人及2岁以上儿童）	5 岁及以上普通型甲型或乙型流感患者	新型或复发的流感成人患者
剂型	口服制剂	吸入剂	静脉制剂	口服制剂	口服制剂	口服制剂
治疗剂量	成人推荐口服剂量每次 75 mg, bid, 疗程 5 天	每次 10 mg, q12h, 疗程 5 天, 重症患者疗程可延长至 10 天以上	300～600 mg, 单次静脉滴注, 疗程 5 天以上	每次 200 mg, tid, 疗程 5 天	体重 20～80 kg, 单次口服 40 mg; 体重>80 kg, 单次口服 80 mg	第 1 天, 每次 1600 mg, bid, 第 2～5 天, 每次 600 mg, bid, 疗程 5 天
剂量调整	老年人、轻度或中度肝损伤以及妊娠期女性无需调整剂量；肾功能不全患者需根据肌酐清除率调整剂量	肝肾功能不全及妊娠期女性无需调整剂量	肌酐清除率 10～30 mL/min 者应调整剂量	严重肾功能不全者慎用或遵医嘱	轻中度肝损伤（Child—Pugh A～B 级）及肾损伤（肌酐清除率≥50 mL/min）者无需调整剂量；重度肝损伤者以及妊娠及哺乳期女性用药尚无数据	在肝肾功能不全患者中的安全性尚未获得充分的信息
不良反应	恶心、呕吐、头痛，部分患者可能会出现精神障碍并发症	可能诱发支气管哮喘	支气管炎、咳嗽、失眠、眩晕、疲劳	恶心、腹泻、呕吐及转氨酶升高	腹泻、恶心、支气管炎、鼻窦炎、头痛	血中尿酸增加、腹泻、中性粒细胞减少

续表

药物分类	神经氨酸酶抑制剂			血凝素抑制剂	病毒 RNA 聚合酶抑制剂	
药物	奥司他韦	扎那米韦	帕拉米韦	阿比多尔	玛巴洛沙韦	法维拉韦
禁忌证	对奥司他韦过敏或对药物的任何成分过敏	对扎那米韦或乳糖过敏	对帕拉米韦或同类药物过敏	对阿比多尔过敏	对玛巴洛沙韦或任何辅料过敏	孕妇或可能怀孕的妇女禁用
注意事项	可能会有突发呼吸困难或对于机械通气患者，经胃管给药可被充分吸收	老年人可能无法平稳吸入。不推荐原有哮喘或其他慢性呼吸道疾病患者使用吸入性扎那米韦	特殊患者应用时应注意检测心电指标	孕妇、哺乳期妇女、严重肾功能不全者、有窦房结病变者慎用	上市后有药物超敏反应报道	动物实验显示法维拉韦具有生殖毒性（胚胎致死和致畸作用），孕妇或可能怀孕的妇女禁用

2.3 特殊人群抗病毒治疗

2.3.1 成人重症流感。

2.3.1.1 重症流感患者尽快进行常规奥司他韦抗病毒治疗。

2.3.1.2 胃肠动力改变患者，鼻胃管给药时奥司他韦可以达到有效药物剂量。

2.3.1.3 需要体外膜肺氧合的患者，不需要调整奥司他韦剂量。

2.3.1.4 连续肾脏替代治疗的患者需要减少奥司他韦剂量。

2.3.1.5 重症或免疫功能低下患者的抗病毒治疗疗程尚无定论，在治疗 5 天后病情仍十分严重者或核酸检测提示病毒持续复制者可考虑延长至 10 天或更长时间。

2.3.1.6 如存在奥司他韦肠内给药的禁忌证或是不能有足够的生物利用度，考虑静脉注射帕拉米韦。

2.3.2 妊娠及围产期妇女。

2.3.2.1 孕妇首选奥司他韦进行抗病毒治疗。

2.3.2.2 吸入扎那米韦对孕妇及暴露婴儿危害相对较小。

2.3.2.3 玛巴洛沙韦及帕拉米韦孕妇相关数据不足。

2.3.2.4 法维拉韦因有生殖毒性，孕妇禁用。

2.3.3 肾功能不全患者。

2.3.3.1 奥司他韦及帕拉米韦需要依据肾功能及肾脏替代方式调整剂量，疗程与肾功能正常的患者相同。

2.3.3.2 吸入扎那米韦无需调整剂量。

2.3.3.3 肌酐清除率≥50 mL/min 的患者无需调整玛巴洛沙韦剂量，对严重肾功能不全患者尚无数据。

2.3.4 儿童及青少年患者。

2.3.4.1 奥司他韦可用于 1 岁以上儿童，根据体重调整剂量。扎那米韦可用于 7 岁以上儿童。帕拉米韦可用于 2 岁以上儿童。

2.3.4.2 阿比多尔可用于 2 岁以上儿童。

2.3.4.3 玛巴洛沙韦可用于 5 岁以上儿童及青少年。

3 预防

3.1 疫苗

3.1.1 接种疫苗是目前最有效的预防措施。

3.1.2 我国推荐 6 月龄以上符合接种适应证的人群接种流感疫苗。

3.2 暴露前预防

3.2.1 有重症流感高危因素且未接种流感疫苗的人群，其所在社区出现流感暴发时，建议进行暴露前预防用药。

3.2.2 未接种流感疫苗人群若符合疫苗接种适应证，应尽快接种流感疫苗，暴露前用药至疫苗接种后 2 周。

3.3 暴露后预防

3.3.1 有重症流感高危因素且未接种流感疫苗的人群，若与确诊或疑似流感患者密切接触且在 48 小时内，建议进行暴露后预防用药。

3.3.2 具备接种流感疫苗条件的个人，应尽快接种流感疫苗，用药持续至接种疫苗后 2 周。

3.3.3 有重症流感高危因素的人群，在接种流感疫苗 2 周内，如果与确诊或疑似流感患者密切接触且在 48 小时内，建议进行暴露后预防用药，用药持续至最后 1 次密切接触后 1 周。

参考文献

[1] 成人流行性感冒抗病毒治疗共识专家组. 成人流行性感冒抗病毒治疗专家共识 [J]. 中华传染病杂志，2022，40 (11)：641-655.

[2] 中国医师协会急诊医师分会，中华医学会急诊医学分会，中国急诊专科医联体，等. 成人流行性感冒诊疗规范急诊专家共识 [J]. 中国急救医学，2022，42 (12)：1013-1026.

（严丽波，王晓辉）

肾综合征出血热

肾综合征出血热（Hemorrhagic fever with renal syndrome，HFRS）又称流行性出血热，是由汉坦病毒（Hanta virus）引起的以啮齿类动物为主要传染源的自然疫源性疾病。

汉坦病毒属于布尼亚病毒目汉坦病毒科正汉坦病毒属，基因组系单股负链 RNA，有脂质外膜。目前已发现约 24 个血清型的汉坦病毒，我国流行的汉坦病毒主要有两型，即汉滩病毒（Hantaan virus，HTNV）和汉城病毒（Seoul virus，SEOV）。HTNV 也称 Ⅰ 型或野鼠型，主要为野外黑线姬鼠携带，引起的 HFRS 病情较重；SEOV 也称 Ⅱ 型或家鼠型，主要为褐家鼠携带，引起的 HFRS 病情相对较轻。我国发现 50 余种动物携带汉坦病毒，主要宿主动物是啮齿类动物，其他动物包括猫、猪、犬、兔和蝙蝠。我国以黑线姬鼠、褐家鼠为主要宿主动物和传染源，林区以大林姬鼠为主。

HFRS 典型临床表现是发热、渗出水肿、充血、出血和肾脏损害，多有发热期、低血压休克期、少尿期、多尿期和恢复期 5 期经过。轻型或早期及时治疗的患者可无低血压休克和明显出血或肾脏损害，甚至无少尿期；少数患者可有发热期、低血压休克期和少尿期三期重叠，此类患者往往病情危重，病死率高。

1 诊断

1.1 病原学检查

1.1.1 汉坦病毒血清学检查。

1.1.1.1 早期患者汉坦病毒特异性 IgM 抗体阳性，或双份血清（发病 4 天内和间隔 1 周以上）特异性 IgG 抗体水平 4 倍及以上增高，可以确诊为现症或近期感染。

1.1.1.2 抗体检测阴性亦不能排除 HFRS，抗体检测阴性的疑似病例可每日或隔日重复检测。

1.1.2 汉坦病毒 RNA。

1.1.2.1 从患者外周血中检测到汉坦病毒 RNA 可确诊

本病。

1.1.2.2　患者发病 1 周内血清汉坦病毒 RNA 的阳性检出率近乎 100%。

1.2　诊断标准

1.2.1　疑似病例：发病前 2 个月内有流行病学史及 HFRS 的临床表现，且不支持其他发热性疾病诊断者。

1.2.2　疑似病例出现下列表现之一者，为临床诊断病例。

1.2.2.1　血常规白细胞计数增高和血小板计数降低，出现异型淋巴细胞，血液浓缩。

1.2.2.2　有尿蛋白、尿中膜状物、血尿、血肌酐升高、少尿或多尿等肾损害表现。

1.2.2.3　低血压休克。

1.2.2.4　汉坦病毒典型病程有发热期、低血压休克期、少尿期、多尿期和恢复期 5 期经过。

1.2.3　疑似病例或临床诊断病例满足以下任何 1 条即可确诊。

1.2.3.1　汉坦病毒血清特异性 IgM 抗体阳性。

1.2.3.2　从患者标本中检出汉坦病毒 RNA。

1.2.3.3　恢复期血清特异性 IgG 抗体水平比急性期有 4 倍及以上增高。

1.2.3.4　从患者标本中分离到汉坦病毒。

1.3　临床分型

1.3.1　轻型：体温 39℃ 以下，有皮肤黏膜出血点，尿蛋白为 "+" 至 "++"，无少尿和低血压休克。

1.3.2　中型：体温 39～40℃，球结膜水肿明显，皮肤、黏膜有明显瘀斑，病程中出现过收缩压低于 90 mmHg（1 mmHg ＝ 0.133 kPa）或脉压小于 30 mmHg，少尿，尿蛋白 "++" 至 "+++"。

1.3.3　重型：体温 40℃ 以上，神经系统症状、休克、少尿达 5 天或无尿 2 天以内。

1.3.4　危重型：在重型基础上出现下列情况之一者，难治性休克，重要脏器出血，无尿 2 天以上，其他严重合并症如心力衰竭、肺水肿、呼吸衰竭、昏迷、继发严重感染。

2 治疗

2.1.1 汉坦病毒感染尚无特效抗病毒药物，发病早期（3～5天）可选用利巴韦林抗病毒治疗。

2.1.2 利巴韦林按每日 10～15 mg/kg，分 2 次静脉滴注，每日总量不超过 1500 mg，疗程一般不超过 7 天。

3 预防

3.1.1 科学防鼠、灭鼠。

3.1.2 接种 HFRS 疫苗是预防 HFRS 的有效措施。对疫区 16～60 岁人群，尤其是户外劳动者和从事汉坦病毒实验研究的人员，宜接种双价灭活疫苗。接种部位和方式为上臂外侧三角肌肌内接种，每次 1.0 mL，于第 0、14 天各接种 1 次，1 年后应再次加强免疫接种 1 次。

参考文献

[1] 中华预防医学会感染性疾病防控分会，中华医学会感染病学分会. 肾综合征出血热防治专家共识 [J]. 中国实用内科杂志，2021，41（10）：845-854.

[2] 陕西省卫生健康委员会，空军军医大学唐都医院. 肾综合征出血热诊疗陕西省专家共识 [J]. 陕西医学杂志，2019，48（3）：275-288.

[3] Sehgal A, Mehta S, Sahay K, et al. Hemorrhagic fever with renal syndrome in Asia: history, pathogenesis, diagnosis, treatment, and prevention [J]. Viruses，2023，15（2）：561.

（李晓冉，何芳）

汉坦病毒肺综合征

汉坦病毒肺综合征（Hantavirus pulmonary syndrome, HPS），又称汉坦病毒心肺综合征（Hantavirus cardiopulmonary syndrome，HCPS），是由辛诺柏病毒（Sin Nombre virus，SNV）及其相关的汉坦病毒引起的，以肺毛细血管渗漏和心血管受累为特征的综合征。

辛诺柏病毒属于布尼亚病毒目汉坦病毒属，亦称无名病毒，以鹿鼠为宿主，为单股负链RNA病毒，有脂质外膜。除了辛诺柏病毒，还有多种致HPS病毒，各以一种啮齿类动物为主要宿主，在北美有纽约病毒（宿主为白足鼠）、莫农加希拉病毒（宿主为米鼠）、长沼病毒（宿主为稻鼠）、黑港渠病毒（宿主为棉鼠），南美则有阿根廷和智利的安第斯病毒（宿主为长尾米鼠）及阿根廷西北部的奥兰病毒（宿主为长尾米鼠），巴西和玻利维亚的黑盐水湖病毒（宿主为草原鼠）和阿拉古那病毒（宿主为毛雷鼠），以及中美洲巴拿马的乔高病毒（宿主为棕黄米鼠）等。

HPS典型病程分前驱期、心肺期和恢复期3期。前驱期表现缺乏特异性，随着呼吸系统症状的出现和进行性加重，患者迅速进入心肺期，表现为气急、心动过速、低血压和低氧血症，恢复期患者氧合功能和血流动力学迅速改善，患者通常可以完全恢复。

1 诊断

1.1 病原学检查

1.1.1 SNV及其相关的汉坦病毒特异性IgM或IgM抗体阳性。

1.1.2 检测出SNV及其相关的汉坦病毒RNA。

1.2 诊断标准

1.2.1 疑似病例：有流行区旅居史或啮齿类动物接触史，典型临床过程，心肺受累症状、体征和血液学变化（中性粒细胞核左移、血小板减少、血液浓缩和异常淋巴细胞）。

1.2.2 确诊标准：病原学检测符合下列标准之一。

1.2.2.1 SNV 及其相关的汉坦病毒特异性 IgM 抗体阳性，或血清特异性 IgG 抗体水平比急性期有 4 倍及以上增高。

1.2.2.2 从患者临床标本中检出 SNV 及其相关的汉坦病毒 RNA。

1.2.2.3 肺标本免疫组化显示 SNV 及其相关的汉坦病毒抗原阳性。

2 治疗

尚无特效抗病毒药物。利巴韦林的效果有争议。利巴韦林在体外有抗 SNV 活性，但临床试验中在心肺期使用利巴韦林未发现生存获益。法维拉韦属于广谱抗 RNA 病毒药物，体外实验显示，在病毒血症之前给予法维拉韦可以抑制辛诺柏病毒和安第斯病毒，但尚未见临床报道。

3 预防

科学防鼠、灭鼠。尚无相关疫苗获得许可或上市。

参考文献

［1］ 王吉耀，葛均波，邹和建. 实用内科学［M］. 16 版. 北京：人民卫生出版社，2022.

［2］ Vial P A，Ferrés M，Vial C，et al. Hantavirus in humans：a review of clinical aspects and management［J］. Lancet Infect Dis，2023，23（9）：e371－e382.

（李晓冉，何芳）

发热伴血小板减少综合征

发热伴血小板减少综合征（Severe fever with thrombocytopenia syndrome，SFTS）是由大别班达病毒（Dabie banda virus，DBV）〔曾称为伴血小板减少综合征布尼亚病毒（Severe fever and thrombocytopenia syndrome Bunyavirus，SFTSV）〕感染所致的急性自然疫源性疾病。

DBV属于布尼亚病毒目白岭纤细病毒科班达病毒属，基因组包含3个单股负链RNA片段（L、M和S），表面为脂质双层包膜。蜱可能是DBV的主要储存宿主和传播媒介，被携带病毒的蜱叮咬是本病的主要传播途径。SFTS多见于山区和丘陵地带的农村地区，夏秋季居多，高度散发，但在地域分布上又相对集中，我国约99%以上的病例分布在河南省、山东省、安徽省、湖北省、辽宁省、浙江省和江苏省7个省份。

SFTS的主要表现为发热、白细胞和/或血小板计数降低、淋巴结肿大、乏力及胃肠道症状等，多数预后良好，老年、有基础疾病或延迟就医者病情较重，危重者可因多器官功能衰竭死亡。

1 诊断

1.1 病原学检查

1.1.1 从患者血清中检测到DBV RNA，或mNGS（RNA测序）检测DBV。

1.1.2 从患者血清标本中分离到DBV。

1.1.3 血清特异性DBV IgM或IgG抗体检测。

1.2 诊断标准

1.2.1 疑似病例：具有流行病学史，有发热等临床表现且外周血血小板和/或白细胞计数降低者。

1.2.2 确诊标准：疑似病例具备下列情况之一者。

1.2.2.1 DBV核酸检测阳性。

1.2.2.2 mNGS（RNA测序）检测到DBV提示DBV感染。

1.2.2.3 血清病毒特异性IgM阳性或IgG抗体阳转，或恢复期 IgG 抗体水平较急性期增高 4 倍及以上。

1.2.2.4 分离到 DBV。

2 治疗

尚无特效抗病毒药物。体外实验提示早期应用利巴韦林对该病毒有抑制作用，但多个临床研究并未观察到利巴韦林治疗对改善 SFTS 患者临床结局有明显效果。法维拉韦属于广谱抗 RNA 病毒药物，DBV 感染的细胞和动物实验均显示，法维拉韦在延长生存期和降低病毒载量方面比利巴韦林更佳。临床试验显示，法维拉韦治疗可以降低病死率，尤其是在基线病毒载量较低的患者中。用法：首日 1800 mg，1 天 2 次，随后 800～1000 mg，1 天 2 次，疗程 5～14 天。

3 预防

防治蜱叮咬。尚无相关疫苗。

参考文献

[1] 中华医学会感染病学分会. 发热伴血小板减少综合征诊疗共识 [J]. 中华传染病杂志，2022，40 (12)：711－721.

[2] 陈广，陈韬，舒赛男，等. 重症发热伴血小板减少综合征诊治专家共识 [J]. 中华临床感染病杂志，2022，15 (4)：253－263.

[3] Seo J W, Kim D, Yun N, et al. Clinical update of severe fever with thrombocytopenia syndrome [J]. Viruses, 2021, 13 (7): 1213.

（李晓舟，何芳）

甲型病毒性肝炎

甲型病毒性肝炎（Hepatitis A，简称甲肝）是由甲型肝炎病毒（Hepatitis A virus，HAV）引起的一种急性肝脏炎症。

HAV 属于微小 RNA 病毒科嗜肝 RNA 病毒属，该属仅有 HAV 一个种。基因组为单股线状 RNA，由 7478 个核苷酸组成。HAV 分 7 个基因型，其中Ⅰ、Ⅱ、Ⅲ、Ⅶ型来自人类，Ⅳ、Ⅴ、Ⅵ型来自猿猴。HAV 呈球形，直径 27～32 nm，无包膜，电镜下见实心和空心两种颗粒，实心颗粒为完整的 HAV，有传染性；空心颗粒为未成熟的不含 RNA 的颗粒，具有抗原性，但无传染性。

HAV 通常引起急性感染，少数可发展为慢性。甲肝可分为黄疸型和非黄疸型。黄疸型起病较急，伴发热、畏寒；非黄疸型起病较缓慢，症状轻。能感染人的血清型只有 1 个，因此只有 1 个抗原-抗体系统，感染后早期产生 IgM 型抗体，是近期感染的标志，一般持续 8～12 周，IgG 型抗体是既往感染或免疫接种后的标志，可长期存在。

我国从 1990 年开始进行甲肝病例报告，当时发病率约为 55.69/10 万。1992 年我国开始使用甲肝减毒活疫苗，全国发病率显著下降，至 2020 年，全国发病率约 1.06/10 万。

1 诊断

1.1 病原学检查

1.1.1 HAV 血清学检查。

1.1.1.1 抗-HAV IgM：用于早期诊断的可靠标志，发病后数天可阳性，3～6 个月转阴。

1.1.1.2 抗-HAV IgG：感染后 2～3 个月达到高峰，持续数年或终身，是保护性抗体，具有免疫力的标志。

1.1.2 血 HAV RNA：可用于 HAV 现症感染的确认及治疗前后的评估，但目前仅有少数检测机构能完成该项检测，包括 cDNA-RNA 分子杂交法、RT-PCR。

1.2 急性甲肝的诊断

1.2.1 发病前有甲肝流行区流行病学史，曾进食未煮熟海产品或饮用污染水，有急性肝炎相关临床表现。

1.2.2 实验室检查提示抗－HAV IgM 阳性，或者抗－HAV IgG 急性期阴性、恢复期阳性，或者粪便中查见 HAV 颗粒，或血 HAV RNA 阳性。

2 治疗

2.1 一般治疗

急性甲肝多为自限性，以对症支持治疗为主，急性期应进行隔离。

2.2 抗病毒治疗

目前无循证医学证据证明现有抗病毒药物对 HAV 有效，一般不采用抗病毒治疗。

2.3 特殊人群治疗方案

对于儿童、孕妇、移植术后患者感染 HAV，仍以对症支持治疗为主，无需抗病毒治疗。

3 预防

预防甲肝的有效措施是改善环境卫生条件和接种甲肝疫苗。甲肝疫苗属于国家计划免疫接种范围，包括灭活及减毒活疫苗。

参考文献

[1] 李梦东，王宇明. 实用传染病学 [M]. 3 版. 北京：人民卫生出版社，2004.

[2] Fiore A E, Shapiro C N, Sabin K, et al. Hepatitis A vaccination of infants: effect of maternal antibody status on antibody persistence and response to a booster dose [J]. Pediatr Infect Dis J, 2003, 22 (4): 354－359.

[3] 中华人民共和国卫生部. 卫生部制定《扩大国家免疫规划实施方案》甲肝等 15 种传染病纳入国家免疫规划 [EB/ OL]. (2008－02－18) [2021－10－21]. http://www. nhc. gov. cn/wjw/ghjh/200804/33518. shtml.

[4] 唐林，刘倩倩，王晓琪，等. 中国扩大国家免疫规划前后不同流行区甲型肝炎报告发生率变化的中断时间序列分析 [J]. 中国疫苗和免疫，2022，28（1）：19－25.

（毕红霞，何芳）

脊髓灰质炎

脊髓灰质炎（Poliomyelitis，Polio，简称脊灰）是由脊灰病毒（Poliovirus）所致的急性消化道传染病。

脊灰病毒属于微小 RNA 病毒科肠道病毒属，电镜下呈球形颗粒，基因组为单股正链 RNA，无包膜，外围有 32 个衣壳颗粒，核衣壳含 4 种结构蛋白（VP1、VP3 和由 VP0 分裂而成的 VP2、VP4）。VP1 可诱导中和抗体产生，与病毒的毒性和致病性有关，VP2 和 VP3 具有抗原性。根据抗原性，血清型分为Ⅰ、Ⅱ、Ⅲ三型，各型间很少交叉免疫，Ⅰ型易引起瘫痪。2015 年和 2019 年 WHO 宣布全球已消灭Ⅱ型脊髓灰质炎病毒。Ⅲ型极为罕见，目前报告的病例均由Ⅰ型病毒所致。

脊灰病毒引起急性传染病，常侵犯中枢神经系统，损害脊髓前角运动神经细胞，导致肢体弛缓性麻痹，常见于儿童，故又称小儿麻痹症。临床表现包括潜伏期、前驱期、瘫痪前期和瘫痪期。瘫痪前期主要表现为双峰热和中枢神经系统感染表现，瘫痪期以弛缓性麻痹为主要表现，根据病变部位分为脊髓型、延髓型、脑型和混合型。

1 诊断

1.1 病原学检查

1.1.1 脑脊液：发病 1~2 周内，瘫痪前期及瘫痪期脑脊液均可出现细胞蛋白分离，2~3 周后细胞数恢复正常。

1.1.2 血清学检查：使用 ELISA 检测血、脑脊液及粪便中特异性的 IgM 抗体，感染后 10~15 天出现，持续 1 个月后消失，具有早期诊断价值，由于疫苗的普遍接种，已不作为常规检测。

1.1.3 病毒分离：可留取粪便送 PCR 扩增分离，或血及脑脊液送 mNGS。

1.2 脊髓灰质炎的诊断

根据当地流行病学，患者前驱期单靠临床表现难以诊断，瘫痪前期和瘫痪期有典型临床表现，抗体检测阳性和脑脊液细胞蛋白分离、病毒分离，可确定诊断。

2 治疗

2.1 抗病毒治疗

目前尚无针对脊灰病毒的药物。

2.2 对症支持治疗

对症支持治疗包括抗炎、脱水、改善血液循环及神经营养治疗。早期使用糖皮质激素及脱水可改善预后，后期以康复训练为主。

3 预防

疫苗是预防脊髓灰质炎最经济有效的手段，目前全球免疫接种的主要疫苗是三价灭活疫苗（IPV）和三价口服疫苗（tOPV），首选 tOPV。新型疫苗尚在进一步研究中。

参考文献

[1] 李梦东，王宇明. 实用传染病学 [M]. 3 版. 北京：人民卫生出版社，2004.

[2] 刘悦越，赵荣荣. 脊髓灰质炎疫苗的研究进展 [J]. 中国生物制品学杂志，2021，34（12）：1506−1510.

[3] Shapiro L T，Sherman A L. Medical comorbidities and complications associated with poliomyelitis and its sequelae [J]. Phys Med Rehabil Clin N Am，2021，32（3）：591−600.

（毕红霞，何芳）

柯萨奇病毒感染

柯萨奇病毒感染是由柯萨奇病毒（Coxsackie virus，CV）引起的急性传染病。

柯萨奇病毒是微小 RNA 病毒科肠道病毒属，呈球形颗粒状，直径 23～30 mm，由核酸和蛋白质组成，无包膜，属单股正链 RNA 病毒。根据致病性和细胞毒性，柯萨奇病毒分为 A 组和 B 组两大类。A 组有 24 个血清型，B 组有 6 个血清型，各组和各型间很少有交叉免疫。A5、A10、A16 主要与手足口病相关。

柯萨奇病毒经呼吸道和消化道感染，引起急性上呼吸道感染、咽峡炎、心包炎、非化脓性脑膜脑炎、手足口病、中枢神经系统疾病、感染性腹泻、急性流行性出血性结膜炎等，亦有研究表明，柯萨奇病毒 A1，柯萨奇病毒 B1、B2、B3、B4 和 B5 与胰岛素依赖性糖尿病、肝炎、胰腺炎的发生有关。

柯萨奇病毒感染好发于 15 岁以下儿童，严重感染新生儿可引起多器官功能衰竭，妊娠期妇女感染后可引起非麻痹性脊髓灰质炎性病变，可致胎儿宫内感染和畸形。

1 诊断

1.1 病原学检查

1.1.1 血清学检查。

1.1.1.1 特异性 IgM 抗体（ELISA）阳性可作为早期诊断依据，灵敏度高，特异度强。

1.1.1.2 特异性 IgG 抗体（ELISA）水平呈 4 倍及以上升高，具有较大的诊断价值。

1.1.2 病毒分离。

1.1.2.1 发病 4 天内从血液、咽拭子、肛拭子、脑脊液、心包液、疱疹液及组织中分离出病毒，可作为确诊依据。

1.1.2.2 粪便及呼吸道分泌物中分离出病毒，需结合血清学检查综合判断，以排除咽部及肠道无症状带毒者。

1.1.3 分子生物学检查：RT－PCR、real－time PCR、

mNGS 均有较高的灵敏度和特异度，临床已广泛使用。

1.2 诊断

患儿出现疱疹性咽峡炎、急性呼吸道感染、急性病毒性脑膜炎/脑炎、急性流行性出血性眼结膜炎、急性心肌炎、手足口病等表现。有以上症状时，需询问流行病学史，血清学检查阳性、分离出病毒，即可诊断。

2 治疗

利巴韦林有抗该病毒的作用，但由于其不良反应，不作为常规推荐。对于心肌病变者，利巴韦林联合磷酸肌酸或曲美他嗪、黄芪注射液可抑制病毒复制，提高疗效。

母亲在围产期怀疑肠道病毒感染，或新生儿室有类似肠道病毒感染患儿，新生儿可肌注免疫球蛋白，以降低发病率及减轻病情。

3 预防

重点仍以切断传播途径为主，目前尚无可用的疫苗。

参考文献

[1] Mirand A, Cohen R, Bisseux M, et al. A largescale outbreak of hand, foot and mouth disease, France, as at 28 September 2021 [J]. Euro Surveill, 2021, 26 (43): 2100978.

[2] Liu Z, Yuan J, Yanagawa B, et al. Coxsackievirus-induced myocarditis: new trends in treatment [J]. Expert Rev Anti Infect Ther, 2005, 3 (4): 641-650.

[3] 李梦东, 王宇明. 实用传染病学 [M]. 3 版. 北京: 人民卫生出版社, 2004.

（毕红霞，何芳）

埃可病毒感染

埃可病毒感染是由埃可病毒（Enterocytopathogenic human orphan virus，ECHO virus）引起的，可累及中枢神经系统、胃肠道和呼吸道等。

埃可病毒属于小 RNA 病毒科中的肠道病毒属，已发现 34 个血清型，为无包膜正链 RNA 病毒，是 24 面体构型。埃可病毒衣壳由 VP1～VP4 四种蛋白质组成的 60 个亚基构成。在确定宿主范围和趋向性、将 RNA 基因组呈递至宿主细胞的细胞质方面，这些蛋白质发挥重要作用。

全世界均有埃可病毒感染发生，多为散发流行，也可有较大流行甚至暴发。感染者以儿童为主。临床症状及疾病严重程度取决于病毒血清学，宿主的免疫状态、年龄、性别等。

绝大部分患者无症状，常见症状为发热，也可有中枢神经系统和呼吸道感染、急性胃肠炎、皮疹等表现。埃可病毒较易侵犯中枢神经系统，以无菌性脑膜炎多见，亦可导致瘫痪性病变、脑炎。

1 诊断

根据流行病学史、发热等临床症状，结合以下实验室检查可以诊断。

1.1 病毒分离

细胞培养分离到埃可病毒。

1.2 血清学检查

ELISA 检测特异性 IgM 抗体阳性。患者急性期与恢复期双份血清 IgG 抗体水平呈 4 倍及以上升高。

1.3 分子生物学检测

应用 PCR 技术检测患者标本（粪便、血清、脑脊液等）中埃可病毒 RNA。

2 治疗

埃可病毒感染为自限性疾病，一般支持治疗和对症支持治疗是关键。目前尚无针对病原体的特效药物。利巴韦林可用于早期发热患者，10~15 mg/（kg·d），分 2 次肌内注射或静脉滴注，疗程 5~7 天。孕妇及哺乳期妇女忌用。

2.1 一般治疗

加强休息，给予流质/半流质、易消化吸收食物。按消化道传染病隔离。

2.2 对症支持治疗

高热时予以药物或物理降温。对脑膜炎及脑炎患者予脱水、肾上腺皮质激素。免疫功能低下的患者如持续存在埃可病毒感染，可予静脉注射丙种球蛋白。

3 预防

目前无针对埃可病毒感染的疫苗。对埃可病毒感染患者应行常规消化道传染病隔离，一般隔离时间为 2 周。对医院环境进行消毒。强调手卫生的重要性。接触患者的婴幼儿，可予人血清丙种球蛋白 3~6 mL 作为预防。

参考文献

[1] 王宇明，李梦东. 实用传染病学 [M]. 4 版. 北京：人民卫生出版社，2017.

[2] 李春辉，吴安华. 埃可病毒感染特征及医院感染防控要点 [J]. 中国感染控制杂志，2019，18 (9)：882-887.

[3] Pascal S M, Garimella R, Warden M S, et al. Structural biology of the enterovirus replication-linked 5'-cloverleaf RNA and associated virus proteins [J]. Microbiol Mol Biol Rev，2020，84 (2)：e00062-19.

（何达，刘真真）

手足口病（EV－A71 感染）

手足口病（Hand foot and mouth disease，HFMD）是一种常见儿童传染病，以手、足、臀、口腔出现斑丘疹、丘疹、疱疹为特点并常伴有发热。手足口病是由肠道病毒感染引起，柯萨奇病毒、埃可病毒以及肠道病毒 71 型（Enterovirus A71，EV－A71）是最常引起手足口病的病原体。重症及死亡病例常常由 EV－A71 导致。本节将介绍 EV－A71 相关手足口病。

EV－A71 属单股正链 RNA 病毒，为小 RNA 病毒科 EV 属 A 组。EV－A71 又可分为 7 个基因组（A~G）。大多数 EV－A71 分离株属于 B 或 C 基因组，每个基因组进一步分为亚基因组。亚基因组 B4、B5 和 C4 主要见于亚洲地区，而 C1 和 C2 主要在欧洲和亚太地区传播。

EV－A71 主要感染学龄前儿童。由于 3 岁以下儿童几乎无 EV－A71 抗体，因此是主要的高危险人群。EV－A71 感染多为自限性轻症，主要表现为发热、手足口病，即手、足、臀、口腔出现斑丘疹、丘疹、疱疹，疱内液体较少，疱疹周围可有炎性红晕。部分病例皮疹不典型，仅见于单一部位，或仅表现为斑丘疹。极少数情况下，它会导致严重的神经系统疾病，如脑膜炎、脑炎以及急性弛缓性脊髓炎。

1 诊断

根据流行病学史，流行季节发病，并伴有发热、皮疹，结合以下实验室检查可以诊断。

1.1 病毒分离

分离到肠道病毒，并鉴定为 EV－A71。

1.2 血清学检查

血清病毒 IgM 抗体阳性，恢复期血清病毒中和抗体水平比急性期有 4 倍及以上升高。

1.3 分子生物学检测

EV－A71 特异性核酸检测阳性。

2 治疗

目前尚无特效抗病毒药物。有报道早期使用利巴韦林静脉滴注、干扰素 α 喷雾或雾化可能有一定疗效。利巴韦林治疗须关注其生殖毒性和不良反应。

2.1 一般治疗

清淡饮食，加强休息。口腔及皮肤做好护理，预防继发感染。发热予物理降温或退热药物降温处理。营养支持，维持水、电解质平衡。

2.2 重症病例治疗

2.2.1 神经系统受累治疗。

2.2.1.1 控制颅内压，可予甘露醇 $0.5 \sim 1.0$ g/kg，$4 \sim 8$ 小时 1 次，必要时给予呋塞米。

2.2.1.2 予肾上腺皮质激素治疗，甲基泼尼松龙 $1 \sim 2$ mg/（kg·d）、氢化可的松 $3 \sim 5$ mg/（kg·d）、地塞米松 $0.2 \sim 0.5$ mg/（kg·d）。

2.2.2 呼吸循环衰竭治疗。

2.2.2.1 保持呼吸道通畅。

2.2.2.2 对于呼吸道功能障碍，及时气管插管，并予正压机械通气。

2.2.2.3 维持血压稳定，限制液体的入量。

2.2.2.4 必要时予米力农、多巴酚丁胺、多巴胺等血管活性药物。

2.2.2.5 若继发细菌感染，予抗菌药物治疗。

2.2.3 恢复期治疗：对患者进行康复治疗，促进各脏器功能恢复。

3 预防

3.1 一般预防措施

注意隔离，防止交叉感染，患者物品予以严格消毒，勤洗手，不吃生冷食物。

3.2 接种疫苗

目前我国已开发出获得许可的 EV－A71 灭活疫苗，自 2016

年以来，已在目标年龄的儿童中广泛接种。可对 6 月龄至 5 岁儿童接种 EV－A71 灭活疫苗。基础免疫疗程为 2 剂次，间隔 1 个月，鼓励在 12 月龄前完成疫苗接种。

3.3 加强医院感染控制

3.3.1 设置专门诊室接待手足口病患者及疑似病例。

3.3.2 接触手足口病患者时，采取标准预防措施。

3.3.3 对诊疗环境予以严格消毒。

参考文献

[1] 王宇明，李梦东. 实用传染病学［M］. 4 版. 北京：人民卫生出版社，2017.

[2]《手足口病诊疗指南（2018 年版）》编写专家委员会. 手足口病诊疗指南（2018 年版）［J］. 中华传染病杂志，2018，36（5）：257－263.

[3] Fernandez－Garcia M D，Volle R，Joffret M L，et al. Genetic characterization of enterovirus A71 circulating in Africa［J］. Emerg Infect Dis，2018，24（4）：754－757.

（何达，刘真真）

急性出血性结膜炎（EV－70 病毒感染）

急性出血性结膜炎（Acute hemorrhagic conjunctivitis，AHC）又称流行性急性出血性结膜炎，我国称流行性红眼病。AHC 的病原体多样，如柯萨奇病毒 A 组、B 组，腺病毒及肠道病毒 70 型（Enterovirus 70，EV－70）等。EV－70 是 AHC 的主要病原体，本节将对其进行介绍。

EV－70 属微小 RNA 病毒科肠道病毒属，为单股正链 RNA 病毒，蛋白外壳呈对称排列的 20 面体，无包膜。

AHC 为接触传染，传染性强，潜伏期短，多发于夏秋季节，冬春季节亦有流行。各年龄段人群均有发病，因此人群普遍易感。AHC 临床表现为起病急剧，眼部刺激症状明显，如有流泪、异物感、刺痛、畏光等，常常合并眼球结膜下出血，从细小的出血点至整个球结膜下出血，但极少累及巩膜和虹膜。

1　诊断

主要通过流行病学史，临床症状、体征，再结合以下实验室检查中的任何 1 项，即可做出诊断。

1.1　流行病学史

发病期有明确的接触史，当地有 AHC 流行。

1.2　临床症状、体征

1.2.1　起病急，潜伏期短，通常在 1~2 小时内出现异物感、畏光、流泪、刺痛等症状，双眼同时或先后发病。

1.2.2　眼睑水肿，结膜充血，并见点片状结膜下出血。

1.2.3　分泌物早期为水性，后期为黏液性。

1.2.4　经荧光素钠染色后，在裂隙灯显微镜下可见角膜上皮层多发点状剥落。

1.2.5　睑结膜及穹窿部结膜滤泡增生。

1.2.6　耳前淋巴结肿大、压痛。

1.3　实验室检查

1.3.1　结膜拭子或结膜刮取物分离培养到 EV－70。

1.3.2 患者血清抗－EV－70 抗体水平恢复期比急性期升高 4 倍及以上。

1.3.3 针对结膜刮片间接免疫荧光法检测发现病毒抗原。

1.3.4 通过 RT－PCR 检测分泌物中病毒 RNA，一般只能检测到病毒种水平，需使用特殊 PCR 引物或基因组测序识别血清型。

2 治疗

目前无特效抗病毒药物。基因工程干扰素滴眼剂有广谱抗病毒作用，可能对 AHC 有一定治疗效果，但研究报道有限。4% 吗啉双胍滴眼剂、0.1% 羟苄苯并咪唑滴眼剂、0.1% 三氮唑核苷滴眼剂、0.5% 利福平眼膏对某些病毒株有抑制作用。继发细菌感染，可加用抗菌药物治疗。

3 预防

加强公共卫生的监督管理，尤其是游泳池、浴池、旅馆、理发店等；AHC 患者避免进入公共场所；养成良好的个人卫生习惯，分盆、分巾，勤洗手，不随便揉眼；医院器械物品应严格消毒，防止交叉感染。

参考文献

[1] 王宇明，李梦东. 实用传染病学 [M]. 4 版. 北京：人民卫生出版社，2017.

[2] 上海市突发急性眼部疾病公共卫生应急防控和管理专家组，感染性结膜炎临床眼科防控专家共识 [J]. 上海医药，2021，42（2）：3－8.

[3] Füzik T, Moravcová J, Kalynych S, et al. Structure of human enterovirus 70 and its inhibition by capsid－binding compounds [J]. J Virol, 2022, 96 (17)：e0060422.

[4] Nix W A, Oberste M S, Pallansch M A. Sensitive, seminested PCR amplification of VP1 sequences for direct identification of all enterovirus serotypes from original clinical specimens [J]. J Clin Microbiol, 2006, 44 (8)：2698－2704.

（何达，刘真真）

鼻病毒感染

鼻病毒感染是由鼻病毒（Rhinovirus，RhV）引起的。鼻病毒导致人类普通感冒，是人类病毒性上呼吸道感染最常见病原体。

鼻病毒属于小RNA病毒科鼻病毒属，是小型单股正链RNA病毒，有100多个血清型。鼻病毒可分为RV－A、RV－B和RV－C三型，RV－A和RV－C导致的临床症状重，无症状携带者通常为RV－B感染，RV－C感染多见于儿童，RV－A感染多见于成人。病毒核心为单链RNA，核心外有蛋白衣壳，无包膜。衣壳具有二十面体对称结构，包含四种鼻病毒多肽（VP1～VP4）。病毒表面包含许多凹陷区域，与结合宿主细胞受体相关。

鼻病毒感染主要发生在早春及气温突降时节。人群对鼻病毒普遍易感，潜伏期为1～2天。常有鼻塞、流涕、咽痛、喷嚏、咳嗽、头痛、体温稍增高或正常等上呼吸道感染症状。病程持续约1周。有研究表明，在哮喘患者、婴儿、老年人、免疫受限人群中易发现鼻病毒相关的下呼吸道感染。其与慢性肺部疾病的恶化、哮喘发作、婴儿严重细支气管炎、老年人和免疫受限人群的致命性肺炎相关。

1 诊断

鼻病毒的确诊可依据病原学检查，如鼻病毒核酸检测、血清学检查及病毒分离培养。其中，在鼻病毒感染后的1～3周内无法检测到抗体。因此，虽然抗体检测对流行病学研究有用，但无法诊断鼻病毒的急性感染。病毒分离培养包括传统培养、快速培养和器官培养。分子生物学方法主要包括传统实时RT－PCR、实时定量RT－PCR、基因分型和全基因组测序等。

2 治疗

鼻病毒感染为自限性疾病，目前无针对鼻病毒感染的特定抗病毒治疗。治疗主要以减轻患者症状为主。

3 预防

鼻病毒血清型众多，通过接种疫苗预防感染缺乏可行性。常见预防措施包括戴好口罩、勤洗手、加强室内的通风换气、减少与他人的接触、少去人多拥挤的公共场所、加强营养、增强体质。

参考文献

[1] 王宇明，李梦东. 实用传染病学 [M]. 4 版. 北京：人民卫生出版社，2017.

[2] Diane E Pappas. Epidemiology, clinical manifestations，and pathogenesis of rhinovirus infections. UpToDate，2023. https：//112. 2. 34. 14：9095/Contents/epidemiology－clinical－manifestations－of－rhinovirus－infections?search=鼻病毒 & source=search－result & selectedTitle=1％7E81 & usage－type=default & display _ rank=1.

[3] Jacobs S E，Lamson D M，St George K，et al. Human Rhinoviruses [J]. Clin Microbiol Rev，2013，26（1）：135－162.

（何达，刘真真）

腺相关病毒感染

腺相关病毒（Adeno－associated virus，AAV）是感染人和其他灵长类动物的小型复制缺陷病毒。AAV 不能独立存在，需在辅助病毒（人腺病毒、单纯疱疹病毒等）存在下才能复制增殖。

AAV 属于细小病毒科依赖病毒属，为无包膜单链线状 DNA 病毒。其为正二十面体结构，基因组大小约 4.7 kb。AAV 有 2 个开放阅读框（Rep 与 Cap），末端重复序列（Inverted terminal repeat，ITR）位于开放阅读框两侧。Rep 基因编码的蛋白对病毒的包装和复制起重要作用。Cap 基因编码的结构蛋白负责病毒颗粒的整合、复制和装配。ITR 是病毒基因组包装入病毒衣壳所需的顺式元件。根据病毒衣壳，AAV 有十多种不同血清型，包括 9 种常见血清型（AAV1～9），以及 AAV10、AAV－DJ、AAV－DJ/8 等。

AAV 成功感染细胞后进入潜伏状态，当辅助病毒存在时，就会进入产毒性感染，此时，AAV 病毒基因在宿主细胞体内进行大量复制。AAV 不仅能感染分裂细胞（如胚胎干细胞等），也能感染非分裂细胞（如视网膜细胞、神经元细胞等），能在人体内长期高效表达，适合作为基因治疗载体，在人类疾病基因治疗中显示巨大潜力。AAV 介导的基因治疗常用于 A 型和 B 型血友病、家族性高胆固醇血症、多种肌肉疾病（杜兴肌营养不良症等）、肌萎缩侧索硬化症、遗传性眼病等。

既往研究认为 AAV 是一种非致病性病毒。目前尚不确定 AAV 是否会引起疾病，但会引起温和的免疫反应。很少有研究涉及 AAV 感染对人类健康的影响，而且研究结果常常相互矛盾。最近研究表明，AAV2 可能与 2022 年全球暴发的儿童不明原因肝炎相关。AAV2 并非单独作用，更可能是与其他病毒（人腺病毒、单纯疱疹病毒、EB 病毒）联合作用导致不明原因肝炎。但是目前仍没有 AAV2 导致不明原因肝炎的直接证据。同时有报道认为 AAV 通过插入突变机制导致肝细胞癌的发生。除此之外，有研究提示 AAV 可以抑制人乳头瘤病毒（Human papilloma virus，HPV）感染及 HPV 相关宫颈癌的发生。生殖系统 AAV

感染可能对生殖产生不利影响，包括胎盘相关的并发症、自然流产以及生育障碍。其中子宫黏膜和滋养层细胞感染 AAV 会干扰胎盘发育并导致早期流产。AAV 可能干扰精子发育及活力，导致男性不育。

人群可能通过与感染者直接接触感染 AAV 或通过污染环境间接感染 AAV。传播途径包括呼吸道、胃肠道、母婴传播以及可能的性传播。

1　诊断

1.1　血清学检查

人类血液、分泌物、组织等标本中检测到抗 AAV 抗体（我国可检测）。

1.2　分子生物学检测

应用 PCR 技术或 mNGS 检测患者标本中 AAV DNA。

2　治疗

目前暂无针对 AAV 的特定抗病毒治疗。若存在与辅助病毒（人腺病毒、单纯疱疹病毒等）共感染的情况，以治疗辅助病毒为主。

3　预防

接受 AAV 基因治疗的患者，需长期随访监测，以防 AAV 相关肿瘤（如肝细胞癌）发生。

参考文献

[1] Sant' Anna T B, Araujo N M. Adeno-associated virus infection and its impact in human health: an overview [J]. Virol J, 2022, 19 (1)：173.

[2] Tacke F. Childhood hepatitis outbreak under scrutiny [J]. Nature, 2023, 617 (7961)：471-472.

[3] 翟贯星，傅卫辉，徐建青，等. 腺相关病毒载体优化的研究进展 [J]. 复旦学报（医学版），2021，48 (6)：827-833.

（何达，刘真真）

人冠状病毒感染

人冠状病毒感染多由 HCoV－229E、HCoV－OC43、HCoV－NL63、HCoV－HKU1 导致，通过直接接触感染者的分泌物或大颗粒飞沫感染而引起以呼吸道感染为主的疾病。

冠状病毒属于网巢病毒（Nidovirales）目冠状病毒科，为正链 RNA 病毒。冠状病毒科进一步分为 4 个属：α 属、β 属、γ 属和 δ 属冠状病毒。人冠状病毒（Human coronavirus，HCoV）属于其中两个属：α 属冠状病毒（HCoV－229E 和 HCoV－NL63）和 β 属冠状病毒（HCoV－HKU1、HCoV－OC43）。

该病毒可造成急性或慢性感染，病变主要累及上呼吸道，部分患者还可出现下呼吸道、消化道和神经系统感染，HCoV 呼吸系统感染主要发生在冬季，在心肺疾病患者、免疫力低下人群、婴儿和老年人中常见。尚无针对 HCoV 感染的确切有效治疗药物。

1 诊断

1.1 病原学检查

病毒 RNA 检测：呼吸道分泌物行 RT－PCR 病毒核酸检测，可有效检测 4 种已知 HCoV 毒株，因此已取代其他诊断方法。

1.2 诊断标准

实验室检查提示 HCoV RNA 检测阳性即可诊断。

2 治疗

2.1 抗病毒治疗

暂无针对 HCoV 感染的治疗推荐，有研究发现洛匹那韦/利托那韦、氯喹有抑制病毒复制的作用。

2.2 其他治疗

主要是按需给予对症支持治疗。

3 预防

该病目前无有效疫苗，无有效暴露预防药物。发生 HCoV 暴露后，立即洗手和小心处置被鼻分泌物污染的物品。

参考文献

［1］ Shao N，Zhang C，Dong J，et al. Molecular evolution of human coronavirus－NL63，－229E，－HKU1 and－OC43 in hospitalized children in China［J］. Front Microbiol，2022，13：1023847.

［2］ Kesheh M M，Hosseini P，Soltani S，et al. An overview on the seven pathogenic human coronaviruses［J］. Rev Med Virol，2022，32（2）：e2282.

（张艳芳，刘真真）

札幌病毒感染

札幌病毒（Sapovirus）是引起人类及其他动物急性胃肠炎的肠道病毒之一。

札幌病毒属于杯状病毒科札如病毒属，呈无包膜病毒颗粒，为单股正链 RNA 病毒，基因组大小为 7.1~7.7 kb。有 19 个病毒基因组（GⅠ~GⅩⅨ），其中 GⅠ、GⅡ、GⅣ和 GⅤ感染人类。

札幌病毒感染引起的散发和暴发病例主要通过人与人密切接触、受粪便污染的物体以及受污染的水或食物传播。目前已在多个国家腹泻病例中检出，国内散发腹泻病例中检出率较低，广西、重庆、上海、深圳等地均有报道。札幌病毒感染病例占全球腹泻发作病例的 1%~17%，其中幼儿和老年人的发病率最高。半封闭环境发病率最高，如学校、日托中心、医院、军事机构和疗养院等。札幌病毒感染全年均可发生，以 6 月和 7 月发病率最高。常见症状包括腹泻、恶心、呕吐和腹痛，引起的胃肠炎症状通常与诺如病毒类似，但呕吐较少，症状更轻，病程更短，通常 1~3 天缓解。

1 诊断

1.1 病原学检查

病毒 RNA：大便行 RT－PCR 是最常见的札幌病毒诊断方法。

1.2 临床诊断标准

1.2.1 腹泻（如 24 小时内≥3 次稀便或水样便，或者多次稀便或水样便，超过儿童每日常规排便次数 2 次或以上），伴或不伴有呕吐、发热或腹痛。

1.2.2 无肉眼血便和黏液便。

1.2.3 缺乏非典型特征。

1.3 确诊标准

大便病毒核酸阳性是确诊"金标准"。

2 治疗

2.1 抗病毒治疗指征

该病无特效抗病毒药物，通常呈自限性。

2.2 其他治疗

采用对症支持治疗，WHO 建议用口服补液、常规营养或继续母乳喂养以及补充锌来治疗腹泻。

3 预防

该病目前无有效疫苗。勤洗手、正确处理粪便或呕吐物污染的物品、限制与感染者的接触，可减少感染的发生。

参考文献

[1] Magwalivha M，Kabue J－P，Traore A N，et al. Prevalence of Human Sapovirus in Low and Middle Income Countries [J]. Adv Virol，2018，2018：5986549.

[2] Becker－Dreps S，González F，Bucardo F. Sapovirus：an emerging cause of childhood diarrhea [J]. Curr Opin Infect Dis，2020，33（5）：388－397.

[3] Razizadeh M H，Khatami A，Zarei M. Global molecular prevalence and genotype distribution of Sapovirus in children with gastrointestinal complications：A systematic review and meta－analysis [J]. Rev Med Virol，2022，32（3）：e2302.

（张艳芳，刘真真）

严重急性呼吸综合征

严重急性呼吸综合征（Severe acute respiratory syndrome，SARS）是一种通过近距离呼吸道飞沫、黏膜接触及其他方式（粪-口、空气）传播的传染病，根据《中华人民共和国传染病防治法》，为乙类传染病，按甲类传染病管理。

导致 SARS 的病原体是一种冠状病毒，称为 SARS 冠状病毒（SARS-CoV）。2019 年出现的新型冠状病毒命名为 SARS-CoV-2，之后就将 SARS-CoV 称为 SARS-CoV-1。SARS-CoV-1 属于网巢病毒目冠状病毒科冠状病毒属，为 β 属 B 亚群冠状病毒。病毒呈球形，直径约 100 nm，是有包膜的单股正链 RNA 病毒，是目前已知的最大的 RNA 病毒。S 蛋白是该病毒的主要抗原成分和病毒与受体结合的部位，与病毒引起的细胞融合有关。M 蛋白是一种膜糖蛋白，参与病毒的出芽和包膜的形成。N 蛋白是一种磷酸蛋白，功能尚不清楚，可能参与病毒核酸的合成。HE 蛋白仅见于少数几种毒株，可能与某些毒株的血凝特性有关。

SARS 患者感染第 1 周常出现流感样前驱症状，临床症状包括发热、不适、肌痛、头痛和僵直；咳嗽（最初是干咳）、呼吸困难和腹泻可在发病第 1 周出现，但在发病第 2 周更为常见；严重者发展为进展迅速的呼吸窘迫和血氧饱和度降低，约 20% 需要重症监护；部分患者出现腹泻，腹泻量大，呈水样，无血或黏液。自 2003 年 7 月起，全球 SARS 患者人数、疑似病例人数均不再增长，该次 SARS 疫情基本结束。

1 诊断

1.1 病原学检查

1.1.1 核酸检测。

1.1.1.1 病毒核酸检测：RT-PCR 检测 SARS-CoV-1 呈阳性。

1.1.1.2 至少采集两种不同的临床标本（如鼻咽和粪便），

或在病程中 2 次或多次采集的相同临床标本（如序贯鼻咽抽吸物），或每次检测时采用两种不同的检测方法，或使用从原始临床样本中提取的新 RNA 进行重复 RT－PCR。

1.1.2 血清学检查。血清抗体检测：急性期血清抗体阴性，恢复期血清抗体阳性；或恢复期血清抗体水平较急性期升高 4 倍及以上。

1.1.3 病毒分离培养：在高级别生物安全实验室条件下，可从任何临床标本中进行细胞培养分离，并使用 RT－PCR 等经过验证的方法鉴定 SARS－CoV－1。

1.2 SARS 患者诊断标准

1.2.1 临床疑似标准。

1.2.1.1 疫区居住史或可疑接触史。

1.2.1.2 发热。

1.2.1.3 气促、呼吸困难或腹泻。

1.2.1.4 白细胞计数正常或降低，淋巴细胞绝对值低于 1000 个/mm^3。

1.2.1.5 正规使用抗菌药物 3 天，体温无降低趋势。

1.2.1.6 无其他呼吸道感染或其他病毒感染依据。

1.2.2 临床医学观察标准：在上述病史中，患者发热少于 3 天、伴随症状不明显或血白细胞计数在正常范围（特别是淋巴细胞绝对值在正常范围）。

1.2.3 临床确诊标准。在临床疑似标准基础上伴有以下几点：

1.2.3.1 密切接触史，特别是接触已发病或高度疑似患者；或者在本人发病后，有与之接触的其他人相继发病。

1.2.3.2 淋巴细胞绝对值持续降低或进行性下降，特别是 T 细胞亚群中的 CD4＋及 CD8＋T 细胞绝对值同时降低。

1.2.3.3 出现与年龄不相符的低氧血症，且无其他引起低氧血症的病因。

1.2.3.4 胸部 X 线检查：肺部有不同程度的片状、斑片状浸润阴影或呈网状改变，或在原来肺部病变基础上出现肺部浸润阴影。

1.2.3.5 正规使用广谱抗菌药物治疗 1 周无效。

1.2.3.6　C 反应蛋白不升高。

1.2.3.7　巨细胞病毒抗体、EBV 抗体阴性，支原体、衣原体抗体阴性，军团菌抗体阴性。

1.2.4　实验室确诊标准。

1.2.4.1　血液、漱口液或粪便病毒分离发现 SARS－COV－1。

1.2.4.2　发病 10 天后，血液中 SARS－COV－1 抗体阳性。

1.3　重症 SARS 患者诊断标准

1.3.1　床上活动或短期脱离氧气即出现明显呼吸窘迫，呼吸频率>30 次/分钟，或血氧饱和度下降至<90％。

1.3.2　改良氧合指数<200mmHg，或鼻导管吸氧（5 L/min）状态下血氧饱和度持续低于 92％（动脉血氧分压持续低于 60 mmHg）。

1.3.3　胸片出现多叶病变或 48 小时内胸片高密度区进展>50％。

1.3.4　肺外脏器功能衰竭。

1.3.5　有糖尿病、慢性阻塞性肺疾病、肿瘤（特别是化疗中）、自身免疫性疾病或年龄超过 60 岁应视为潜在重症患者。

2　治疗

2.1　临床医学观察患者的治疗

2.1.1　家庭相对隔离：患者应在家里单独房间居住，房间应当通风，有条件的应当适当进行空气消毒，患者和家人均应当戴口罩，特别是在近距离接触时。

2.1.2　根据医生考虑的诊断进行正规治疗，包括适当的退热药物、抗病毒药物和抗菌药物。

2.1.3　观察期应以 3 天为限，其间患者明显好转可以排除 SARS 的可能性。

2.1.4　应当嘱患者在观察期间如出现任何呼吸困难、腹泻，或 3 天的治疗不能使体温下降甚至升高，应立即到医院就诊。

2.2　SARS 患者常规治疗

早期有效的综合治疗是很重要的。SARS 综合治疗的目的包括：保证氧供给和氧消耗的平衡、抑制病毒和细胞因子引起的炎症反应、防止和控制激素引起的继发性病变、呼吸功能的支持和重要脏器保护、基础疾病的治疗和心理治疗。

2.2.1 一般治疗。

2.2.1.1 隔离休息：所有 SARS 患者均应适当限制活动，重症患者应当严格限制活动，必要时应留置导尿管。

2.2.1.2 监护：所有重症患者和潜在重症患者均应进行床旁监护。

2.2.1.3 吸氧：所有患者均应吸氧，吸氧方式根据患者的病情（特别是患者血氧情况）而定。循环稳定的患者维持血氧饱和度在 92% 以上，根据这个标准调整吸氧方式和吸氧浓度。循环不稳定的患者应以血液气体分析为准。所有患者应当间断查血气分析，防止出现 CO_2 潴留。

2.2.2 类固醇皮质激素的使用。

2.2.2.1 适应证及使用时间：一旦确诊 SARS 即应早期使用。

2.2.2.2 用法及用量：对临床确诊的 SARS 患者，应常规用肾上腺皮质激素。无基础疾病的轻症患者可口服泼尼松 40 mg/d，也可使用甲基波尼松龙静脉滴注：40 mg，静脉滴注，每天 1 次或 12 小时 1 次，5 天，临床症状明显好转后开始减量，疗程为 2 周。

2.2.2.3 对确诊的重症患者或观察中病情加重的患者（吸氧条件下淋巴细胞绝对值持续减少或血氧饱和度持续低下者，老年人和有慢性基础病的人容易出现此类情况），可加大至 80 mg，静脉注射，12 小时 1 次，5 天，临床症状明显好转后开始减量，总疗程 3 周。

2.2.2.4 部分患者治疗过程中出现体温波动，应注意合并感染的可能性。C 反应蛋白可以帮助判断，多发生在治疗的 10~14 天，此时应降低用量，并加强抗菌药物治疗。

2.2.2.5 需要注意的是，目前认为糖皮质激素治疗的临床获益尚不明确，糖皮质激素的治疗时机、剂量及疗程还存在争论，而即时和迟发性毒性反应较常见。

2.2.3 抗病毒药物的使用。尚无肯定有效药物治疗。在流行期间，大部分患者接受了利巴韦林治疗，但大多数专家目前认为利巴韦林没有确定有效的作用。体外研究发现，洛匹那韦/利托那韦可能具有一定的抗病毒活性，但尚未确定其临床有效性。在体外，瑞德西韦具有抗病毒活性。

2.2.4　抗菌药物治疗。对于就诊较早的轻症患者，没有证据认为具有使用抗菌药物的必要性。但考虑到患者免疫功能低下和合并感染的可能性，未排除合并细菌感染时，可使用抗菌药物治疗细菌感染。抗菌药物品种的选择根据患者的背景因素、感染程度、基础疾病等进行综合判断。

2.2.5　全身对症支持治疗和器官功能保护。

2.2.5.1　严格控制血糖，特别是有糖尿病的患者，血糖应当控制在 200 mg/dL 以内。

2.2.5.2　控制血压和扩冠药物的使用：应当将患者血压控制在患者此次病前的合适水平。有冠心病的患者，应常规使用扩冠药物，防止在低氧状态下出现心脏意外。

2.2.5.3　保证电解质平衡和容量供给，必要时可以补充血浆或白蛋白。

2.2.5.4　保证患者尿量不小于 30 mL/h 。

2.2.5.5　病情严重或合并细菌感染的患者可考虑使用免疫球蛋白 200～300 mg/（kg·d），连续使用 5 天。免疫球蛋白对于 SARS 患者预后的益处尚需进一步证实。

2.2.6　呼吸功能支持治疗。

2.2.6.1　无创机械通气的适应证：有明显呼吸窘迫的表现，或改良氧合指数<200 mmHg。

2.2.6.2　有创机械通气的适应证：无创机械通气治疗呼吸窘迫和改良氧合指数无改善，或昏迷，或无创机械通气不能耐受，或近期行上消化道手术。

2.2.7　基础病治疗：患者患 SARS 以前的任何基础病，特别是治疗过程中的基础病，都应当引起足够重视，并得到正确的检查和治疗。

2.2.8　心理治疗：医护人员应当了解患者的心理状态，适时安慰、关心患者，使他们建立起战胜疾病的信心。同时让他们认识疾病的传染性和潜在危险性，争取得到患者最大程度的配合。

2.3　SARS 治疗有效和出院标准

2.3.1　停用退热药物或糖皮质激素，体温正常 7 天以上。

2.3.2 呼吸系统症状明显改善。

2.3.3 血常规完全恢复正常，包括淋巴细胞绝对值。

2.3.4 胸部影像学显示有明显吸收。

3 预防

3.1 暴露前预防

SARS 主要的传播方式是黏膜（眼、鼻和口腔）接触传染性呼吸道飞沫和/或接触污染物，因此 SARS 流行期间，普通人群应尽量避免聚集，卫生工作人员做好全身防护。

3.2 暴露后预防

有 SARS 高危因素，或与确诊或疑似病例密切接触，无症状者建议进行居家隔离。有轻微呼吸道或消化道症状患者，应及时就医并给予对症支持治疗。

参考文献

[1] World Health Organization. WHO guidelines for the global surveillance of severe acute respiratory syndrome（SARS）：Updated recommendations，October 2004［EB/OL］. https://www.who.int/publications/i/item/who-guidelines-for-the-global-surveillance-of-severe-acute-respiratory-syndrome-(-sars).

[2] 北京协和医院 SARS 联合攻关组. 北京协和医院严重急性呼吸综合征（SARS）诊疗指南（草案）［J］. 基础医学与临床，2003，23（3）：225-228.

（吴东波，叶慧）

中东呼吸综合征

中东呼吸综合征（Middle East respiratory syndrome，MERS）是由冠状病毒引起的急性呼吸道传染病，病死率可高达 37%。

中东呼吸综合征冠状病毒（MERS-CoV）属于网巢病毒目冠状病毒科冠状病毒属，人类和骆驼多见 C 系 β 属冠状病毒，是单股正链 RNA 病毒。MERS-CoV 形态结构在电镜下多表现为皇冠状，表面有许多突起，大的突起主要是刺突蛋白，小的有膜成分在内。MERS-CoV 的基因组可分为 A、B 亚群，但主要集中于 B 亚群。基因组有 4 个结构蛋白基因（刺突蛋白基因、核衣壳蛋白基因、膜蛋白基因及包膜蛋白基因），分别编码相应蛋白，其中以刺突蛋白最为重要。刺突蛋白介导 MERS-CoV 进入体内，并诱发机体的免疫反应。

MERS 患者最早于 2012 年 9 月在沙特被发现，绝大多数病例聚集在沙特，波及中东、亚洲、欧洲等地区的超过 27 个国家。大多数患者表现为严重的急性呼吸道症状，以肺炎最为常见，主要表现为发热、咳嗽、呼吸急促，较多患者出现呼吸衰竭，部分患者合并急性肾衰竭。

1 诊断

1.1 病原学诊断

1.1.1 核酸检测。

1.1.1.1 RT-PCR 检测支气管肺泡灌洗液、痰和气管分泌物等含有较高病毒载量的下呼吸道标本。患病期间应每隔 2~3 天采集下呼吸道样本，直到连续 2 次检出阴性结果。

1.1.1.2 针对 MERS-CoV 的 *upE* 基因或核衣壳蛋白基因的 RT-PCR 检测可用于疾病筛查。

1.1.1.3 针对筛查阳性患者，需扩增 MERS-CoV 的 *ORF1a* 基因、*ORF1b* 基因或核衣壳蛋白基因进行确诊。

1.1.2 血清学检查。

1.1.2.1 因条件限制无法开展核酸扩增检测的机构，也可用血清学检查确认 MERS-CoV 感染，通常使用 ELISA 和间接免疫荧光试验（IFA）。

1.1.2.2 采用血清学抗体检测确认 MARS-CoV 感染时，需要双份血清标本。两份血清样本应间隔 3~4 周采集，第 1 次采集应在症状开始的第 1 周进行。抗体水平呈 4 倍及以上增高可以作为确诊依据。

1.1.2.3 如果只能收集单一血清标本，则至少应在症状出现后 14 天内进行。

1.1.3 病毒分离培养：可从下呼吸道标本中分离出 MERS-CoV，但通常难以在细胞中进行分离培养。

1.2 诊断标准

1.2.1 疑似病例：患者的流行病学史和临床表现符合 MERS 表现，但尚无实验室确认依据。

1.2.1.1 流行病学史：发病前 14 天内有中东地区或疫情暴发地区旅游或居住史，或与疑似、临床诊断、确诊病例有密切接触史。

1.2.1.2 临床表现：难以用其他原因解释的发热，伴呼吸道症状。

1.2.2 临床诊断病例。

1.2.2.1 满足疑似病例标准，仅有实验室阳性筛查结果（如仅呈单靶标 PCR 或单份血清抗体阳性）的患者。

1.2.2.2 满足疑似病例标准，因仅有单份采集或处理不当的标本而导致实验室检查结果阴性或无法判断结果的患者。

1.2.3 确诊病例：具备下述四项之一即可确诊。

1.2.3.1 至少病毒的 2 个靶基因 PCR 检测阳性。

1.2.3.2 单个靶标 PCR 阳性产物，经基因测序确认。

1.2.3.3 在高级别生物安全实验室条件下，从呼吸道标本中分离出 MERS-CoV。

1.2.3.4 恢复期血清中 MERS-CoV 抗体水平较急性期阳转或呈 4 倍及以上升高。

2 治疗

目前尚无明确有效的抗病毒药物。针对 MERS 的治疗主要是对症支持治疗，包括液体支持、氧气治疗、呼吸机辅助以及处理并发症等。数据表明，洛匹那韦/利托那韦联合干扰素 β-1b（IFN-β-1b）有临床疗效，尚需进一步研究证实。利巴韦林联用 IFN-α-2b 在体外和动物实验中表现出良好的前景。恢复期血浆、中和性单克隆抗体、由转染色体牛产生的多克隆超免疫抗体、病毒蛋白酶抑制剂等疗效也尚需进一步验证。抗新型冠状病毒药物瑞韦西德的体外实验提示对 MERS-CoV 有抗病毒活性。

3 预防

目前尚无有效疫苗可供临床使用，建议采用非药物干预方式预防 MERS-CoV 的传播，以减少感染动物-人的传播、快速识别病例、隔离确诊病例、追踪医疗机构中与确诊病例有关的密切接触者为核心预防措施。对于一般性防护而言，应加强宣传教育。在有骆驼的农场、畜棚区、养殖场或市场环境中，应当采取一般性个人卫生措施，包括尽可能避免与动物接触，接触动物前后应彻底洗手，以及禁食未煮熟的骆驼肉或生骆驼奶等。

参考文献

[1] 王晓欢，严延生，张智芳，等. 中东呼吸综合征 [J]. 中国人兽共患病学报，2020, 36 (6)：496-502.

[2] 中华人民共和国国家卫生和计划生育委员会. 中东呼吸综合征病例诊疗方案（2015 年版）[J]. 中国病毒病杂志，2015, 5 (5)：352-354.

[3] World Health Organization. Clinical management of severe acute respiratory infection when Middle East respiratory syndrome coronavirus (MERS-CoV) infection is suspected [EB/OL]. (2019-01) [2023-05-06]. https://apps. who. int/iris/bitstream/handle/10665/178529/WHO _ MERS _ Clinical _ 15. 1 _ eng. pdf;jsessionid=BD4B6FD240B454EF60E4A7FBFCC91F9C?sequence=1.

（吴东波，叶慧）

新型冠状病毒感染

新型冠状病毒感染（Coronavirus disease 2019，COVID-19）是由 SARS 冠状病毒 2（SARS-CoV-2）引起的新发传染病，现为《中华人民共和国传染病防治法》规定的乙类传染病。

SARS-CoV-2 属于网巢病毒目冠状病毒科冠状病毒属，为 β 属冠状病毒，是单股正链 RNA 病毒，有包膜，病毒颗粒呈圆形或椭圆形，直径 60～140 nm。病毒颗粒中包含 4 种结构蛋白：刺突蛋白（Spike，S）、包膜蛋白（Envelope，E）、膜蛋白（Membrane，M）、核壳蛋白（Nucleocapsid，N）。新型冠状病毒基因组全长约 29.9 kb，基因组所包含的开放读码框架从 5' 到 3' 依次排列为复制酶（非架构蛋白）、刺突蛋白（S）、包膜蛋白（E）、膜蛋白（M）、核壳蛋白（N）和一些辅助蛋白。

SARS-CoV-2 在传播过程中对基因组的不断复制导致各类变异毒株产生。截至 2022 年年底，WHO 提出的"关切的变异株"（Variant of concern，VOC）有 5 个，分别为阿尔法（Alpha，B.1.1.7）、贝塔（Beta，B.1.351）、伽马（Gamma，P.1）、德尔塔（Delta，B.1.617.2）和奥密克戎（Omicron，B.1.1.529）。奥密克戎变异株相比德尔塔等其他变异株，其传播力和免疫逃逸能力明显增强，在 2022 年年初迅速取代德尔塔变异株成为全球绝对优势流行株。奥密克戎 5 个亚型（BA.1、BA.2、BA.3、BA.4、BA.5）已经先后演变成系列子代亚分支约 709 个，其中重组分支约 72 个。此后全球数月流行的奥密克戎变异株主要为 BA.5.2，但是 2022 年 10 月份以来免疫逃逸能力和传播力更强的 BF.7、BQ.1 和 BQ.1.1 等亚分支及重组变异株（XBB）的传播优势迅速增加，在部分国家和地区已经取代 BA.5.2 成为优势流行株。目前 SARS-CoV-2 还在不断演化变异，今后可能会出现新的优势流行株。

COVID-19 的常见临床表现为发热、咳嗽、咽干、咽痛等，部分患者可有肌痛、鼻塞、流涕、嗅觉味觉减退或丧失、结膜炎、呕吐和腹泻等临床表现。COVID-19 临床分为轻型、中型、重型和危重型。COVID-19 需与其他病毒性肺炎、细菌性肺炎、川崎病及一些非感染性疾病相鉴别，同时 COVID-19 引起的心肌炎需与其他心脏疾病相鉴别。

1 诊断

1.1 病原学检查

1.1.1 核酸检测。

1.1.1.1 可采用核酸扩增方法检测呼吸道标本（鼻咽拭子、咽拭子、痰、气管抽取物）或其他标本中的 SARS-CoV-2 核酸。

1.1.1.2 荧光定量 PCR 是目前最常用的 SARS-CoV-2 核酸检测方法。

1.1.2 抗原检测。

1.1.2.1 采用胶体金法和免疫荧光法检测呼吸道标本中的病毒抗原。

1.1.2.2 检测速度快，其灵敏度与感染者病毒载量成正相关。

1.1.2.3 病毒抗原检测阳性支持诊断，但阴性不能排除诊断。

1.1.3 病毒培养分离：在高级别生物安全实验室条件下，从呼吸道标本、粪便标本等中可分离、培养获得 SARS-CoV-2。

1.1.4 血清学检查。

1.1.4.1 SARS-CoV-2 特异性 IgM 抗体、IgG 抗体阳性，发病 1 周内阳性率均较低。

1.1.4.2 恢复期 IgG 抗体水平较急性期 4 倍及以上升高有回顾性诊断意义。

1.2 诊断标准

1.2.1 具有 COVID-19 的相关临床表现。

1.2.2 具有以下一项或以上病原学、血清学检查结果：

1.2.2.1 SARS-CoV-2 核酸检测阳性。

1.2.2.2 SARS-CoV-2 抗原检测阳性。

1.2.2.3 SARS-CoV-2 分离、培养阳性。

1.2.2.4 恢复期 SARS-CoV-2 特异性 IgG 抗体水平较急

性期 4 倍及以上升高。

1.3 临床分型（表 22）

表 22　COVID-19 临床分型

分型	症状
轻型	以上呼吸道感染为主要表现，如咽干、咽痛、咳嗽、发热等
中型	持续高热＞3 天和/或咳嗽、气促等； 呼吸频率（RR）＜30 次/分、静息状态下吸空气时指氧饱和度＞93%； 肺部影像学可见特征性 COVID-19 肺炎表现
重型	成人符合下列任何 1 条且不能以 COVID-19 以外的其他原因解释： 出现气促，RR≥30 次/分； 静息状态下吸空气时指氧饱和度≤93%； 动脉血氧分压（PaO_2）/吸氧浓度（FiO_2）≤300 mmHg（1 mmHg≈0.133 kPa），高海拔（海拔超过 1000 米）地区应根据以下公式对 PaO_2/FiO_2 进行校正：$PaO_2/FiO_2 \times [760/$大气压 $(mmHg)]$； 临床症状进行性加重，肺部影像学显示 24～48 小时内病灶明显进展＞50%； 儿童符合下列任何 1 条： 超高热或持续高热超过 3 天； 出现气促（＜2 月龄，RR≥60 次/分；2～12 月龄，RR≥50 次/分；1～5 岁，RR≥40 次/分；＞5 岁，RR≥30 次/分），排除发热和哭闹的影响； 静息状态下吸空气时指氧饱和度≤93%； 出现鼻翼翕动、三凹征、喘鸣或喘息； 出现意识障碍或惊厥； 拒食或喂养困难，有脱水征
危重型	符合以下情况之一者： 出现呼吸衰竭，且需要机械通气； 出现休克； 合并其他器官功能衰竭需 ICU 监护治疗

2　治疗

2.1　抗病毒治疗原则

抑制病毒复制对控制 COVID-19 进展至关重要，抗病毒治疗是 COVID-19 主要的治疗措施之一，应结合患者病程病情，合理选用抗病毒药物。注意药物的不良反应和药物相互作用，抗病毒药物原则上应尽早使用。

2.2 抗病毒治疗方案

目前推荐使用小分子抗病毒药物,如奈玛特韦/利托那韦、阿兹夫定、莫诺拉韦,以及中和抗体类药物,如安巴韦单抗/罗米司韦单抗注射液、康复者恢复期血浆及 COVID-19 人免疫球蛋白进行治疗。

小分子抗病毒药物治疗方案见表 23。其他药物治疗方案见表 24。

2.3 特殊人群治疗方案

2.3.1 肾损伤患者:可以考虑使用莫诺拉韦,无需调整剂量。奈玛特韦/利托那韦及阿兹夫定可用于轻度肾损伤患者;中度肾损伤患者使用奈玛特韦/利托那韦时,奈玛特韦剂量减半;中重度肾损伤患者应慎用阿兹夫定。

2.3.2 青少年患者:12~17 岁,体重≥40 kg,可使用奈玛特韦/利托那韦,也可遵照成人方案给予安巴韦单抗/罗米司韦单抗注射液治疗。

2.3.3 肝损伤患者:可以考虑使用莫诺拉韦,无需调整剂量。奈玛特韦/利托那韦和阿兹夫定可用于轻度肝损伤患者;对于中度肝损伤患者,不建议调整剂量使用奈玛特韦/利托那韦;对于重度肝损伤患者,不建议使用奈玛特韦/利托那韦;中重度肝损伤患者应慎用阿兹夫定。

2.3.4 妊娠期和哺乳期患者:妊娠期患者经评估母亲的潜在获益大于对胎儿的潜在风险时,在医生指导下使用奈玛特韦/利托那韦。针对哺乳期患者目前尚无安全有效的药物。

3 预防

疫苗接种是预防 COVID-19 最有效的方法,同时有助于结束大流行和阻止新变异株的出现。COVID-19 疫苗可有力减少奥密克戎、德尔塔变异株引起的重症人数和死亡人数。目前认为,对所有符合条件的人均推荐尽快接种 COVID-19 疫苗。

目前在我国现有上市疫苗 15 款,覆盖了灭活疫苗、腺病毒载体疫苗、重组蛋白疫苗、减毒流感病毒载体疫苗、核酸疫苗5 种类型。其中腺病毒载体 SARS-CoV-2 疫苗已有吸入式疫苗。

现阶段推荐的疫苗接种方案见表 25。

表 23　小分子抗病毒药物治疗方案

药物	剂量	用法	适用人群	疗程	注意事项
奈玛特韦/利托那韦	300 mg/100 mg	po，q12h	适应证：发病 5 天以内的轻、中型且伴有进展为重型高风险因素的成年患者；不推荐应用人群：65 岁以下、免疫功能正常、全程接种疫苗、无重症高风险因素人群	5 天	需要整片吞服，不能咀嚼、压碎或掰开，空腹或餐后服用均可；肾损伤患者（eGFR 30～59 mL/min）减量使用；注意药物相互作用：①不得与高度依赖 CYP3A 进行清除且其血浆浓度升高会导致严重不良反应的药物联用，如阿夫唑嗪、哌替啶、利福布汀、普罗帕酮、奎尼丁、伏立康唑、秋水仙碱、西沙必利、鲁拉西酮、氯氮平、非地西泮、地西泮、咪达唑仑和三唑仑等麦角衍生物、氟西汀、辛伐他汀、洛伐他汀、西地那非、②不得与强效 CYP3A 诱导剂联用，否则会显著降低血浆浓度，可能导致病毒学应答丧失和潜在耐药性，如圣·约翰草、卡马西平、苯巴比妥、苯妥英及利福平
莫诺拉韦	800 mg	po，q12h	适用人群为发病 5 天以内的轻型、中型且伴有进展展为重型高风险因素的成年患者	5 天	整粒吞服，不受进食影响；肝肾损伤患者无需调整剂量；不建议在妊娠期和哺乳期患者、儿童中使用

续表

药物	剂量	用法	适用人群	疗程	注意事项
阿兹夫定	5 mg	po，q12h	用于治疗中型 COV-ID-19 成年患者；如果基层医疗机构没有条件开展影像学检查，对于一些有明显症状和肺部体征、COVID-19 抗原或者核酸检测阳性的患者，可以推荐使用	疗程一般是 7 天，不超过 14 天	空腹整片吞服；不建议在妊娠期和哺乳期者中使用；中重度肝肾损伤患者慎用
先诺特韦/利托那韦	1.5 g/0.1 g	po，q12h	轻、中型 COVID-19 成年患者	5 天	空腹，需要整片吞服，不能咀嚼，压碎或掰开；肝肾损伤患者不应使用本药；注意药物相互作用：①不得与高度依赖 CYP3A 进行代谢的药物联用；②不得与强效 CYP3A 诱导剂联用
氢溴酸氘瑞米德韦	0.1 g	po，q12h	轻、中型 COVID-19 成年患者	5 天	空腹或餐后服用；应在出现症状后 3 天及以内尽快服用本品

表 25　现阶段推荐的疫苗接种方案

目标人群		时间间隔	疫苗选择
未感染	未完成基础免疫人群	按照现行规定执行	SARS－CoV－2 灭活疫苗，重组 SARS－CoV－2 蛋白疫苗，腺病毒载体 SARS－CoV－2 疫苗
	18 岁以上未感染且尚未完成第一剂次加强免疫的人群	完成基础免疫 3 个月后实施第一剂次加强免疫	细胞重组 SARS－CoV－2 4 价 S 三聚体蛋白疫苗，SARS－CoV－2 mRNA 疫苗，重组 SARS－CoV－2 蛋白疫苗，流感病毒载体 SARS－CoV－2 蛋白疫苗
	18 岁以上未感染且尚未完成第二剂次加强免疫接种的人群（感染高风险人群、60 岁以上老年人群、具有较严重基础疾病人群和免疫力低下人群）	完成第一剂次加强免疫 6 个月后实施第二剂次加强免疫	
已感染	未完成基础免疫人群	感染 3 个月后第一剂次加强免疫	

注：3～17 岁人群仅可使用 SARS－CoV－2 灭活疫苗和重组 SARS－CoV－2 蛋白疫苗。

目前 SARS－CoV－2 研究进展迅速，新药及新型疫苗的研究不断涌现，这些研究是为了更好地理解病毒的传播和感染机制，以开发出更有效的治疗和预防手段。新药和新型疫苗的安全性和有效性也需要经过更多的临床研究验证。此外，我们仍然需要持续的研究努力，加强国际合作，以进一步提高防控能力，为控制和预防 COVID－19 做出重要贡献。

参考文献

［1］Coronavirus Disease 2019（COVID－19）Treatment Guidelines［2023－04－30］. https://www. covid19treatmentguidelines. nih. gov/.

［2］中华人民共和国国家卫生健康委员会. 新型冠状病毒感染诊疗方案（试行第十版）［J］. 国际流行病学传染病学杂志，2023，50（1）：1－7.

［3］张福杰，王卓，王全红，等. 新型冠状病毒感染者抗病毒治疗专家共识［J］. 中华临床感染病杂志，2023，16（1）：10－20.

［4］中华人民共和国国家卫生健康委员会. 新型冠状病毒疫苗接种技术指南（第一版）［J］. 中华临床感染病杂志，2021，14（2）：89－90.

［5］国务院应对新型冠状病毒感染疫情联防联控机制综合组. 应对近期新型

冠状病毒感染疫情疫苗接种工作方案［EB/OL］. （2023－04－10）.
http：//www. gov. cn/lianbo/2023－04/10/content_5750733. htm.

（吴东波，叶慧）

甲病毒属病毒感染

甲病毒属病毒感染是由甲病毒属病毒（Alphavirus）引起的感染。

甲病毒属病毒属于披膜病毒科（Togaviridae），包括东方马脑炎病毒（Eastern equine encephalitis virus）、西方马脑炎病毒（Western equine encephalitis virus）、委内瑞拉马脑炎病毒（Venezuelan equine encephalitis virus）、利克森林病毒（Semliki forest virus）、基孔肯雅病毒（Chikungunya virus，CHIKV）等超过 30 个成员病毒。甲病毒属病毒颗粒直径约为 70 nm，由 2 个同心蛋白壳组成，基因组为 11 kb 大小的单股正链 RNA。

甲病毒属病毒为虫媒病毒，可感染多种脊椎动物，蚊是主要传播媒介。罗斯河病毒（Ross river virus）、马亚罗病毒（Mayaro virus）等可引起关节炎。东方马脑炎病毒、西方马脑炎病毒、委内瑞拉马脑炎病毒等能引起人类和马的致死性脑炎，是国际上严密监控的人畜共患病。甲病毒属病毒感染在我国并不常见，云南、新疆及沿海地区偶有基孔肯雅病毒、西方马脑炎病毒、东方马脑炎病毒感染案例报道。

基孔肯雅病毒感染所致基孔肯雅热详见后文。

1 诊断

1.1 病原学检查

1.1.1 甲病毒属病毒能在大多数脊椎动物细胞中进行培养，鸡胚、伊蚊、乳鼠细胞等可作为敏感细胞。空斑实验为较敏感的检测方法。甲病毒属病毒分离与培养通常需要 1 周以上时间。

1.1.2 甲病毒属病毒具有可溶性抗原，可用补体结合试验和琼脂扩散试验等方法测出。ELISA 具有较高特异度和灵敏度，阳性结果可出现于临床症状出现之前，可作为甲病毒属病毒感染快速诊断的依据，是目前甲病毒属病毒病原学检测使用最多的方法。

1.1.3 甲病毒属病毒引起的病毒血症持续时间通常较短、

病毒水平较低，PCR 仅限在少数持续病毒血症或中枢神经系统感染的患者中使用。

1.2　诊断标准

1.2.1　甲病毒属病毒感染暂无临床诊治指南，诊断可依据患者临床表现及疾病流行特点。

1.2.2　东方马脑炎病毒感染的临床表现为高热和中枢神经系统症状，起病急、病死率高。主要传播链是蚊－鸟。美国东部、中美和南美是主要流行地区，我国福建等沿海地区的人和畜群中也存在该病毒感染。流行具有明显季节性，主要流行于夏、秋季。

1.2.3　西方马脑炎病毒感染以发热和中枢神经系统症状为主要临床表现，症状较东方马脑炎病毒感染轻、病死率低。环蚋库蚊是重要传播媒介，野鸟是主要贮存宿主。疫源地主要在北美西部，我国新疆蚊类样本中曾分离出该病毒，主要流行于夏、秋季。

1.2.4　委内瑞拉马脑炎病毒感染的临床表现主要为发热、头痛，其他中枢神经系统症状较少出现。主要通过库蚊在啮齿动物之间、马之间进行传播，流行限于美洲热带和亚热带森林、沼泽地区，主要流行于雨季。

1.2.5　利克森林病毒感染的临床表现主要为发热，严重持续性头痛、肌痛、关节痛等。主要通过伊蚊传播。近年来，利克森林病毒感染流行情况报告较少，中非共和国曾报告该病毒的大规模感染。国内常将黄病毒属蜱传脑炎病毒引起的疾病称为森林脑炎，部分学者认为利克森林病毒所引起疾病也属于森林脑炎。

2　治疗

2.1　利巴韦林、利巴韦林联合干扰素、利巴韦林联合多西环素、利巴韦林联合甲芬那酸、氯硝柳胺、硝唑尼特、比沙可啶等药物在体内或体外实验中展现出了对基孔肯雅病毒的抗病毒活性。利巴韦林、利巴韦林联合干扰素可能对利克森林病毒有效。其余甲病毒属病毒暂未见有效抗病毒药物报告。

2.2　针对甲病毒属病毒感染引起的关节炎症状常采用镇痛药和非甾体抗炎药（NSAIDs）进行对症处理。

2.3 甲病毒属病毒感染引起的中枢神经系统症状较轻者常可自行缓解，但留存后遗症可能性较高，目前尚未阐明机制及治疗方法。症状较重者死亡率高，目前尚无有效治疗方案。

3 预防

3.1 目前尚无公开的甲病毒属病毒疫苗。

3.2 个人预防甲病毒属病毒感染的有效方法为勿在流行季节前往疫区，如必须前往疫区，则做好防蚊工作。

3.3 疾控层面应严格监控甲病毒属病毒输入，警惕甲病毒属病毒被制为生物武器的可能性。

参考文献

[1] Mendes A，Kuhn R J．Alphavirus Nucleocapsid Packaging and Assembly [J]．Viruses，2018，10（3）：138．

[2] 李向茸，冯若飞，马忠仁，等．甲病毒诊断方法的研究进展 [J]．西北民族大学学报（自然科学版），2013，34（1）：57-62．

[3] Piantadosi A，Kanjilal S．Diagnostic approach for arboviral infections in the United States [J]．J Clin Microbiol，2020，58（12）：e01926-19．

[4] 刘建利，花群俊，杨云庆，等．主要动物蚊媒病的流行概况及传入我国的风险分析 [J]．畜牧与兽医，2016，48（2）：123-127．

[5] Mathiot C C，Grimaud G，Garry P，et al．An outbreak of human Semliki Forest virus infections in Central African Republic [J]．Am J Trop Med Hyg，1990，42（4）：386-393．

[6] Reyna R A，Weaver S C．Sequelae and animal modeling of encephalitic alphavirus infections [J]．Viruses，2023，15（2）：382．

（刘昌海，叶慧）

风　疹

风疹（Rubella）是由风疹病毒（Rubella virus）引起的以发热和皮疹为特征的急性呼吸道传染病。

风疹病毒属于风疹病毒属（Rubivirus）。2018年之前，风疹病毒归为披膜病毒科（Togaviridae），现归为风疹病毒科（Matonaviridae）。风疹病毒基因组为单股正链 RNA，编码两种非结构多肽和三种结构蛋白。中和抗体反应直接针对糖基化包膜蛋白 E1。基因分型依靠 E1 蛋白编码区核苷酸测序，风疹病毒分为 13 个基因型。

风疹临床症状较轻，但妊娠早期风疹病毒感染可导致先天性风疹综合征，从而引起严重的医疗和公共卫生后果。

1　诊断

1.1　病原学检查

1.1.1　最常用的检测方法是通过 ELISA 检测抗风疹病毒 IgM 抗体。目前存在假阳性率及假阴性率较高的问题，据近期研究报告，灵敏度及特异度均只有 80％ 左右。如果在皮疹发作后 4 天及以内采集血清，IgM 抗体试验呈阴性，应再次采集并检测。建议同时检测风疹病毒 IgG 抗体及风疹病毒 RNA。

1.1.2　恢复期 IgG 抗体水平增加至急性期 4 倍及以上，也可作为诊断依据。

1.1.3　出疹后 10 天内采集鼻腔、咽喉和尿液样本，应用 RT－PCR 检测出风疹病毒 RNA 也可确诊急性风疹。出疹后 3 天内进行检测最容易成功。

1.2　先天性风疹综合征的诊断

1.2.1　白内障、感音神经性听力障碍、先天性心脏病三联征。

1.2.2　母亲风疹病史、妊娠早期风疹接触史。

1.2.3　怀疑患先天性风疹综合征的婴儿出生后应尽快收集鼻腔、咽喉和尿液样本，进行 RT－PCR 或病毒的分离培养。出生后 6 个月内检测到风疹病毒特异性 IgM 抗体可以确诊先天性风疹综合征。血液和晶状体样本中也可发现风疹病毒。

2 治疗

2.1 目前尚无针对风疹的特异性抗病毒疗法。

2.2 对症支持治疗包括卧床休息，使用退热药、抗炎药。

2.3 血小板减少通常是自限性的，但少数严重病例可静脉注射免疫球蛋白。

2.4 发生脑炎时，使用抗惊厥药物控制癫痫发作。发生急性播散性脑脊髓炎时，可使用皮质类固醇或免疫球蛋白。

3 先天性风疹综合征的管理

3.1 先天性风疹病毒感染和出生缺陷的风险在妊娠前 3 个月最高，随胎龄增长明显下降，因此暴露时间至关重要。

3.2 对妊娠 18 周前暴露于风疹病毒的易感孕妇进行超声检查以确定胎儿是否异常，抽取羊水检测风疹病毒 RNA。与孕妇谨慎沟通，考虑是否终止妊娠。

3.3 先天性风疹综合征患儿的各器官、系统疾病需要相应专科治疗，白内障、青光眼等眼部疾病需眼科医生处理，听力障碍需耳鼻喉科医生干预，先天性心脏病需心脏外科医生治疗。

4 预防

预防风疹和先天性风疹综合征的主要方式为接种疫苗，风疹疫苗可对成功免疫的个体产生终身保护，暂无暴露后预防方案。我国目前广泛使用的是麻疹、腮腺炎、风疹三联减毒活疫苗，暂未实现风疹的消除，2022 年 7 月全国仍有 106 例风疹报告。

参考文献

[1] Winter A K, Moss W J. Rubella [J]. Lancet, 2022, 399 (10332): 1336-1346.

[2] Hübschen J M, Bork S M, Brown K E, et al. Challenges of measles and rubella laboratory diagnostic in the era of elimination [J]. Clin Microbiol Infect, 2017, 23 (8): 511-515.

[3] Knipes A K, Summers A, Sklavounos A A, et al. Use of a rapid digital microfluidics-powered immunoassay for assessing measles and rubella

infection and immunity in outbreak settings in the Democratic Republic of the Congo [J]. PLoS One, 2022, 17 (12): e0278749.

［4］朱贞. 中国大陆流行风疹病毒的分子进化及其与疫苗病毒抗原性差异的研究 ［D］. 北京：中国疾病预防控制中心，2016.

［5］疾病预防控制局. 2022 年 7 月全国法定传染病疫情概况 ［EB/OL］. (2022－08－19) ［2023－07－04］http://www.nhc.gov.cn/jkj/s3578/202208/f470f0abf544436d901c2660b06f3911.shtml.

（刘昌海，叶慧）

基孔肯雅热

基孔肯雅热（Chikungunya fever），又名基孔肯雅病，是由基孔肯雅病毒（Chikungunya virus，CHIKV）引起的虫媒传染病。

CHIKV 是目前披膜病毒科甲病毒属中关注度最高的病毒，基因组为 12 kb 大小的单股正链 RNA。CHIKV 基因组中包含 2 个开放阅读框，分别编码结构蛋白和非结构蛋白。可按跨膜糖蛋白 E1 将 CHIKV 分为三组：西非分离株，亚洲分离株，东、中、南部非洲分离株。

CHIKV 可引起急性或慢性感染，皮疹、发热和关节痛是 CHIKV 感染的临床三联征，但个体间严重程度差异较大，从症状轻微的自限性疾病到严重的神经系统损伤均有出现。

1 诊断

1.1 临床诊断

发热、多个关节疼痛的患者，若存在 CHIKV 流行区旅居史，则可给出 CHIKV 感染的临床诊断，先按基孔肯雅热对患者进行管理。基孔肯雅热皮疹、发热和关节痛的临床表现与登革热鉴别难度较大，应注意旅居史，及时行病原学检查。

1.2 病原学检查

CHIKV 感染的前 8 天内，首选核酸扩增技术（如 RT-PCR）检测血清中病毒 RNA。如果样本采集于症状出现后 $\geqslant$ 4 天，则核酸扩增技术结果阴性后还应进行 IgM 抗体检测。

1.2.1 病毒分离与培养：急性期血清中 CHIKV 可进行分离培养，需数天时间，所得病毒可进一步分型。

1.2.2 RT-PCR 等分子检测技术：检测病毒 RNA，适用于感染急性期采集的样本，具有较高灵敏度和特异度。

1.2.3 CHIKV 血清学检查。

1.2.3.1 IgM 抗体水平高提示 2 个月内的近期感染。

1.2.3.2 IgG 抗体滴度上升 4 倍及以上或发生 IgM/IgG 血

清学转换也是发生 CHIKV 感染的确切证据。

2 治疗

2.1 急性期

2.1.1 评估疾病严重程度：无并发症的急性基孔肯雅热患者只需门诊就诊后居家休息、口服补液和镇痛。若患者出现血流动力学衰竭，对乙酰氨基酚、曲马多或可待因镇痛无效，出血倾向，或出现呼吸、心脏、神经、肝脏、血液、肾脏等器官系统合并症，则需住院治疗。

2.1.2 疼痛管理：一线治疗包括 1 级镇痛药（对乙酰氨基酚）和 2 级镇痛药（曲马多、可待因）联合非甾体抗炎药（NSAIDs）。若疼痛严重（视觉模拟评分＞7 分），可在医生指导下使用 3 级镇痛药（阿片类药物）。也可考虑反复冰敷疼痛关节。

当怀疑神经性疼痛时，应进行神经病理性疼痛评分（DN4 问卷评分），若评分≥4 分，则需考虑三环类抗抑郁药和抗惊厥药等相关治疗。

2.1.3 抗炎治疗：基孔肯雅热急性期常用的 NSAIDs 是萘普生、布洛芬、双氯芬酸或醋氯芬酸。NSAIDs 常规与镇痛药联合使用。

2.2 慢性期

2.2.1 皮质类固醇：感染后＞3 个月时，患者出现关节炎表现（腱鞘炎、滑膜炎、隧道综合征）、神经系统或其他部位炎症表现，在 1 级和 2 级镇痛药基础上可联合使用皮质类固醇，以防 NSAIDs 耐药或无效。

2.2.2 改善病情的抗风湿药（DMARDs）：DMARDs 既可作为免疫调节剂，也可作为抗炎药。当患者关节症状持续时，可咨询风湿免疫科医生，考虑使用 DMARDs。甲氨蝶呤是首选治疗药物。

2.3 抗病毒治疗

利巴韦林、利巴韦林联合干扰素、利巴韦林联合多西环素、利巴韦林联合甲芬那酸、氯硝柳胺、硝唑尼特、比沙可啶等药物在体内或体外实验中展现出了对基孔肯雅病毒的抗病毒活性。有研究报告利巴韦林可有效缓解基孔肯雅热关节炎症状，称其具有直接抗病毒作用。

3 预防

目前 CHIKV 疫苗尚在开发中，但已接近尾声。自然状态下 CHIKV 感染后血清中和抗体水平可持续数十年，可乐观展望 CHIKV 疫苗的保护效力持续时间。

在尚无有效疫苗及抗病毒药物的情况下，基孔肯雅热流行依然可控。CHIKV 主要通过埃及伊蚊和白纹伊蚊传播，可通过灭蚊来有效控制基孔肯雅热暴发。

参考文献

[1] Bartholomeeusen K，Daniel M，Labeaud D A，et al. Chikungunya fever [J]. Nat Rev Dis Primers，2023，9 (1)：17.

[2] Silva L A，Dermody T S. Chikungunya virus：epidemiology，replication，disease mechanisms，and prospective intervention strategies [J]. J Clin Invest，2017，127 (3)：737−749.

[3] Gallegos K M，Drusano G L，Argenio D Z D，et al. Chikungunya virus：in vitro response to combination therapy with ribavirin and interferon alfa 2a [J]. J Infect Dis，2016，214 (8)：1192−1197.

[4] Ravichandran R，Manian M. Ribavirin therapy for Chikungunya arthritis [J]. J Infect Dev Ctries，2008，2 (2)：140−142.

[5] 陆金华，张宏，张子龙，等. 基孔肯雅热与基孔肯雅病毒 [J]. 中国国境卫生检疫杂志，2021，44 (5)：375−378.

（刘昌海，叶慧）

黄热病

黄热病（Yellow fever）是一种由黄热病毒引起的、经蚊（不同种类的伊蚊和趋血蚊种）叮咬传播的急性传染病，是《中华人民共和国国境卫生检疫法》规定的国际检疫传染病之一。

黄热病毒属于黄病毒科黄病毒属，为单股正链 RNA 病毒，基因组大小约为 11 kb。黄热病毒分为多个基因型，但血清型只有一个。该病毒与黄病毒属的其他病毒（包括登革病毒、寨卡病毒、圣路易炎病毒、西尼罗病毒等）可产生血清学交叉反应。黄热病毒有嗜人和其他灵长类的内脏（如肝、肾、心等）以及嗜小鼠神经的特性。

大多数人感染后无症状或为轻症感染，典型临床表现为发热、黄疸、出血等。典型病例临床过程可分为 4 期：感染期、缓解期、中毒期（肝肾损害期）、恢复期。感染期表现为无特异性症状的病毒血症，查体可见特征性舌苔改变（舌尖红伴白苔）、相对缓脉；发病 3～5 天后进入缓解期；大约 15% 的患者在 48 小时内病情加重，进入中毒期，中毒期可出现多器官功能损伤表现，有 20%～50% 患者死亡；恢复期可持续 2～4 周，肝功能异常可持续数月。

黄热病主要流行于南美洲、中美洲、非洲的热带地区。根据WHO 2022 年更新的数据显示，确定存在黄热病传播风险的国家和地区包括巴西、玻利维亚、哥伦比亚、厄瓜多尔（含加拉帕戈斯群岛）、圭亚那、法属圭亚那、巴拿马、秘鲁、苏里南、巴拉圭、委内瑞拉、阿根廷（米西奥内斯省和科连特斯省）、贝宁、乍得、刚果、刚果民主共和国、赤道几内亚、埃塞俄比亚、加纳、尼日利亚、塞拉利昂、苏丹、南苏丹、乌干达、布隆迪、冈比亚、几内亚、几内亚比绍、喀麦隆、肯尼亚、利比里亚、马里、安哥拉、布基纳法索、加蓬、毛里塔尼亚、塞内加尔、多哥、中非共和国、科特迪瓦、尼日尔、特立尼达和多巴哥共和国。我国目前以输入性病例为主。

1 诊断

1.1 实验室检查

1.1.1 核酸检测。

1.1.1.1 发病 5 天内检测阳性率高。

1.1.1.2 主要适用于急性期血液标本，尿液和唾液标本也可以检测。

1.1.2 病毒分离。

1.1.2.1 发病 5 天内患者血液或死亡病例组织标本可用于病毒分离，也有报道发病 14 天后从死亡病例肝组织中成功分离病毒的案例。

1.1.2.2 标本可接种于 Vero 等敏感细胞进行分离培养，但需在生物安全等级达三级的实验室进行。

1.1.3 抗原检测。

1.1.3.1 适用于患者肝脏等组织标本，采用免疫组化的方法检测。

1.1.3.2 血液等其他标本中的病毒抗原采用 ELISA 检测。

1.1.4 血清特异性 IgM 抗体。

1.1.4.1 发病 1 周内可检出，第 2 周达到峰值，1~2 个月后下降，可持续存在数年。

1.1.4.2 与寨卡病毒、登革病毒和西尼罗病毒等黄病毒属有较强交叉反应，易出现假阳性。近期接种过黄热病疫苗，抗体检测也会阳性。

1.1.4.3 IgM 抗体阳性，如近期未接种黄热病疫苗，提示患者可能新近感染黄热病毒。

1.1.5 血清特异性 IgG 抗体。

1.1.5.1 发病 1 周内可检出，可持续存在数年甚至终身。

1.1.5.2 恢复期血清 IgG 抗体阳转或水平较急性期 4 倍及以上升高，且排除登革热、乙脑等其他常见黄病毒属感染，可以确诊。

1.1.6 中和抗体。

1.1.6.1 多出现于发病 1 周后。

1.1.6.2 恢复期血清中和抗体阳转或水平较急性期 4 倍及

以上升高，且排除其他黄病毒属感染后，可以确诊。

1.2 诊断标准

1.2.1 疑似病例：流行病学史＋临床表现。

1.2.1.1 发病前 14 天内在有黄热病流行地区居住或旅行史。

1.2.1.2 临床表现：难以用其他原因解释的发热、黄疸、肝肾功损害或出血等。

1.2.2 临床诊断病例：疑似病例且黄热病毒 IgM 抗体检测阳性。

1.2.3 确诊病例，疑似病例或临床诊断病例经实验室检查符合下列情况之一者可确诊：

1.2.3.1 黄热病毒核酸检测阳性。

1.2.3.2 分离出黄热病毒。

1.2.3.3 恢复期血清黄热病毒抗体水平较急性期 4 倍及以上升高，同时排除登革病毒、寨卡病毒等其他常见黄病毒属感染。

2 治疗

2.1 目前无特效抗病毒药物治疗。有报道，治疗性抗黄热病毒人抗体的 I 期试验中，使用的是一种全人源 IgG1 抗黄热病毒单克隆抗体 TY014，未发现明显的不良反应，并有潜在的临床益处，还需要在 II 期试验中进一步评估。

2.2 对症支持治疗为主，包括退热、保肝、降酶、退黄、纠正凝血异常、肾脏替代治疗、止血、减轻脑水肿等。

2.3 出院条件：体温正常、症状缓解、血液核酸检测连续 2 次阴性（两次采样时间间隔 24 小时以上）。不具备核酸检测条件的地方，病程不少于 10 天。

3 预防

3.1 防蚊。

3.2 做好国境入境卫生检疫。

3.3 建议对前往疫情流行国家或地区的人员实行主动免疫，减毒黄热病毒 17D 株制备的疫苗可以有效预防黄热病毒感染。

3.4 对大多数旅行者，接种 1 剂疫苗可提供持久的免疫保护，甚至产生终身保护，无需加强免疫。

参考文献

［1］中华人民共和国卫生和计划生育委员会. 关于印发黄热病防控方案（2016 年版）的通知［EB/OL］. （2016－04－15）［2016－04－22］. http://www. nhc. gov. cn/jkj/s3577/201604/328d68d317d647e086c4b0000d2507da. shtml.

［2］中华人民共和国卫生和计划生育委员会. 国家卫生计生委关于印发黄热病诊疗方案的通知（2016 年版）［EB/OL］. （2016－03－30）［2016－04－05］http://www. nhc. gov. cn/yzygj/s3593g/201604/9940aa0e0bee4e5eaaac03a21d18e7e9. shtml.

［3］World Health Organization (WHO). Countries with risk of yellow fever transmission and countries requiring yellow fever vaccination（November 2022）［EB/OL］. Geneva：World Health Organization. ［2022－11－18］https://www. who. int/publications/m/item/countries－with－risk－of－yellow－fever－transmission－and－countries－requiring－yellow－fever－vaccination－(november－2022).

［4］Low J G, Ng J H J, Ong E Z, et al. Phase 1 trial of a therapeutic anti－yellow fever virus human antibody［J］. N Engl J Med, 2020, 383（5）：452－459.

（王娟，李红）

登革热

登革热（Dengue fever，DF）是一种由登革病毒（Dengue virus，DENV）引起的、主要经伊蚊传播的急性虫媒传染病。

DENV属于黄病毒科黄病毒属，是单股正链RNA病毒，基因组大小约11 kb。根据抗原性的差异，DENV可分为4个血清型（DENV-1、DENV-2、DENV-3和DENV-4），均有致病性。DENV抗原非结构蛋白1（NS1）是DENV编码的重要非结构蛋白，DENV感染患者急性期血清中存在大量NS1，可作为早期实验室诊断的特异性指标。

典型的登革热临床表现为起病急骤，高热，头痛，肌肉、骨关节剧烈酸痛，部分患者出现皮疹、出血倾向（如束臂试验阳性、瘀点、瘀斑以及全身其他部位出血）、淋巴结肿大、白细胞计数减少、血小板计数减少等。临床分期：发热期、极期和恢复期。少数患者发展为重症登革热，可出现严重出血、休克、器官受累，病死率高。

登革热是世界上分布最广的虫媒病毒病，流行于全球热带及亚热带地区，尤其是在东南亚、太平洋岛屿和加勒比海等100多个国家和地区。我国华北以南在夏秋伊蚊密度较高的季节，有本地感染病例发生和暴发流行。在我国，输入性病例和本地感染病例均有发现，输入性病例常年存在。患者和隐性感染者是主要传染源。

1 诊断

1.1 实验室检查

应在病程早期进行DENV核酸、NS1抗原或IgM/IgG抗体检测，有条件者可进行病毒分型和病毒分离。

1.1.1 DENV核酸检测：RT-PCR检测适用于早期快速诊断及血清型鉴定。通常在发病5天内血清病毒核酸呈阳性；若发病5天后才采血，核酸结果呈阴性，但没有检测IgM抗体的情况下，并不能排除感染的可能性（可能反映的是清除了可检测的病毒 RNA）。

1.1.2　DENV NS1 抗原检查：阳性结果表示患者新近有 DENV 感染，适用于早期诊断。

1.1.2.1　通常在发病 7 天内呈阳性。

1.1.2.2　再感染时 NS1 检测的灵敏度较低（60％～80％）。

1.1.3　DENV IgM 抗体。

1.1.3.1　阳性表示患者新近感染 DENV，适用于早期诊断。

1.1.3.2　最早可在发病后 4 天检测到 IgM，感染后数月也可在血清中检测到。

1.1.3.3　若 IgM 抗体呈阴性，在没有核酸扩增试验（NAAT）的情况下，在发病后 7 天内采集的标本中进行 IgM 抗体或中和抗体检测，结果为阴性，并不能排除感染（有可能是尚未出现可检测的抗体反应）。

1.1.4　蚀斑减少中和试验（Plaque reduction neutralization test，PRNT）。

1.1.4.1　对于有 DENV 和寨卡病毒感染风险的有症状的非孕患者，两种病毒需要同时检测。

1.1.4.2　若在发病 7 天内采集的标本（且 NAAT 呈阴性）或者发病 7 天后采集的标本，DENV IgM 或寨卡病毒 IgM 检测任何 1 个呈阳性，均需要加做两种病毒的 PRNT，用于鉴定是其中哪一种病毒感染还是两种病毒同时感染。

1.1.4.3　PRNT 检测结果≥10 表示有近期感染。

1.1.5　DENV IgG 抗体。

1.1.5.1　阳性结果只能说明可能曾存在 DENV 感染，但血清抗体效价达 1∶80 及以上才有诊断参考意义。恢复期血清抗体水平急性期升高≥4 倍可确诊最近存在 DENV 感染。

1.1.5.2　初次感染时，7 天后可检测到较低水平的 IgG，升高缓慢。

1.1.5.3　再次感染时，起病 4 天后开始迅速升高，并且有广泛的交叉反应。

1.1.5.4　若数月内接种过登革疫苗则血清学检查对诊断急性 DENV 感染不可靠。

1.1.5.5　黄热病毒、乙型脑炎病毒或寨卡病毒等与 DENV 有相似抗原性，若近期感染了这些病毒或者接种了这些病毒的疫苗，可能干扰 DENV 血清学检查结果。

1.1.6 分离培养：能确定 DENV 感染，但通常不能在有临床意义的时间范围内得到培养结果。

1.1.7 免疫组化染色：可在组织样本中检出 DENV 蛋白，肝组织中的检出率可能较高，通常仅用于尸检诊断。

1.2 诊断标准

1.2.1 临床诊断。

1.2.1.1 登革热：有相关流行病学暴露史（指患者居住于或过去 2 周内前往过有蚊媒传播 DENV 的地区）；有典型的临床表现，如发热，伴乏力、厌食、恶心、头痛、肌肉及骨关节痛、皮疹和出血倾向等，白细胞和/或血小板减少，DENV IgM 抗体、NS1 抗原或 DENV 核酸阳性。

1.2.1.2 重症登革热：在登革热临床诊断标准的基础上出现以下严重表现之一。

1.2.1.2.1 严重出血：包括皮下血肿、肉眼血尿、咯血、消化道出血、阴道出血及颅内出血等。

1.2.1.2.2 休克：心动过速、肢端湿冷、毛细血管充盈时间延长>3 秒、脉搏细弱或测不到、脉压下降，血压下降（<90/60 mmHg）、较基础血压下降 20% 或血压测不到等。

1.2.1.2.3 严重器官损伤：急性呼吸窘迫综合征（ARDS）或呼吸衰竭，急性心肌炎或急性心力衰竭，急性肝损伤（ALT 或 AST>1000 U/L），急性肾功能不全，肝病或脑炎等重要脏器损伤。

1.2.2 实验室确诊病例：疑似病例或临床诊断病例，满足以下任何 1 条即可确诊。

1.2.2.1 急性期血液中 DENV 核酸检测阳性。

1.2.2.2 急性期血液中 NS1 抗原检测阳性。

1.2.2.3 DENV IgM 抗体检测阳性。

1.2.2.4 恢复期血清特异性 IgG 抗体水平比急性期升高≥4 倍或由阴性转换为阳性。

1.2.2.5 DENV 分离培养阳性。

2 治疗

目前尚无特效抗病毒治疗方法。已有大量研究对预先批准的临床可用药物进行其潜在的抗登革热作用的评估，其中氯喹（抗疟疾）、波尼松龙（抗炎）、洛伐他汀（降胆固醇）和伊维菌素（抗寄生虫）是已经进入抗登革热临床研究的药物。有文献报道了伊维菌素治疗登革热的Ⅱ期和Ⅲ期临床试验，发现每天口服 400 $\mu g/kg$，连续 3 天治疗登革热是安全的，可加速登革热患者 NS1 抗原血症的清除，然而，该剂量方案下并未观察到临床疗效。此外，在已经建立的针对病毒复制所必需的蛋白质中，NS3 和 NS5 具有多种酶活性，在病毒复制中发挥重要作用。因此，针对两种特定蛋白质的药物开发有可能成为未来对抗 DENV 的一种有前途的策略。

以对症支持治疗为主，包括补液扩容维持有效循环、抗休克、止血、退热、镇静镇痛等。

血小板显著减少者（$<30\times10^9/L$）、有严重出血者，可输注新鲜血小板；无明确出血者，输注血小板并不能预防出血及改善预后，故不推荐输注血小板。

慎用有创检查或肌内注射，以免发生出血。慎用糖皮质激素。

评估疾病严重程度，早期识别休克、出血和其他并发症风险的患者至关重要，发生 ARDS、急性心肌炎（重型）、急性肾衰竭、多器官功能障碍综合征（MODS）等脏器严重损伤者转 ICU 治疗。

3 预防

首先应注意防蚊，其次可进行自然免疫，可提供对同一种类型登革热的长期保护，防止再次感染。但对其他三种类型的登革热只产生短暂的免疫力和交叉保护。

免疫接种：CYD－TDV（Dengvaxia）疫苗是一种有 DENV 组分、与黄热病毒 17D 疫苗嵌合而成的四价减毒活疫苗，共接种 3 剂次，每次注射之间相隔 6 个月。美国 FDA 批准 Dengvaxia 可用于经过检测验证曾经受到过 DENV 感染的 9～16 岁人群，但不能用于未受过 DENV 感染的人群，医护人员在为个人接种疫苗之前，需要检测确认接种者曾经受到过 DENV 感染。

参考文献

［1］中华医学会感染病学分会，中华医学会热带病与寄生虫学分会，中华中医药学会急诊分会. 中国登革热临床诊断和治疗指南［J］. 中医杂志，2018，59（17）：1523－1530.

［2］World Health Organization（WHO）. Dengue：guidelines for diagnosis，treatment，prevention and control［R］. Geneva：World Health Organization，2009.

［3］World Health Organization（WHO）. Handbook for clinical management of dengue（2012）［R］. Geneva：World Health Organization，2012.

［4］Peeling R W，Artsob H，Pelegrino J L，et al. Evaluation of diagnostic tests：Dengue［J］. Nat Rev Microbiol，2010，8（12 suppl）：S30－S38.

［5］Sharp T M，Fischer M，Muñoz－Jordán J L，et al. Dengue and Zika virus diagnostic testing for patients with a clinically compatible illness and risk for infection with both viruses［J］. MMWR Recomm Rep，2019，68（1）：1－10.

［6］Dighe S N，Ekwudu O，Dua K，et al. Recent update on anti－dengue drug discovery［J］. European Journal of Medicinal Chemistry，2019，176：431－455.

［7］Suputtamongkol Y，Avirutnan P，Mairiang D，et al. Ivermectin Accelerates Circulating Nonstructural Protein 1（NS1）Clearance in adult dengue patients：A combined phase 2/3 randomized double－blinded placebo controlled trial［J］. Clin Infect Dis，2021，72（10）：e586－e593.

（王娟，李红）

流行性乙型脑炎

流行性乙型脑炎（Epidemic encephalitis B）简称乙脑，是由乙型脑炎病毒（Encephalitis B virus）经蚊媒传播引起的以脑实质炎症为主要病变的中枢神经系统急性传染病。库蚊、伊蚊、按蚊的某些种类都能传播本病，而三带喙库蚊是主要传播媒介。

乙型脑炎病毒属黄病毒科黄病毒属，核心为单股正链 RNA，基因组大小约为 11 kb。成熟的病毒颗粒由 3 种结构蛋白组成：核心蛋白 C、膜蛋白 M 和外壳蛋白 E。外壳蛋白 E 是病毒颗粒的主要表面蛋白，具有免疫原性，能够诱导产生中和抗体，主要参与病毒识别和感染宿主细胞的过程。

乙脑患者临床以高热、意识障碍、抽搐、病理反射及脑膜刺激征为特征，部分患者留有严重后遗症，重症患者病死率高。

乙脑在我国分布广泛，仅青海、新疆及西藏等地未见本病报告。乙脑的流行季节为每年 7~9 月，由于地理环境与气候不同，华南地区的乙脑流行高峰在 6~7 月，华北地区在 7~8 月，而东北地区在 8~9 月，均与蚊虫密度曲线的趋势相一致。

1 诊断

1.1 病原学检查

1.1.1 乙型脑炎病毒血清学检查。

1.1.1.1 ELISA：检测患者血清和脑脊液中特异性 IgM 抗体。

1.1.1.2 PRNT：乙型脑炎病毒的中和抗体水平至少是其他测试黄病毒的 4 倍有诊断意义。

1.1.2 乙型脑炎病毒 RNA：应用 PCR 技术检测早期患者血清或脑脊液中的病毒 RNA。

1.1.3 病毒分离：通过培养分离病毒不如核酸扩增敏感，因此不常规用于或不推荐用于诊断。

1.2 诊断标准

依据流行季节（夏秋季），在疫区曾有蚊虫叮咬病史，临床表现有起病急、高热、头痛、呕吐、意识障碍、抽搐、病理反射及脑膜刺激征阳性等，白细胞计数升高，脑脊液压力增高，细胞数及蛋白质轻度增加。病例确诊的实验室标准为符合以下五项中至少一项：

1.2.1 1个月内未接种乙脑疫苗者，血清或脑脊液中抗乙型脑炎病毒 IgM 抗体阳性。

1.2.2 恢复期血清中抗乙型脑炎病毒 IgG 抗体或中和抗体水平比急性期升高≥4 倍。

1.2.3 急性期抗乙型脑炎病毒 IgM/IgG 抗体阴性，而恢复期阳性。

1.2.4 临床标本中检测出乙型脑炎病毒核酸。

1.2.5 脑组织、脑脊液或血清中分离出乙型脑炎病毒。

2 治疗

2.1.1 针对乙脑目前尚无特效的抗病毒药物，早期可试用利巴韦林、干扰素等。应采取积极的对症支持治疗，重点处理好高热、抽搐，控制脑水肿和呼吸衰竭等危重症状。

2.1.2 对于轻症患者，通常只需要对症处理，如控制发热、头痛等症状，保持充足休息，适当补充水分和营养，加强护理。

2.1.3 对于重症患者，需要住院治疗，进行密切观察和支持治疗，包括静脉输液、氧疗、抗惊厥药物等。在治疗过程中还需要加强护理，预防并发症的发生，如呼吸衰竭、肺炎等。

3 预防

3.1.1 控制传染源：及时隔离和治疗患者，患者隔离至体温正常。但主要的传染源是猪，故应搞好饲养场所的环境卫生，人畜居地分开。

3.1.2 切断传播途径：防蚊和灭蚊是预防乙型脑炎病毒传播的重要措施。做好个人防护，使用驱虫剂和防护服来避免接触蚊虫。

3.1.3 保护易感人群：接种疫苗是保护易感人群的根本措施，目前我国使用的地鼠肾细胞灭活和减毒活疫苗纳入了全国计划性免疫，保护率可达 60%～90%。

参考文献

［1］中华人民共和国卫生部. 流行性乙型脑炎诊断标准及处理原则（WS214—2001）［S］，2001.

［2］van den Hurk A F，Skinner E，Ritchie SA，et al. The emergence of Japanese encephalitis virus in Australia in 2022：existing knowledge of mosquito vectors ［J］. Viruses，2022，14（6）：1208.

［3］Chen X J，Wang H Y，Li X L，et al. Japanese encephalitis in China in the period of 1950—2018：from discovery to control ［J］. Biomed Environ Sci，2021，34（3）：175—183.

（王成成，李红）

西尼罗热

西尼罗热（West Nile fever，WNF）是一种由携带西尼罗病毒（West Nile virus，WNV）的蚊虫叮咬而引起的人畜共患的自然疫源性虫媒传染病。

WNV属于黄病毒科黄病毒属，核心为单股正链RNA，基因组大小约为11 kb。与乙型脑炎病毒、昆津病毒（Kunjin virus）和圣路易斯脑炎病毒（St. Louis encephalitis virus）同属于乙型脑炎病毒群。成熟的病毒颗粒由3种结构蛋白组成：核心蛋白C、膜蛋白M和外壳蛋白E。外壳蛋白E是病毒颗粒的主要表面蛋白，具有免疫原性，能够诱导产生中和抗体，主要参与病毒识别和感染宿主细胞的过程。

WNV感染可引起发热、头痛、肌肉痛和疲劳等全身症状，少数患者会出现严重的西尼罗病毒性脑膜脑炎，可导致高热、头痛、颈部僵硬、昏迷、抽搐、肌肉无力、视力损失和语言障碍等症状，甚至可能致命。

WNV自1937年首次在乌干达西尼罗河地区的一名妇女身上分离以来，已在全球大范围传播，主要流行于欧洲、非洲、北美、西亚、中东和澳大利亚。在我国新疆也有人类感染病例报道，但相对罕见。

1 诊断

1.1 病原学检查

1.1.1 WNV血清学检查。

1.1.1.1 ELISA检测患者血清和脑脊液中特异性IgM抗体。

1.1.1.2 PRNT检测WNV的中和抗体水平至少是其他测试黄病毒属的4倍有诊断意义。

1.1.2 WNV RNA：应用PCR技术检测早期患者血清或脑脊液中的病毒RNA。

1.1.3 病毒分离：通过培养分离病毒不如核酸扩增敏感，

因此不常规推荐用于诊断。

1.2 诊断标准

1.2.1 疑似病例：捕获酶联免疫吸附法（MAC－ELISA）检测到脑脊液或血清中存在病毒特异性 IgM 抗体，但未进行其他检测（如 PRNT、PCR）。

1.2.2 病例确诊：符合以下四项中至少一项。

1.2.2.1 从组织、血液、脑脊液或其他体液中分离出病毒，或在其中显示特定病毒抗原或核酸。

1.2.2.2 配对血清中病毒 PRNT 中和抗体水平呈 4 倍或更大变化。

1.2.2.3 血清中的病毒特异性 IgM 抗体（MAC－ELISA）与同一标本或后续标本中的病毒特异性中和抗体（PRNT）证实。

1.2.2.4 脑脊液中的病毒特异性 IgM 抗体（MAC－ELISA）和脑脊液中针对发生暴露的地区流行的其他虫媒病毒的 IgM 阴性。

2 治疗

2.1.1 目前尚无特效抗 WNV 治疗方法，主要是对症支持治疗。

2.1.2 已有很多病例报告和病例系列尝试使用免疫球蛋白、干扰素 α、利巴韦林和皮质类固醇治疗 WNV 感染。但是这些产品并没有显示出有益的证据。

2.1.3 对于轻症患者，通常只需要对症处理，如控制发热、头痛等症状，保持充足休息，适当补充水分和营养，加强护理。

2.1.4 对于重症患者，需要住院治疗，进行密切观察和支持治疗，包括静脉输液、氧疗、使用抗惊厥药物等。在治疗过程中还需要加强护理，预防并发症的发生，如呼吸衰竭、肺炎等。

3 预防

3.1.1 个人防护措施：使用驱虫剂和防护服来避免接触蚊子是预防的主要措施。

3.1.2 献血者筛查计划：针对 WNV 感染者的献血者筛查已大大降低输血传播的风险，但未完全消除。

3.1.3 目前尚无用于预防 WNV 的疫苗。

参考文献

［1］ Koch M，Pozsgai É，Soós V，et al. Identifying risks for severity of neurological symptoms in Hungarian West Nile virus patients ［J］. BMC Infect Dis，2021，21（1）：65.

［2］ Hadler J L，Patel D，Bradley K，et al. National capacity for surveillance，prevention，and control of West Nile virus and other arbovirus infections——United States，2004 and 2012 ［J］. MMWR Morb Mortal Wkly Rep，2014，63（13）：281-284.

［3］ Kaiser J A，Barrett A D T. Twenty years of progress toward West Nile virus vaccine development ［J］. Viruses，2019，11（9）：823.

［4］ Chancey C，Grinev A，Volkova E，et al. The global ecology and epidemiology of West Nile virus ［J］. Biomed Res Int，2015：376230.

（王成成，李红）

森林脑炎

森林脑炎（Forest encephalitis）又名蜱传脑炎（Tick－borne encephalitis），是一种由蜱传脑炎病毒（Tick－borne encephalitis virus，TBEV）通过蜱虫叮咬传播引起的中枢神经系统急性传染病。

TBEV 是一种嗜神经性病毒，属于黄病毒科黄病毒属，核心为单股正链 RNA，基因组大小约为 11 kb。成熟的病毒颗粒由 3 种结构蛋白组成：核心蛋白 C、膜蛋白 M 和外壳蛋白 E。外壳蛋白 E 是病毒颗粒的主要表面蛋白，具有免疫原性，能够诱导产生中和抗体，主要参与病毒识别和感染宿主细胞的过程。森林脑炎根据其病原体的遗传特征和流行病学特征的差异，主要分为三个亚型，即欧洲亚型、远东亚型和西伯利亚亚型，但同时也不断有其他亚型被报道。

森林脑炎患者最初可能会出现发热、头痛、呕吐和虚弱等症状。在几天后可能会出现严重症状，如意识混乱、失去协调能力、说话困难、手臂或腿部无力以及癫痫发作。有时最初的症状可能会持续数天并完全消退，但大约 1 周后会出现更严重的症状。

森林脑炎主要流行于欧洲和亚洲，我国约 90％的病例来自东北地区，其中内蒙古自治区（大兴安岭林区）、黑龙江省（小兴安岭林区）和吉林省（长白山林区）疫情最为严重。我国西北部的新疆（天山和阿尔泰山）以及我国西南部的云南和西藏地区也有报告。

1 诊断

1.1 病原学检查

1.1.1 TBEV 血清学检查。

1.1.1.1 补体结合试验（CFT）及血凝抑制试验（HLT），双份血清效价增加 4 倍及以上，或 CFT 单份血清效价＞1∶16 有诊断意义。HIT 单份血清效价＞1∶320 有诊断意义。

1.1.1.2 ELISA 检测血清和脑脊液中特异性 IgM 抗体。

1.1.2 TBEV RNA：应用 RT－PCR 技术检测早期患者血清或脑脊液中的病毒 RNA，但病初阳性率较低。

1.2 诊断标准

依据流行季节（春秋季），在疫区曾有蜱叮咬病史，或饮生奶史。临床表现有高热、头痛、恶心、呕吐、颈肌瘫痪。实验室检查白细胞计数升高，脑脊液压力增高、细胞数及蛋白质轻度增加，血清学检查补体结合、血凝抑制、ELISA 试验阳性，或 RT－PCR 检查阳性。

病例确诊的实验室检查标准：符合以下五项中至少一项。

1.2.1 血液中的 TBEV 特异性 IgM 和 IgG 抗体阳性。

1.2.2 脑脊液中的 TBEV 特异性 IgM 抗体阳性。

1.2.3 配对血清样本中 TBEV 特异性抗体的血清转换或 4 倍增加。

1.2.4 临床标本中检测出 TBEV 核酸。

1.2.5 从临床标本中分离出 TBEV。

2 治疗

目前尚无特效抗 TBEV 治疗方法，主要是对症支持治疗。许多核苷或非核苷抗病毒药物在体外和体内均表现出抗 TBEV 活性。特别是 7－deaza－2'－C－methyladenosine 在小鼠中表现出很高的抗病毒作用，然而仍需进一步研究。

2.1.1 对于轻症患者，通常只需要对症处理，如控制发热、头痛等症状，保持充足休息，适当补充水分和营养，加强护理。

2.1.2 对于重症患者，需要住院治疗，进行密切观察和支持治疗，包括静脉输液、氧疗、使用抗惊厥药物等。在治疗过程中还需要加强护理，预防并发症的发生，如呼吸衰竭、肺炎等。

3 预防

接种森林脑炎灭活疫苗是目前最有效的预防措施。通过使用驱虫剂和防护服防止蜱虫叮咬以降低 TBEV 感染风险。

参考文献

[1] Taba P, Schmutzhard E, Forsberg P, et al. EAN consensus review on prevention, diagnosis and management of tick－borne encephalitis [J].

Eur J Neurol, 2017, 24 (10): 1214-e61.

[2] Factsheet about tick-borne encephalitis (TBE). European Centre for Disease Prevention and Control. 18 June 2017. Retrieved 15 January 2019. https://www. ecdc. europa. eu/en/tick — bome — encephalitis/facts/factsheet.

[3] Johnson N, Migné C V, Gonzalez G. Tick-borne encephalitis [J]. Curr Opin Infect Dis, 2023, 36 (3): 198-202.

[4] Ruzek D, Županc T A, Borde J, et al. Tick — borne encephalitis in Europe and Russia: Review of pathogenesis, clinical features, therapy, and vaccines [J]. Antiviral Research, 2019, 164: 23-51.

（王成成，李红）

圣路易斯脑炎

圣路易斯脑炎是由圣路易斯脑炎病毒（St. Louis encephalitis virus，SLEV）经蚊媒传播引起的一种急性中枢神经系统传染病，特征为脑膜和脑实质的炎症和损伤。

SLEV 属于黄病毒科黄病毒属，基因组为单股正链 RNA，与乙型脑炎病毒、西尼罗病毒、墨累谷脑炎病毒等同属乙型脑炎病毒群。

圣路易斯脑炎主要流行于美国，加拿大和墨西哥也见有报道，多发生于蚊媒活跃的夏季，高峰期为 8 月和 9 月。人类 SLEV 感染偶尔导致临床疾病。年龄是发生有症状脑炎的最重要危险因素。在有症状的患者中，圣路易斯脑炎的潜伏期为 4～21 天。临床疾病谱包括非特异性发热伴头痛、无菌性脑膜炎和致命性脑膜脑炎。

1 诊断

1.1 病原学检查

1.1.1 SLEV 血清学检查：用 ELISA 测定血清及脑脊液中特异性 IgM 抗体。

1.1.2 SLEV RNA：关于 PCR 检测临床样本 SLEV 的数据很少。对脑脊液样本进行 mNGS 可检出 SLEV。

1.1.3 SLEV 分离：通常无法将病毒从血液和脑脊液中成功分离出来。

1.2 一般检查

1.2.1 血象：外周白细胞计数正常或可能轻度升高，特别是在儿童中。

1.2.2 脑脊液：脑脊液中蛋白浓度轻度增高至 45～100 mg/dL，而葡萄糖浓度正常或者轻度下降。脑脊液中白细胞计数可能从几个到几百个不等，但极少超过 $500/mm^3$。脑脊液中的特异性 IgM 也可用于诊断。

1.2.3 脑电图：检查无特异性。

1.2.4 影像学检查：检查无特异性。

1.3 圣路易斯脑炎的诊断

临床上，很难区分圣路易斯脑炎与其他病毒性脑炎，如西尼罗病毒性脑炎。

1.3.1 圣路易斯脑炎的诊断通常依靠血清学检查，尤其是采用 ELISA 检测 IgM 抗体。若单份血清中存在 IgM 抗体，可做出推定诊断；若在急性期与恢复期相应时间点获取的血清显示 IgM 抗体水平显著升高，或者在恢复期的早期与晚期相应时间点获取的血清显示 IgM 抗体水平明显下降，可做出诊断。

1.3.2 对于有条件的实验室可采用 mNGS 检测 SLEV 进行诊断。

2 治疗

2.1 圣路易斯脑炎抗病毒治疗

目前尚无针对圣路易斯脑炎的特异性抗病毒治疗。

一项研究报道干扰素 α2b 可用于圣路易斯脑炎治疗。该研究评估了干扰素 α2b 用于人类圣路易斯脑炎治疗的潜在有效性，研究对暴发期间入住同一家医院的 15 例接受干扰素 α2b 治疗的圣路易斯脑炎患者与 17 例未接受该治疗的圣路易斯脑炎患者进行了比较。结果发现使用干扰素 α2b 降低了患者住院 1 周后（13% vs 65%）及 2 周后（7% vs 29%）持续存在四肢瘫或者呼吸功能不全的可能性。此外，2 例移植获得性神经侵入性圣路易斯脑炎患者接受了皮下注射干扰素 α2b 和静脉注射免疫球蛋白治疗，患者的病情在 72 小时内获得了改善。

目前尚无研究评估干扰素 α−2a 治疗圣路易斯脑炎的疗效。

2.2 对症支持治疗

最佳的对症支持治疗需要关注电解质和液体平衡，必要时限水以纠正由抗利尿激素分泌不当所引起的低钠血症，并预防脑水肿。

2.3 防治并发症

可能有助于预防院内并发症的其他措施包括：胃肠减压以减少误吸风险，皮肤护理，预防深静脉血栓形成，使用西咪替丁或奥美拉唑预防胃溃疡，对于存在呼吸衰竭的患者，可能需使用机械通气。

3 预防

目前尚无针对 SLEV 感染的特异性疫苗。

参考文献

[1] Leslie V. Simon L V, Erwin L. Kong, Charles Graham. St. Louis Encephalitis [M]. San Francisco：StatPearls Publishing，2023.

[2] Rahal J J, Anderson J, Rosenberg C, et al. Effect of interferon—alpha2b therapy on St. Louis viral meningoencephalitis：clinical and laboratory results of a pilot study [J]. J Infect Dis，2004，190（6）：1084—1087.

（吕朵朵，卢家桀）

寨卡病毒病

寨卡病毒病（Zika virus disease，ZIK）是由寨卡病毒（Zika virus，ZIKV）感染引起的一种急性传染病，其临床特征为发热、皮疹、关节肌肉痛和结膜炎等。伊蚊是主要传播媒介。

ZIKV 属于黄病毒科黄病毒属，为单股正链 RNA 病毒。其基因组可编码 3 种结构蛋白（衣壳蛋白、膜蛋白前体/膜蛋白、包膜蛋白）和 7 个非结构蛋白（NS1、NS2A、NS2B、NS3、NS4A、NS4B 和 NS5）。其中包膜蛋白是最重要的结构蛋白，主要参与病毒颗粒的组装、吸附和侵入，并且包含了主要的抗原表位。非结构蛋白主要参与调控病毒基因组复制、转录及宿主的免疫应答。NS1 蛋白可作为 ZIKV 感染和早期诊断 ZIK 的标志物。

流行病学调查表明 ZIKV 在非洲撒哈拉沙漠以南和东南亚有广泛的地理分布。我国存在白纹伊蚊及埃及伊蚊等传播媒介，有发生输入性病例和引发本地流行的风险。仅 20%～25% ZIKV 感染者出现症状，且症状较轻。重症病例少见，可表现为脑炎/脑膜炎、吉兰-巴雷综合征、急性播散性脑脊髓炎和呼吸窘迫综合征、心力衰竭、严重血小板减少症等。

1 诊断

1.1 病原学检查

1.1.1 ZIKV 血清学检查。

1.1.1.1 患者发病早期检测特异性 IgM 抗体阳性提示新近感染，适用于早期诊断。

1.1.1.2 特异性 IgG 抗体迟于 IgM 抗体 1～2 天产生，可持续 2 年以上。恢复期 IgG 抗体水平比急性期有 4 倍及以上增长可确诊 ZIKV 感染。

1.1.2 ZIKV RNA：采集患者血液、尿液、唾液、精液、羊水或胎盘组织等样本，采用 RT-PCR 方法在感染早期检出病毒 RNA 即可确诊。

1.1.3 ZIKV 分离培养：应用细胞组织培养技术从患者血

液、尿液、唾液、羊水、胎盘组织、精液等各类标本中成功分离出 ZIKV 是诊断的"金标准"。

1.2　ZIK 的诊断原则

应根据流行病学史、临床表现和相关实验室检查综合判断，确诊需要病原学检测结果。

1.3　ZIK 的诊断标准

1.3.1　疑似病例。

1.3.1.1　发病前 14 天内在流行地区旅行/居住，或与确诊病例、临床诊断病例有过性接触；难以用其他原因解释的发热、皮疹、结膜炎或关节痛等临床表现。

1.3.1.2　孕期感染 ZIKV 母亲所生的新生儿。

1.3.1.3　来自流行地区、已知或怀疑其胎儿存在先天性脑畸形的孕妇。

1.3.2　临床诊断病例：疑似病例且 ZIKV IgM 抗体检测阳性。

1.3.3　确诊标准：疑似病例或临床诊断病例经实验室检查符合下列情形之一者。

1.3.3.1　ZIKV 核酸检测阳性。

1.3.3.2　分离出 ZIKV。

1.3.3.3　恢复期血清 ZIKV 中和抗体阳转或者水平较急性期呈 4 倍及以上升高，同时排除登革病毒等其他常见黄病毒属感染。

2　治疗

至今尚无 ZIK 的特效治疗方法，成人患者一般症状较轻，主要采用综合对症支持治疗。

2.1　一般治疗

急性期尽早卧床休息，注意对神志、体温、脉搏、呼吸、血压等生命体征的观察。饮食以流质或半流质为宜，食物应富于营养并容易消化。保持皮肤和口腔清洁，以免继发细菌/真菌感染。注意维持水、电解质平衡，对高热、腹泻者尽可能先口服补液。一般不用抗菌药物。

2.2 对症支持治疗

高热应以物理降温为主，在急性发热期，对高热患者可以应用退热药。伴有关节痛者可口服布洛芬，伴有结膜炎时可使用重组人干扰素－α滴眼液。

2.3 病原治疗

目前尚无特效抗病毒治疗药物。动物实验证明利巴韦林、干扰素等药物可以抑制黄病毒属病毒，能否抑制 ZIKV 尚需进行研究。

患者恢复期血清中含有大量的中和抗体。实验研究显示，将患者恢复期血清注射至孕期小鼠，可抑制 ZIKV 在小鼠体内的复制，结果提示特异性中和抗体有治疗 ZIK 的前景。

2.4 重症病例的治疗

2.4.1　脑炎的治疗：要注意降温、吸氧、控制静脉补液量和补液速度。人工亚冬眠疗法可防止脑水肿患者发生脑疝。甘露醇、利尿剂静脉滴注可减轻脑水肿。抽搐者可用地西泮缓慢静脉注射。对呼吸中枢受抑制者应及时使用人工呼吸机。糖皮质激素可抑制炎症反应并减轻血管通透性，使脑组织炎症、水肿和出血减轻。脑水肿的治疗目标是降低颅内压，保持充分的脑灌注以避免进一步缺血缺氧，预防脑疝发生。

2.4.2　吉兰－巴雷综合征的治疗：病程早期可用糖皮质激素、大剂量丙种球蛋白或神经营养药物等行对症支持治疗。有呼吸功能障碍者要保持呼吸道通畅，促进排痰，防止继发感染，发生呼吸衰竭时立即给予呼吸机辅助通气，必要时给予血浆置换治疗。肢体关节保持功能位，防止关节挛缩变形等，后期对患肢及腰背部肌肉进行推拿按摩及肌力训练，还可以给予电刺激及高压氧治疗等。

2.4.3　心脏损伤的治疗：出现明显心律失常或心力衰竭时，应卧床休息，持续低中流量吸氧，保持大便通畅，限制静脉输液的量及速度。存在房性或室性早搏时，根据情况给予抗心律失常药物治疗。发生心力衰竭时首先予利尿处理，保持每日液体负平衡在 500～800 mL。

3 预防

目前尚无针对 ZIK 的疫苗。及时发现和控制输入病例、防止由输入病例引起本地传播是防控的目标，预防控制的重点是传染源的发现和管理，以及媒介伊蚊密度的控制。

参考文献

[1] 张复春，何剑峰，李兴旺，等. 寨卡病毒病防治中国专家共识（2019 年版）[J]. 新发传染病电子杂志，2019，4（1）：1-7.

[2] 王亚丽，张晓怡，任瑞琦，等. 中国内地 25 例输入性寨卡病毒病病例流行病学与临床特征分析 [J]. 中国媒介生物学及控制杂志，2017，28（6）：535-537.

[3] Baud D，Gubler D J，Schaub B，et al. An update on Zika virus infection [J]. Lancet，2017，390（10107）：2099-2109.

（吕朵朵，卢家桀）

拉沙热

拉沙热（Lassa fever）是由拉沙病毒（Lassa virus）引起，主要经啮齿类动物传播的一种急性传染病。

拉沙病毒属于沙粒病毒科，为负链 RNA 病毒。拉沙病毒的基因组为 2 条双义单股负链 RNA（S 和 L）。S 片段大小约 3.5 kb，编码病毒的核蛋白（NP）和包膜糖蛋白（GP1、GP2）；L 片段大小约 7.2 kb，编码病毒 RNA 多聚酶和 Z 蛋白。拉沙病毒可在 Vero 细胞中繁殖，也可以感染多种动物。

拉沙热在贝宁（2014 年 11 月首次诊断出该病）、几内亚、加纳（2011 年 10 月首次诊断出该病）、利比里亚、马里（2009 年 2 月首次诊断出该病）、塞拉利昂，以及尼日利亚的部分地区流行，但很可能在非洲其他国家也存在。人类通常通过接触受感染的啮齿类动物的排泄物感染拉沙病毒。人类还可以通过直接接触拉沙热患者的血液、尿液、粪便或其他分泌物发生人与人之间的传播。尚无流行病学证据支持人与人之间通过空气传播。拉沙病毒感染后病程可持续 1~4 周。拉沙热患者主要表现为发热、寒战、咽炎、胸骨后疼痛和蛋白尿，可出现多系统病变。

1 诊断

1.1 病原学检查。

1.1.1 拉沙病毒血清学检查。

1.1.1.1 血清中特异性抗原多于发病后 1 周出现。

1.1.1.2 血清特异性 IgM 抗体多于发病后 2 周出现。

1.1.1.3 血清特异性 IgG 抗体多于发病后 3 周出现。

1.1.2 拉沙病毒 RNA：病程 5 天内大多数患者的血清中可采用 RT-PCR 检测到拉沙病毒核酸，发病后 30 天内在半数以上患者中仍可检测到。

1.1.3 拉沙病毒分离：采集发病 14 天内患者血清或全血标本，用 Vero 细胞进行病毒分离。

1.2 诊断依据

1.2.1 流行病学资料：生活在拉沙热流行地区或 3 周内有疫区旅行史。

1.2.2 临床特点：发热、咽炎、胸骨后疼痛和蛋白尿可作为早期诊断线索。

1.2.3 实验室检查。

1.2.3.1 血清中特异性病毒抗原阳性。

1.2.3.2 血清特异性 IgM 抗体阳性。

1.2.3.3 恢复期血清特异性 IgG 抗体水平比急性期有 4 倍及以上增高。

1.2.3.4 从患者标本中检出拉沙病毒 RNA。

1.2.3.5 从患者标本中分离到拉沙病毒。

1.3 诊断标准

1.3.1 疑似病例：具有流行病学史和临床表现。

1.3.2 确诊病例：疑似或临床诊断的基础上具备诊断依据中实验室检查任一项者。

2 治疗

本病无特效药物治疗，主要为对症支持治疗。应采取严密隔离措施至少 3~4 周。

2.1 对症支持治疗

卧床休息，保持水、电解质平衡，补充血容量，防治休克，密切观察心肺功能，监测血压、肾功能，继发细菌感染时使用抗菌药物。

2.2 抗病毒治疗

利巴韦林应尽早应用，病程 1 周内接受治疗可降低病死率。

首选静脉给药：成人首剂 30 mg/kg，最大剂量不超过 2 g；之后每 6 小时给药 1 次，剂量 16 mg/kg，每次最大剂量不超过 1 g，持续 4 天；再改为 8 mg/kg，每次最大剂量不超过 0.5 g，连续 6 天。儿童按体重给药，疗程同成人。

口服：成人首剂 2 g，之后按体重>75 kg 者，1200 mg/d，分 2 次（上午 600 mg，下午 600 mg）；<75 kg 者，1000 mg/d，

分 2 次（上午 400 mg，下午 600 mg），连续 10 天。儿童 30 mg/kg，一次服，后 15 mg/（kg·d），分 2 次，持续 10 天。

2.3 免疫血浆

1969 年就开始使用免疫血浆治疗，但除了在免疫血浆的获得、检测、控制、储存等方面存在困难，免疫血浆的疗效在动物实验中相对有限。每次可使用免疫血浆 1～2 U，10～12 小时可见效。

3 预防

3.1 控制传染源

主要为灭鼠和环境整治，降低鼠密度。

3.2 切断传播途径

主要为防鼠，避免直接接触鼠类及其排泄物。

3.3 保护易感人群

目前尚无可供使用的疫苗，主要采取个体防护措施，家庭成员和医务人员避免接触患者血液、体液和排泄物。

参考文献

[1] 陈炎，陈亚蓓，陶荣芳.《6 种输入性传染病预防控制指南和临床诊疗方案》解读（二）黄热病；（三）拉沙热 [J]. 世界感染杂志，2009，9（1）：6-10.

[2] Attar N. Viral evolution：The history of Lassa virus [J]. Nat Rev Microbiol，2015，13（10）：600.

[3] Bhadelia N. Understanding Lassa fever [J]. Science，2019，363（6422）：30.

（吕朵朵，卢家桀）

淋巴细胞性脉络丛脑膜炎

淋巴细胞性脉络丛脑膜炎（Lymphocytic choriomeningitis，LCM）是由淋巴细胞性脉络丛脑膜炎病毒（Lymphocytic choriomeningitis virus，LCMV）引起的人和多种动物共患的传染性疾病。国内少有本病的报道（乌鲁木齐、秦皇岛、哈尔滨曾有人类显性感染个案报道）。

LCMV 是大小为 40~60 nm 的单股负链双义 RNA 病毒，属于砂粒病毒科砂粒病毒属。

LCMV 在啮齿类动物中流行。人类最常见的感染原因是食入被病鼠尿、粪污染的食物或吸入被污染的尘埃。小家鼠或仓鼠可终身携带病毒，随尿液、大便、精液及鼻腔分泌物排出体外。

LCM 潜伏期为 1~2 周，临床表现不一，可隐性感染，或如流感样症状，以起病急、发热、头痛、肌痛为主要表现，可出现皮疹、关节炎、睾丸炎或腮腺炎。典型表现为淋巴细胞性脑膜炎，严重者可出现脑膜脑炎，表现为上行性脊髓麻痹、延髓麻痹、截瘫或其他神经系统症状。

LCM 通常不致命，死亡率不到 1%。但在器官移植或免疫缺陷的患者中表现为高热、肌痛、出血倾向等出血热样综合征。

1 诊断

1.1 临床怀疑诊断

有接触啮齿类动物史，流感样症状暂时缓解后出现脑膜刺激征，脑脊液中增多的细胞几乎全为淋巴细胞，氯化物正常而糖相对减少等，均有重要参考价值。

1.2 实验室诊断

通过病毒分离、PCR 或 LCMV 抗体检测等确定诊断。急性发热期可从患者血液或脑脊液中分离到 LCMV。脑脊液恢复期测得特异性 IgG 抗体水平达急性期 4 倍以上或者急性期测得 IgM 有一定诊断意义。近年有报道采用 RT－PCR 以及基因重组的 LCMV 核蛋白进行诊断，灵敏度与传统方法相似，特异度更高。

2 治疗

无特效抗病毒药物，抗炎药物（如皮质类固醇）可在特定情况下使用。

尽管研究表明利巴韦林在体外对 LCMV 有效，但没有确定的证据支持其常规用于治疗人类 LCM。器官移植等免疫缺陷者感染 LCMV 后可通过减少免疫抑制剂用量等方法尽快提高机体细胞免疫水平，并可尝试加用利巴韦林行抗病毒治疗。

3 预防

该病目前无有效疫苗，无有效暴露预防药物。

参考文献

[1] Albariño C G, Palacios G, Khristova M L, et al. High diversity and ancient common ancestry of lymphocytic choriomeningitis virus [J]. Emerg Infect Dis, 2010, 16 (7): 1093-1100.

[2] Macneil A, Stroeher U, Farnon E, et al. Solid Organ Transplant-associated Lymphocytic Choriomeningitis, United States, 2011 [J]. Emerg Infect Dis, 2012, 18 (8): 1256-1262.

[3] Fischer S A, Graham M B, Kuehnert M J, et al. Transmission of Lymphocytic Choriomeningitis Virus by Organ Transplantation [J]. N Engl J Med, 2006, 354 (21): 2235-2249.

[4] 郝茹，张涛，杨辉. 淋巴细胞脉络丛脑膜炎 1 例 [J]. 内科，2010，5 (3): 322.

[5] 程文斌，吴克. 淋巴细胞性脉络丛脑膜炎并发蛛网膜下腔出血 1 例 [J]. 法医学杂志，2010，26 (4): 307.

[6] Peters C J. Lymphocytic choriomeningitis virus-an old enemy up to new tricks [J]. N Engl J Med, 2006, 354 (21): 2208-2211.

（唐光敏，卢家桀）

诺如病毒感染

诺如病毒（Norovirus，NV）又称诺罗病毒、诺瓦克病毒（Norwalk Virus），是一种引起非细菌性急性胃肠炎的病毒。

诺如病毒属于杯状病毒科（Caliciviridae）。诺如病毒为无包膜单股正链 RNA 病毒，病毒颗粒直径为 27～40 nm。

诺如病毒目前还不能体外培养，无法进行血清型分型鉴定。根据基因特征，诺如病毒被分为 10 个基因群（Genogroup）和 49 个基因型，人类最常见感染 GⅡ，其次为 GⅠ。诺如病毒存在基因变异，GⅠ、GⅡ 可能因 RNA 复制的点突变和 2 种相关病毒重组所致的毒株多样性，每 2～4 年出现一种新型诺如病毒流行毒株。

诺如病毒主要通过患者的粪便排出，也可通过呕吐物排出。患者在潜伏期即可排出诺如病毒，排毒高峰在发病后 2～5 天，持续 2～3 周，最长排毒期有报道超过 56 天，在免疫抑制者中更长。诺如病毒感染剂量为 18～2800 个病毒颗粒。

诺如病毒是全球急性胃肠炎（Acute gastroenteritis，AGE）散发病例和暴发疫情的主要病原体，也是儿童发生 AGE 的主要原因。诺如病毒感染的主要表现为腹泻和/或呕吐，症状通常包括恶心、呕吐、腹泻、腹痛、轻微发热及不适。大部分患者会自行痊愈，症状通常在 1～3 天内有所改善。诺如病毒感染具有季节性倾向，且一些患者的主要表现为呕吐，故该病最初称为"冬季呕吐病"。通常与食用未经煮熟的贝类海产品有关。人们可通过直接接触患者、患者呕吐所产生的气溶胶、食用或饮用受污染的食物或水、接触受污染的物件表面（如餐盘等）感染诺如病毒。

1　诊断

1.1　疑似和临床诊断

所有出现急性呕吐和/或水样泻的患者都应怀疑诺如病毒感染，临床上通常依据临床症状和发病聚集性进行判断，无需实验室检查来确诊诺如病毒。

1.2 实验室检查

检测诺如病毒的实验室方法包括通过 RT-PCR 扩增，以及通过 ELISA 检测抗原。粪便 RT-PCR 是实验室诊断的主要手段，很容易检测到诺如病毒和引起胃肠炎的其他病毒。针对有序列差异的衣壳区域巧妙设计的引物可用于区分不同病毒株的基因型。对于急性腹泻患者，由于无症状的排出病毒者很常见，且 RT-PCR 可检测到很低（<100 颗粒/克）的病毒载量，故阳性的 RT-PCR 或免疫学试验结果并不一定能确定诺如病毒就是患者的病因，需结合临床综合分析。ELISA 检测抗原、抗体的灵敏度和特异度都不如 RT-PCR，但可用于大规模暴发短时间需检测大量样本时。

1.3 检测样本选择

患者大便、肛拭子及呕吐物等。

2 治疗

目前尚无针对诺如病毒的特异性抗病毒药物。

近年来，一些新药正在研发中，病毒复制周期的每一个阶段都是抗病毒药物开发的独特靶点。但迄今为止，没有抗病毒药物被批准用于医疗用途，唯一完成临床试验的诺如病毒抗病毒候选药物是硝唑尼特（Nitazoxanide，NTZ）。这种化合物最初于 20 世纪 70 年代被开发，目前是美国 FDA 批准的治疗贾第鞭毛虫和隐孢子虫感染的药物。在 Ⅱ 期随机双盲试验中，50 例轮状病毒或诺如病毒感染检测呈阳性的患者（≥12 岁）中的 25 例接受了 NTZ 治疗。与安慰剂相比，NTZ 可使胃肠炎症状的持续时间从 2.5 天显著减少到 1.5 天。但也有文献并不支持 NTZ 具有抗诺如病毒活性。

3 预防

目前尚无有效疫苗。

一项志愿者人体试验研究表明，诺如病毒的免疫保护力可持续 6~24 个月，即使先前感染过诺如病毒，同一个体仍可重复感染同一毒株或不同毒株的诺如病毒。

参考文献

［1］ Ahmed S M，Hall A J，Robinson A E，et al. Global prevalence of norovirus in cases of gastroenteritis：a systematic review and meta－analysis ［J］. Lancet Infect Dis，2014，14 (8)：725－730.

［2］ Robilotti E，Deresinski S，Pinsky B A. Norovirus ［J］. Clin Microbiol Rev，2015，28 (1)：134－164.

［3］ Glass R I，Parashar U D，Estes M K. Norovirus gastroenteritis ［J］. N Engl J Med，2009，361 (18)：1776－1785.

［4］ Netzler N E，Tuipulotu D E，White P A. Norovirus antivirals：Where are we now? ［J］. Med Res Rev，2019，39 (3)：860－886.

（唐光敏，卢家桀）

南美出血热

南美出血热（South American hemorrhagic fever）是由新世界沙粒病毒（沙粒病毒科哺乳动物沙粒病毒属）引起的一组人畜共患病毒感染，导致感染者器官功能障碍、出血和死亡，死亡率可高达30％。症状包括发热、肌肉疼痛、头痛、恶心、呕吐、咳嗽、咽喉痛以及口腔、鼻腔或内脏出血。部分患者出现永久性听力丧失。

南美出血热包括阿根廷出血热（Argentine hemorrhagic fever）、玻利维亚出血热（Bolivian hemorrhagic fever）、委内瑞拉出血热（Venezuelan hemorrhagic fever，VHF）和巴西出血热（Brazilian hemorrhagic fever）。不同国家致病病原体不同，如玻利维亚为马秋博病毒（Machupo）和查帕雷病毒（Chapare），委内瑞拉为瓜纳瑞托病毒（Guanarito），阿根廷为胡宁病毒（Junin），巴西为沙比亚病毒（Sabia）。对这些病毒进行分离需要在最高生物安全防护水平条件（即生物安全防护水平四级）的实验室进行。

新世界沙粒病毒自然感染啮齿动物，主要通过受感染啮齿类动物分泌物和排泄物所产生的气溶胶和黏膜接触传播给人类。

本病只发生在南美洲，与之相对应的旧世界沙粒病毒引起拉沙热（见于西非）和淋巴细胞性脉络丛脑膜炎（见于欧洲、亚洲和北美洲）。

1　诊断

有南美洲疫区（玻利维亚、阿根廷、委内瑞拉和巴西）旅行或工作史、啮齿类动物或其排泄物接触史以及出现出血症状患者需警惕，可通过采集抗凝血进行病毒培养分离、进行PCR或检测特异性抗体作为确诊依据。

2　治疗

2.1.1　针对阿根廷出血热，早期（病程小于8天）输注含有足量中和抗体的恢复期血浆有一定的效果，但10％的治疗幸存者中出现晚期神经综合征，如永久性听力丧失、失音、震颤、癫痫等。

2.1.2 现有临床试验支持早期使用（出现临床症状后的8天内）利巴韦林对南美出血热可能有益。

3 预防

迄今为止，只有阿根廷出血热的病原体胡宁病毒有获得许可的预防疫苗，为阿根廷政府和美国军方合作开发的减毒疫苗。1991年已对阿根廷高危人群进行了免疫接种，2007年已将该疫苗纳入阿根廷国家免疫接种计划（免费），但该国仍有阿根廷出血热的零星病例报告。此疫苗对马秋博病毒有一定交叉免疫效果，对瓜纳瑞托病毒无效。

参考文献

[1] Frank M G, Beitscher A, Webb C M, et al. South American hemorrhagic fevers: a summary for clinicians [J]. Int J Infect Dis, 2021, 105: 505−515.

[2] Enria D A, Briggiler A M, Sánchez Z. Treatment of Argentine hemorrhagic fever [J]. Antiviral Res, 2008, 78 (1): 132−139.

[3] Bowden T A, Crispin M, Graham S C, et al. Unusual molecular architecture of the machupo virus attachment glycoprotein [J]. J Virol, 2009, 83 (16): 8259−8265.

[4] 熊成龙，姜庆五. 沙粒病毒的研究进展 [J]. 中华疾病控制杂志，2009，13 (3): 362−366.

（唐光敏，卢家桀）

星状病毒科病毒性疾病

星状病毒科病毒性疾病是由星状病毒（Astrovirus，AstV）引起的一种感染性疾病，主要导致人和其他动物急性胃肠炎。本节内容特指由人星状病毒（Human astrovirus，HastV）引起的感染。

HastV 属于星状病毒科哺乳动物星状病毒属，该病毒无包膜，基因组为单股正链 RNA，大小约为 6.8 kb。HastV 的基因组中含有 3 个开放阅读框，编码多个非结构蛋白和结构蛋白，包括丝氨酸蛋白酶、RNA 依赖的 RNA 聚合酶和衣壳蛋白的前体结构蛋白。根据血清学特性，目前可分为 8 个血清型（HastV21～28）。

HastV 感染主要引起婴幼儿急性腹泻，一般为轻度水样腹泻，病程自限，预后良好，主要治疗方法是对症支持治疗。部分可导致侵袭性感染，包括中枢神经系统感染（易发于免疫缺陷人群）和病毒血症，需要综合治疗。

1 诊断

1.1 病原学检查

1.1.1 HastV 血清学检查：抗－HastV 抗体检测（放射免疫法、ELISA）可用于筛查。

1.1.2 RT－PCR 检测 HastV RNA。

1.1.2.1 可用于 HastV 现症感染的确认。

1.1.2.2 可用于病毒分型和流行病学调查。

1.1.2.3 mNGS（RNA 测序）检测到 HastV RNA 可提示 HastV 感染。

1.1.3 HastV 病毒分离与鉴定。

1.1.3.1 电镜检测发现病毒颗粒是确诊星状病毒性胃肠炎的"金标准"，但灵敏度较低。

1.1.3.2 免疫荧光法和 ELISA 检测病毒抗原均具有很高的特异度和灵敏度，并可用于病毒分型，广泛用于流行病学调查。

1.1.3.3 人胚肾细胞和传代人类结肠癌细胞可用于 HastV

分离培养，但技术条件要求高，仅用于科学研究。

1.2 星状病毒性胃肠炎的诊断

1.2.1 具有急性胃肠炎的临床表现。

1.2.2 实验室检查提示明确的 HastV RNA 和/或病毒颗粒检测阳性即可诊断。

1.3 侵袭性感染的诊断

1.3.1 具有脑炎、病毒血症等典型临床表现。

1.3.2 实验室检查提示明确的 HastV RNA 和/或病毒颗粒检测阳性即可诊断。

2 治疗

星状病毒性胃肠炎症状轻微，病程自限，预后良好，主要治疗方法是对症支持治疗，包括补液、调节电解质平衡及酸碱平衡等。有个案报道，联合静脉注射免疫球蛋白、甲泼尼龙琥珀酸钠、利巴韦林、聚乙二醇干扰素 α2b 能改善侵袭性感染的症状和预后。但也有个案报道显示，这些联合治疗方案对侵袭性感染无效。目前尚无针对 HastV 的特效抗病毒药物。

3 预防

该病目前无有效疫苗，感染后可使机体产生有保护作用的抗体。应遵循以切断传播途径为主的综合性预防原则，主要的措施是加强饮食卫生、管理水源，切断星状病毒感染的主要传播途径。

参考文献

[1] Borchers A, Pieler T. Programming pluripotent precursor cells derived from Xenopus embryos to generate specific tissues and organs [J]. Genes (Basel)，2010，1 (3)：413-426.

[2] Cortez V, Boyd D F, Crawford J C, et al. Astrovirus infects actively secreting goblet cells and alters the gut mucus barrier [J]. Nat Commun, 2020，11 (1)：2097.

[3] Bosch A, Pintó R M, Guix S. Human astroviruses [J]. Clin Microbiol Rev, 2014，27 (4)：1048-1074.

（唐小琼，唐红）

丁型病毒性肝炎

丁型病毒性肝炎（Hepatitis D，简称丁肝）是在乙肝病毒感染的基础上，由丁型肝炎病毒（Hepatitis D virus，HDV）引起的一种肝脏炎症。其主要流行于蒙古、巴基斯坦、摩尔多瓦、撒哈拉沙漠以南非洲地区、中亚、太平洋岛屿、亚马逊盆地和东欧。慢性乙肝患者是 HDV 的易感人群。

HDV 是一种缺陷病毒，基因组为一环状单负链 RNA。病毒颗粒呈球形，直径为 35～37 nm，包膜由乙肝病毒编码的 HBsAg 组成，核心由 HDV RNA 和与之结合的 HDV 抗原（HDAg）组成。HDAg 是 HDV 基因组编码的唯一蛋白质，在病毒复制过程中起重要作用。HDAg 主要存在于肝细胞内，刺激机体产生抗体，可从感染者血清中检出抗−HD 抗体。

HDV 可与乙肝病毒同时感染或继发于乙肝病毒感染，因而临床表现部分取决于 HDV 感染时乙肝病毒感染的状态，可造成急性或慢性肝炎，其严重程度从轻微病症到肝衰竭。目前尚无特效抗病毒治疗方法。

1 诊断

1.1 病原学检查

1.1.1 HDV 血清学检查。

1.1.1.1 抗−HDV 抗体检测（RIA 或 ELISA）是诊断丁肝的最常用方法。

1.1.1.2 抗−HDV IgM 可用于早期诊断。抗−HDV IgG 呈持续性（6 个月以上）高滴度是识别慢性丁肝的重要血清学指标。

1.1.2 RT−PCR 检测 HDV RNA。

1.1.2.1 是诊断 HDV 感染的直接证据。

1.1.2.2 可作为早期诊断手段。

1.1.2.3 可用于慢性 HDV 感染的诊断与预后评估。

1.1.2.4 mNGS（RNA 测序）检测到 HDV RNA 可提示 HDV 感染。

1.1.3　HDAg。

1.1.3.1　血清中检出 HDAg（RIA 或者 ELISA）有助于早期诊断。

1.1.3.2　慢性 HDV 感染时，HDAg 常以免疫复合物形式存在，故常不能在血清中检出 HDAg。

1.2　急性丁肝的诊断

1.2.1　无症状慢性 HBsAg 感染者突然出现急性肝炎样症状、重症肝炎样表现，以及慢性乙肝患者病情突然恶化，均应考虑 HDV 感染的可能。

1.2.2　实验室检查提示明确的血清 HBsAg 阳性，同时具备血清 HDAg、抗－HD 抗体或 HDV RNA 阳性即可诊断。

1.3　慢性丁肝的诊断

血清 HBsAg 阳性的基础上，HDV 感染超过 6 个月或有 6 个月以前的流行病学史，血清 HDAg、抗－HD 抗体或 HDV RNA 阳性即可诊断。

1.4　无症状 HDV 携带者的诊断

无肝炎临床表现，仅有血清 HBsAg 和 HDV 血清标志物阳性者可诊断为无症状 HDV 携带者。

2　治疗

2.1　治疗总论

目前尚无针对 HDV 的特效直接抗病毒药物。聚乙二醇干扰素是目前我国唯一被推荐用于丁肝治疗的药物，然而病毒学应答和 ALT 恢复情况不理想。阻断 NTCP 受体以防止 HDV 进入肝细胞的药物 Bulevirtide（BLV）已被欧洲医药管理局批准有条件上市，但在我国和美国尚未上市。BLV 可单用或与聚乙二醇干扰素 α2a 联用。该药物正在进行的Ⅲ期临床试验（MYR301）显示，BLV 治疗第 48 周时 HDV RNA 水平检测不到或较基线下降≥2log10 IU/mL 及 ALT 恢复的联合应答率高达 45%；在 BLV 治疗第 96 周时病毒学和生化反应联合应答率持续增加至 55%，未观察到耐药性和严重不良反应。阻止 HDV 病毒颗粒组装的法尼基转移酶抑制剂 Lonafarnib（LNF）与利托那韦（Ritonavir）或

聚乙二醇干扰素 α2a 联用也正在进行Ⅲ期临床试验研究。

2.2 丁肝抗病毒治疗方案（表 26）

表 26 丁肝抗病毒治疗方案

药物	剂量	用法	适用人群	疗程
聚乙二醇干扰素 α2a	180 μg	ih, qw	慢性丁肝患者，不伴有失代偿期肝硬化	24～96 周
Bulevirtide	2 mg	ih, qd	慢性丁肝患者，不伴有失代偿期肝病	疗程未定，如治疗有效可继续使用
Bulevirtide＋聚乙二醇干扰素 α2a	2 mg＋180 μg	ih, qd＋ih, qw	慢性丁肝患者，不伴有失代偿期肝病	24～48 周
Lonafarnib＋利托那韦	100 mg＋100 mg	po, bid＋po, qd	慢性丁肝患者	8 周
Lonafarnib＋聚乙二醇干扰素 α2a	100 mg＋180 μg	po, bid＋ih, qw	慢性丁肝患者，不伴有失代偿期肝病	8 周

3 预防

目前对于 HDV 感染无特异的预防方法。严格筛选供血者是预防输血后 HDV 感染肝的有效方法。广泛的乙肝疫苗接种能有效预防乙肝病毒的感染，进而有益于 HDV 感染的预防。此外，控制医源性感染（如注射、针刺、创伤性操作、输血及血制品）对于防止 HDV 感染亦有重要意义。

参考文献

[1] European Association for the Study of the Liver, Electronic address: easloffice@ easloffice. eu, European Association for the Study of the Liver. EASL Clinical Practice Guidelines on hepatitis delta virus [J]. J Hepatol, 2023, 79 (2): 433−460.

[2] Stockdale A J, Kreuels B, Henrion M Y R, et al. The global prevalence of hepatitis D virus infection: Systematic review and meta−analysis [J]. J Hepatol, 2020, 73 (3): 523−532.

[3] Usai C, Gill U S, Riddell A C, et al. Review article: emerging insights into the immunopathology, clinical and therapeutic aspects of hepatitis delta virus [J]. Aliment Pharmacol Ther, 2022, 55 (8): 978−993.

[4] Wedemeyer H, Aleman S, Rrunetto M R, et al. A Phase 3, Randomized Trial of Bulevirtide in Chronic Hepatitis D [J]. N Engl J Med, 2023, 368 (1): 22—32.

（唐小琼，唐红）

戊型病毒性肝炎

戊型病毒性肝炎（Hepatitis E，简称戊肝）是由戊型肝炎病毒（Hepatitis E virus，HEV）引起的一种肝脏炎症。

HEV 属于病毒亚科中的帕斯拉戊型肝炎病毒属。HEV 是一种小的无包膜病毒，基因组为单股正链 RNA，大小约 7.2 kb，其中含有 3 个开放阅读框，编码几种结构和非结构蛋白，参与病毒的复制、组装和感染过程。目前可分为 8 个基因型。

该病毒可造成急性或慢性感染，其严重程度从无症状到重型肝炎。目前无针对 HEV 的特效抗病毒药物，治疗以对症支持治疗等综合治疗方法为主。

1　诊断

1.1　病原学检查

1.1.1　HEV 血清学检查。

1.1.1.1　抗－HEV IgM 和 IgG 检测：化学发光免疫分析法（CLIA）、ELISA 可用于筛查。

1.1.1.2　抗－HEV IgM 是急性 HEV 感染的标志，阳性持续时间较短，3~4 个月转阴。抗－HEV IgG 在 IgM 出现 1 周后也可检测到，在感染 6~10 周达高峰后下降至较低水平，然后持续可达数 10 年。

1.1.2　RT－PCR 检测 HEV RNA。

1.1.2.1　可用于 HEV 现症感染的确认。

1.1.2.2　HEV 感染后约 3 周才能在血中检测出 HEV RNA，另外 20%~30% 的患者在发病时体内 HEV 已基本清除。因此 HEV RNA 检测阴性并不能排除急性 HEV 感染。

1.1.2.3　粪便中检出 HEV RNA 的持续时间比血清中长 2~4 周，可用于急性 HEV 感染的诊断。

1.1.2.4　mNGS（RNA 测序）检测到 HEV RNA 可提示 HEV 感染。

1.1.3　HEV 抗原检测。

1.1.3.1 血清、粪便和尿液中 HEV 抗原阳性也是 HEV 现症感染的证据之一。

1.1.3.2 与 HEV RNA 的检测结果有较好的互补性。

1.2 急性戊肝的诊断

1.2.1 无症状或全身不适、发热、恶心、呕吐，伴或不伴皮肤巩膜黄染等，肝酶异常。

1.2.2 对免疫健全患者，出现抗－HEV IgM 和 IgG 阳性，同时具有 HEV RNA 和/或 HEV 抗原阳性即可诊断。

1.2.3 对免疫抑制者，无论抗－HEV IgM 和 IgG 阳性或阴性，只要具有 HEV RNA 和/或 HEV 抗原阳性即可诊断。

1.3 重型戊肝的诊断

1.3.1 胆红素升高，凝血酶原时间（PT）延长，不可被维生素 K 纠正。

1.3.2 抗－HEV IgM 和 IgG 阳性或阴性，HEV RNA 和/或 HEV 抗原阳性。

1.4 慢性戊肝的诊断

1.4.1 外周血和/或粪便 HEV RNA 或 HEV 抗原持续阳性 3 个月以上。

1.4.2 大部分慢性 HEV 感染者无症状或有轻微临床表现，肝功能持续轻度异常。

1.4.3 部分 HEV 感染者可进展为肝硬化。

2 治疗

2.1 急性戊肝

大多数急性戊肝患者能自身清除病毒而康复，治疗原则以对症支持治疗为主，包括住院或居家隔离，卧床休息，加强营养，对症处理恶心、呕吐等，不需要抗病毒治疗。如出现胆汁淤积，可考虑选用熊去氧胆酸、S－腺苷蛋氨酸，胆汁淤积严重者可考虑应用糖皮质激素，必要时行胆红素吸附或血浆置换等人工肝支持治疗。

2.2 重型戊肝

2.2.1 以对症支持的综合疗法为主，主要是加强护理，密切观察病情。加强支持疗法，维持水、电解质和能量平衡。改善肝脏微循环，预防和治疗各种并发症。必要时可行人工肝支持治疗或肝移植。

2.2.2 有研究显示，重型戊肝接受利巴韦林治疗可快速清除 HEV，使肝酶复常。重型戊肝抗病毒药物治疗方案见表 27。

表 27 重型戊肝抗病毒药物治疗方案

药物	剂量	用法	适用人群	疗程
利巴韦林	200 mg	po，qod	肾移植患者合并重型戊肝	3 个月
利巴韦林	600～1000 mg	po，qd	重型戊肝患者	5 个月

2.3 慢性戊肝

2.3.1 器官移植受者：在以不发生排斥反应的前提下减少免疫抑制剂量，可使近三分之一的慢性 HEV 感染者清除病毒。聚乙二醇干扰素 α 已成功用于治疗少数肝移植和血液透析患者，但禁用于胰腺、心脏和肺移植受者。单用利巴韦林也可获得较好的病毒学应答。

2.3.2 其他免疫抑制者（主要包括接受化疗的血液肿瘤患者和 HIV 感染者）：聚乙二醇干扰素 α、利巴韦林或两者联合可有效治疗，不过最佳的治疗剂量和疗程尚无统一推荐意见。

慢性戊肝抗病毒药物治疗方案见表 28。

表 28 慢性戊肝抗病毒药物治疗方案

药物	剂量	用法	适用人群	疗程
聚乙二醇干扰素 α2a	135～180 μg	ih，qw	血液疾病、血液透析、HIV、接受肝或肾移植患者合并慢性戊肝	3～12 个月
利巴韦林	200～1000 mg	po，qd	血液疾病、血液透析、HIV、接受肝或肾移植患者合并慢性戊肝	3 个月
聚乙二醇干扰素 α2a ＋ 利巴韦林	135～180 μg＋ 200～1000 mg	ih，qw＋ po，qd	血液疾病、血液透析、HIV、接受肝或肾移植患者合并慢性戊肝	3 个月

2.4 特殊人群治疗方案

2.4.1 妊娠期患者：对急性戊肝孕妇的治疗，尚无特效抗病毒治疗药物；以对症支持治疗和保护肝脏为主，且密切随访肝功能，争取使孕妇完成妊娠。对有重症倾向者，应积极对症支持治疗，包括人工肝治疗等，病情好转可继续妊娠。如积极对症支持治疗后无好转，可考虑终止妊娠，必要时可行肝移植。对于已确诊重症者，应及早终止妊娠，同时积极对症支持治疗，包括人工肝治疗，必要时可行肝移植。

2.4.2 老年患者：对急性戊肝老年患者，以对症支持治疗为主，进展为重症时考虑人工肝支持治疗，必要时可行肝移植。

2.4.3 慢性肝病如慢性乙肝和肝硬化等患者：感染 HEV后，易发生急性、亚急性或慢加急性肝衰竭，病死率高。应加强护理，密切观察病情，预防和治疗各种并发症。必要时，考虑人工肝支持治疗和肝移植。

3 预防

3.1 管理传染源

3.1.1 急性戊肝患者视病情轻重居家或住院隔离治疗至发病后 3 周。患者粪便和排泄物应严格消毒。

3.1.2 对疑似患者和密切接触者应进行医学观察 4~6 周。

3.2 切断传播途径

3.2.1 加强水源卫生和改善供水条件，对饲养场和屠宰场等重点场所，要加强排泄物和污水处理。

3.2.2 对动物内脏和肉类食品，加工时生熟分开，防止污染，烹煮要彻底，不摄入未完全煮熟的肉类食品。

3.2.3 对参加供血的高危人群，如畜牧养殖者、疫区旅行者和餐饮业人员等可检测 HEV RNA 或 HEV 抗原，阳性者不应供血。

3.3 疫苗

3.3.1 接种重组戊肝疫苗（基因工程大肠埃希菌表达的HEV 结构蛋白）是预防 HEV 感染的有效方法。

3.3.2 对 16 岁及以上的高危人群（包括畜牧养殖者、疫区旅行者、餐饮业人员等）以及感染后可能病情较重的人群（包括慢性肝病患者、育龄妇女、老年人等），建议按照 $0-1-6$ 的程序接种 3 剂 30 μg 重组戊肝疫苗。

参考文献

[1] Peters Van Ton A M, Gevers T J G, Drenth J P H. Antiviral therapy in chronic hepatitis E: a systematic review [J]. J Viral Hepatitis, 2015, 22 (12): 965-973.

[2] Kamar N, Abravanel F, Behrendt P, et al. Ribavirin for hepatitis E virus infection after organ transplantation: A Large European Retrospective Multicenter Study [J]. Clin Infect Dis, 2020, 71 (5): 1204-1211.

[3] 王麟, 庄辉, 徐小元, 等. 戊型肝炎防治共识（2022 年版）[J]. 中华肝脏病杂志, 2022, 30 (8): 820-831.

（唐小琼，唐红）

亚急性硬化性全脑炎

亚急性硬化性全脑炎（Subacute sclerosing panencephalitis, SSPE），又称道森（Dawson）脑炎，是一种持久性的中枢神经系统的麻疹病毒感染。

发病年龄为患者患麻疹后数月至数年，常在 4~20 岁。

典型临床特征分 4 期。第 1 期：主要表现为缓慢进展的智力减退和行为改变，如学习成绩下降、健忘、脾气暴躁、注意力分散以及睡眠减少，可持续数周至数年；第 2 期：出现运动障碍和抽搐，为典型的节律性肌阵挛，可伴有眼部症状，持续 3~12 个月；第 3 期：出现严重的椎体束征和锥体外系的临床表现，并逐渐出现意识障碍，持续 1~4 个月；第 4 期：表现为缄默，四肢瘫痪，呈植物人状态，最后因循环衰竭或继发感染而死亡，此期可持续数年。

发病患者的脑组织中有麻疹病毒。

1 诊断

1.1 病原学检查

1.1.1 血清学检查：患者血清、脑脊液中麻疹病毒特异性 IgG 抗体阳性，且抗体水平明显升高（文献报道数值为 1∶40~1∶1280），脑脊液与血清中 IgG 抗体水平比值范围为（5~40）∶1（文献报道）。

1.1.2 麻疹病毒 RNA。

1.1.2.1 标本：患者脑脊液或脑组织。

1.1.2.2 通过 RT-PCR 检测或病原微生物 mNGS，麻疹病毒 RNA 阳性即确诊 SSPE。

1.1.3 培养：使用组织培养基进行病毒培养。

1.2 病理学检查

脑活检发现 SSPE 的病理改变，并发现细胞内包涵体或麻疹病毒颗粒，或从脑组织中分离出麻疹病毒。

1.3 SSPE 的诊断

1.3.1 典型临床病程（4 期）。

1.3.2 脑电图显示周期性复合波：2~3 次/秒慢波同步性暴发，肌阵挛期每 5~8 秒出现 1 次。

1.3.3 脑脊液中 γ 球蛋白水平升高。

1.3.4 血清和脑脊液中能查到高水平的麻疹病毒特异性 IgG 抗体。

1.3.5 CT 或 MRI 可能出现皮质萎缩或者白质病变。

具备以上 5 点，可以做出临床诊断。脑脊液或脑组织中麻疹病毒 RNA 阳性，或病理学检查发现麻疹病毒包涵体或病毒颗粒，或组织培养基有病毒生长，即可确诊 SSPE。

2 治疗

目前尚无有效的治疗方法，以对症支持治疗为主。文献报道目前有 3 种药物可能有效。

2.1 异丙肌酐 [Inosine pranobex，也称为伊始地那韦 (Isoprinosine)]：是一种抗病毒药物和免疫调节剂，100 mg/(kg·d)，分 3 次口服，每日最大剂量不超过 3000 mg。

2.2 α-干扰素：每周鞘内注射，需要长期治疗，但没有具体推荐剂量。

2.3 利巴韦林：可能会阻止麻疹病毒引起的中枢神经系统感染的进展。

3 预防

目前预防 SSPE 的进展是最好的治疗选择。接种麻疹疫苗是预防初次感染的一种非常安全有效的方法。因为麻疹疫苗为一种减毒活疫苗，故免疫抑制者不能接种。WHO 建议没有严重免疫抑制的 HIV 阳性者接种麻疹疫苗。

参考文献

[1] Wendorf K A, Winter K, Zipprich J, et al. Subacute sclerosing panencephalitis: The devastating measles complication that might be more common than previously estimated [J]. Clin Infect Dis, 2017, 65 (2): 226-232.

［2］Rocke Z，Belyayeva M. Subacute Sclerosing Panencephalitis［Updated 2023 May 19］. In StatPearls［Internet］. Treasure Island［FL］：StatPearls Publishing：2024 Jan－. Available from：https：//www. ncbi. nlm. nih. gov/books/NBK560673/.

［3］Garg R K，Mahadevan A，Malhotra H S，et al. Subacute sclerosing panencephalitis ［J］. Rev Med Virol，2019，29（5）：e2058.

［4］谢正德，申昆玲. 亚急性硬化性全脑炎 ［J］. 中华儿科杂志，2002，40（7）：417－419.

［5］Gutierrez J，lssacson R S，Koppel B S. Subacute sclerosing panencephalitis：an update ［J］. Dev Med Child Neurol，2011，52（10）：901－907.

（钟册俊，冯萍）

进行性多灶性白质脑病

进行性多灶性白质脑病（Progressive multifocal leukoencephalopathy，PML）是一种罕见的、由 JC 多瘤病毒（JC polyomavirus，JCPyV）感染并破坏少突胶质细胞髓鞘生成的亚急性脱髓鞘脑病。

PML 常见于 AIDS 患者，实体器官或骨髓移植受者，恶性肿瘤、银屑病、慢性炎症性疾病或淋巴增生性疾病患者以及接受免疫调节治疗的多发性硬化症患者。

PML 发病的三大危险因素：使用那他珠单抗（影响免疫系统功能）治疗的持续时间长（尤其是使用 2 年以上者），先前使用过免疫抑制剂，多发性硬化症抗体阳性。

在接受抗逆转录病毒治疗后 1 周至 26 个月的 AIDS 患者中，如果出现局灶性神经功能缺损或精神状态改变以及非造影剂增强病变，则应考虑诊断为 PML−IRIS（免疫重建炎症综合征）。

PML 多亚急性或慢性起病，有步态或其他运动障碍、人格改变或智能减退，预后不好。

PML 的临床特征为视力障碍（视野缺损或视力减退）、运动障碍（肌肉无力和肌肉痉挛、偏瘫）、感觉异常、共济失调、认知功能障碍等。

JCPyV 可长期存活于人的肾脏和 B 淋巴细胞中。JCPyV 感染大多发生于成人期，可以感染扁桃体细胞。

1 诊断

1.1 病原学检查

1.1.1 血清学检查。

1.1.1.1 血清中特异性 VP1 抗体检测，阳性结果不能确诊存在活动性 JCPyV 感染。

1.1.1.2 JCPyV 试剂盒（Stratify），用于评价接受那他珠单抗治疗多发性硬化症的患者 JCPyV 的血清学状态，作为评估 PML 发病风险的依据。

1.1.2　JCPyV-DNA。

1.1.2.1　标本来源：感染者的尿液、脑脊液、血液及病变组织。

1.1.2.2　脑脊液或脑组织中 JCPyV DNA 阳性，可证实 PML。

1.1.2.3　脑脊液中 JCPyV DNA 阴性亦不能排除 PML，可能存在的原因有：JCPyV 拷贝数极少而低于检测下限，免疫重建引起的局限性病毒复制或仅有部分脑脊液免疫监视抑制（多见于药物诱发的 PML-IRIS 患者），需要重复送检或寻求其他检测方法。

1.2　影像学检查

1.2.1　CT：大脑和/或小脑皮质的白质存在单一或多重的低密度损伤，通常位于颅顶和枕叶，无增强。

1.2.2　MRI：病灶部位 T1 加权图像为低信号或等信号，MRI 对比显示 T2 加权图像为均质高信号，特别是皮质下病变、脑室周围区域和局限于小脑的病变。

1.2.3　在 PML-IRIS 患者和使用那他珠单抗治疗后出现 PML 患者中，MRI 成像中显示对比度增强、水肿和肿块效应。

1.3　病理学检查

脑组织活检是诊断 PML 的"金标准"。组织学显示单个或多灶性的脱髓鞘病变，包含被 JCPyV 感染的少突细胞，核内有嗜酸性包涵体，电镜下可见核内病毒颗粒。

1.4　脑电图

多为局限性或弥漫性非特异性慢波。

1.5　PML 诊断

1.5.1　免疫功能低下者的典型临床症状。

1.5.2　影像学显示多发皮质下白质病变。

具备以上两点，临床高度疑诊 PML。脑脊液或脑组织中 JCV-DNA 阳性，可明确诊断。需要鉴别朊蛋白病。

2　治疗

暂无美国 FDA 批准的特效治疗药物，目前以对症支持治疗为主。可能用于 JCPyV 的药物如下，但所有的免疫重建策略都有触发 IRIS 的风险。

2.1 免疫调节剂

如利妥昔单抗（Rituximab）可以抑制免疫系统的反应，减轻症状和减缓疾病进展。

2.2 抗病毒药物

如西多福韦、拓扑替康（拓扑异构酶抑制剂，喜树碱类抗癌药）、阿糖腺苷、阿糖胞苷和干扰素 α，可以抑制病毒 DNA 复制，减轻疾病症状，但治疗效果有限。

2.3 靶向程序性细胞死亡蛋白 1（PD1）

在极少数患者中观察到临床症状和影像学改善。

2.4 糖皮质激素

糖皮质激素可以抑制炎症反应，减轻症状，但会影响抗病毒效果。

2.5 其他对症支持治疗

可以使用血浆置换或免疫吸附加速清除血液内的免疫调节剂如那他珠单抗，但很有可能加重 IRIS。

2.6 过继免疫治疗

采用病毒特异性 T 细胞进行过继免疫治疗，如 JCPyV 特异性 T 细胞产品，可能是一种可行的干预策略。

参考文献

[1] Alstadhaug K B, Myhr K M, Rinaldo C H. Progressive multifocal leukoencephalopathy [J]. Tidsskr Nor Laegeforen, 2017, 137: 23-24.

[2] Cortese I, Reich D S, Nath A. Progressive multifocal leukoencephalopathy and the spectrum of JC virus-related disease [J]. Nat Rev Neurol, 2021, 17: 37-51.

[3] Saji A M, Gupta V. Progressive multifocal leukoencephalopathy. [DB/OL]//. StatPearls. Treasure Island (FL): StatPearls Publishing, 2024.

[4] James HJ, Michael AP. 临床微生物学手册 [M]. 11 版. 王辉，马筱玲，钱渊，等主译. 北京：中华医学电子音像出版社，2017.

（钟册俊，冯萍）

进行性风疹全脑炎

进行性风疹全脑炎（Progressive rubella panencephalitis, PRP）是一种中枢神经系统的慢性风疹病毒感染。

大多数患者有先天性风疹综合征（如耳聋、白内障、小头畸形和智力低下）的症状。发病年龄多在8~21岁。

临床表现：学习和行为异常，进行性智力障碍或痴呆，明显小脑性共济失调、构音障碍、吞咽困难，可出现风疹固定性斑疹。晚期出现视盘苍白或视神经萎缩、视网膜病变、眼肌麻痹、痉挛性四肢瘫及无动性缄默症等。痴呆、小脑共济失调和癫痫发作是主要的神经系统特征。

临床病程较亚急性硬化性全脑炎（SSPE）相对良性。

1 诊断

1.1 病原学检查

1.1.1 血清学检查：血清和脑脊液中风疹病毒抗体水平升高，2次血清风疹病毒抗体IgG均阳性且水平基本持平（2份标本采集时间至少间隔4周）。风疹抗体IgM阳性（1个月内未接种过含风疹成分的减毒活疫苗），低IgG亲和力说明近期感染。

1.1.2 风疹病毒RNA。

1.1.2.1 标本：脑脊液、脑组织、鼻咽部分泌物和尿液。

1.1.2.2 RT-PCR或病原微生物宏基因组测序（mRNA），脑组织或脑脊液中风疹病毒核酸阳性。

1.1.3 病毒分离：应用Vero、BHK~21、RK-13细胞分离，发现风疹病毒可确诊。

1.2 病理学检查

脑活检：非常必要。典型表现为脑膜增厚，小脑、桥脑和延脑严重萎缩。弥漫性神经元消失，但无包涵体。脑活检可鉴别导致脑炎的其他病因。

1.3 影像学

CT或MRI上可能发现弥漫性脑萎缩伴脑室扩张。

1.4　PRP 诊断

1.4.1　临床症状及体征。

1.4.2　脑脊液检查及血清学检查。

1.4.3　CT 或 MRI。

1.4.4　有时需要脑活检。

具有典型临床特征、影像学表现者，考虑临床诊断病例。病毒抗体阳性、核酸阳性或分离到风疹病毒，为实验室确诊病例。

2　治疗

目前尚无特异性治疗。抗病毒药物（金刚烷胺）、代谢剂（肌苷）的治疗尝试均未成功。以对症支持治疗为主，如抗癫痫药物控制抽搐、肌肉松弛剂减轻肌痉挛、抗焦虑药物缓解神经症状、神经功能支持治疗，但不能阻止症状的进展。

3　预防

含有风疹的疫苗可以预防风疹和先天性风疹综合征，通常使用麻疹－腮腺炎－风疹（Measles－mumps－rublla，MMR）三价减毒活疫苗。

参考文献

［1］Kuroda Y，Matsui M. Progressive rubella panencephalitis ［J］. Nihon Rinsho. 1997，55（4）：922－925.

［2］Winter A K，Moss W J. Rubella ［J］. Lancet，2022，399（10332）：1336－1346.

［3］Wolinsky J S，Berg B O，Maitalnd C H. Progressive rubella panencephalitis ［J］. Arch Neurol，1976，33（10）：722－723.

（钟册俊，冯萍）

HIV 感染

人类免疫缺陷病毒（HIV）的两类相似的逆转录病毒（HIV-1 和 HIV-2）感染引起 CD4+T 细胞损伤和细胞免疫功能破坏，进而导致某些感染和肿瘤的危险性增加。

HIV 属于逆转录病毒科慢病毒属中的人类慢病毒组，分两型，即 HIV-1 型及 HIV-2 型，为直径 100～120 nm 的球形颗粒，由核心和包膜两部分组成。核心包括两条正链 RNA、核心结构蛋白和病毒复制所必需的酶类，含有逆转录酶（RT，P51/P66）、整合酶（INT，P32）和蛋白酶（PI，P10）。核心外面为病毒衣壳蛋白（P24，P17）。病毒的最外层为包膜，其中嵌有 gp120（外膜糖蛋白）和 gp41（跨膜糖蛋白）两种糖蛋白。HIV 既有嗜淋巴细胞性又有嗜神经性，主要感染 CD4+T 细胞，也能感染单核-巨噬细胞、B 细胞、小神经胶质细胞和骨髓干细胞。HIV 是一种变异性很强的病毒，各基因的变异程度不同，*env* 基因变异率最高。

临床表现：初期感染表现为不典型的发热性疾病。之后由 HIV 感染所带来的疾病风险取决于免疫缺陷的程度，也即 CD4+T 细胞的减低程度。病毒可直接损伤脑、性腺、肾脏和心脏，导致认知功能障碍、性腺功能减退、肾功能不全和心肌病。临床表现早期可无症状，当出现严重的机会性感染、肿瘤或 CD4+细胞计数$<200/\mu L$ 时，患者进入获得性免疫缺陷综合征（AIDS）期。

1 诊断

1.1 病原学检查

1.1.1 抗体检测：包括筛查试验（含初筛和复测）和确认试验。HIV 抗体筛查试验方法包括 ELISA、快速检测（快速试纸条和明胶颗粒凝集试验）等。HIV 抗体初筛检查可能出现假阳性结果，一般多见于合并肿瘤或风湿免疫性疾病的患者，因此 HIV 初筛阳性的患者需要进行 HIV 抗体确认试验进一步确认。HIV 抗体确认试验常用的方法是免疫印迹法（WB）。

1.1.2 抗原检测：由于血中 P24 抗原浓度低且形成了免疫复合物，P24 抗原检测阳性率不如抗体阳性率高。在 HIV−1 型感染的无症状期及 AIDS 期 P24 抗原检测阳性率分别为 4% 及 70%。

1.1.3 HIV RNA 的检测：用 RT−PCR 可测出血清中 HIV 基因组的存在。当 ELISA 结果为阳性或未定，免疫印迹结果也未定时，或由于低丙种球蛋白血症而致血清学检查结果不可靠时，PCR 检测 HIV RNA 有重要意义。PCR 也可用来在治疗期间检测血清或者血浆中 HIV RNA 的变化，测定脑脊液中 HIV RNA，并可估计病毒的负荷。

1.2 诊断标准

1.2.1 HIV 感染早期的诊断标准：HIV 感染早期即Ⅰ期，成人及 15 岁（含 15 岁）以上青少年 HIV 感染者，符合下列 1 项即可诊断。

1.2.1.1 3～6 个月内有流行病学史和/或有急性 HIV 感染综合征和/或有持续性全身性淋巴腺病（Persistent generalized lymphadenopathy，PGL）。

1.2.1.2 抗体筛查试验无反应，2 次核酸检测均为阳性（HIV RNA≥5000 copies/mL）。

1.2.1.3 1 年内出现 HIV 血清抗体阳转。15 岁以下儿童 HIV 感染者Ⅰ期的诊断需根据 CD4＋T 细胞计数和相关临床表现进行。

1.2.2 HIV 感染中期的诊断标准：HIV 感染中期即Ⅱ期，成人及 15 岁（含 15 岁）以上青少年 HIV 感染者，符合下列 1 项即可诊断。

1.2.2.1 CD4＋T 细胞计数为 200～500 个/μL。

1.2.2.2 无症状或符合无症状期相关临床表现。15 岁以下儿童 HIV 感染者Ⅱ期的诊断需根据 CD4＋T 细胞计数和相关临床表现进行。

1.2.3 AIDS 期的诊断标准：AIDS 期即Ⅲ期，成人及 15 岁（含 15 岁）以上青少年 HIV 感染并合并下述各项中的任何 1 项，即可诊断为 AIDS 期。或者确诊 HIV 感染，且 CD4＋T 细胞计数 <200 个/μL，可诊断为 AIDS 期。

1.2.3.1 不明原因的不规则发热（38 ℃以上）持续达 1 个月以上。

1.2.3.2 腹泻（大便次数多于 3 次/天）持续达 1 个月以上。

1.2.3.3 6 个月之内体重下降 10%以上。

1.2.3.4 反复发作的口腔真菌感染。

1.2.3.5 反复发作的单纯疱疹病毒感染或水痘－带状疱疹病毒感染。

1.2.3.6 肺孢子菌肺炎（Pneumocystis pneumonia，PCP）。

1.2.3.7 反复发生的细菌性肺炎。

1.2.3.8 活动性结核病（Tuberculosis，TB）或非结核分枝杆菌（Nontuberculosis mycobacteria，NTM）病。

1.2.3.9 深部真菌感染。

1.2.3.10 中枢神经系统占位性病变。

1.2.3.11 中青年人出现痴呆。

1.2.3.12 活动性巨细胞病毒（Cytomegalovirus，CMV）感染。

1.2.3.13 弓形虫脑病。

1.2.3.14 马尔尼菲篮状菌病。

1.2.3.15 反复发生的败血症。

1.2.3.16 卡波西肉瘤、淋巴瘤。

15 岁以下儿童符合下列 1 项者即可诊断为 AIDS 期：HIV 感染和 CD4＋T 细胞百分比<25%（<12 月龄），或<20%（12～36 月龄），或<15%（37～60 月龄），或 CD4＋T 细胞计数<200 个/μL（5～14 岁）；HIV 感染和伴有至少 1 种儿童 AIDS 指征性疾病。

2 治疗

2.1 HIV 感染抗病毒治疗指征

一旦确诊 HIV 感染，无论 CD4＋T 细胞计数高低，均建议立即开始治疗。出现下列情况者需加快启动治疗：

2.1.1 妊娠。

2.1.2 诊断为 AIDS。

2.1.3 急性机会性感染。

2.1.4 CD4＋T 细胞计数<200 个/μL。

2.1.5 HIV 相关肾病。

2.1.6 急性期感染。

2.1.7 合并活动性乙肝病毒或丙肝病毒感染。

抗逆转录病毒治疗（ART）治疗的注意事项：在开始 ART 前，一定要取得患者的配合和同意，教育患者提高服药的依从性，有条件的患者可考虑快速启动 ART 或确诊当天启动 ART。如患者存在严重的机会性感染或处于慢性病急性发作期，应参考前述机会性感染控制病情，待稳定后开始治疗。启动 ART 后，需终身治疗。

2.2 HIV 感染抗病毒治疗药物

国内现有主要抗逆转录病毒药物介绍见表 29。

表 29　国内现有主要抗逆转录病毒药物介绍

药物名称	缩写	类别	用法与用量	主要不良反应
齐多夫定 (Zidovudine)	AZT	NRTIs	成人：300 毫克/次，bid； 新生儿/婴幼儿：2 mg/kg，qid； 儿童：160 mg/m^2（体表面积），tid	（1）骨髓抑制、严重的贫血或中性粒细胞减少症； （2）胃肠道不适：恶心、呕吐、腹泻等； （3）磷酸肌酸激酶和丙氨酸转氨酶升高，乳酸酸中毒和/或肝脂肪变性
拉米夫定 (Lamivudine)	3TC	NRTIs	成人：150 毫克/次，bid，或 300 毫克/次，qd； 新生儿：2 mg/kg，bid； 儿童：4 mg/kg，bid	不良反应少，且较轻微，偶有头痛、恶心、腹泻等不适
阿兹夫定 (Azvudine)	FNC	NRTIs	3 毫克/次，qd，睡前空腹服用，整片服用，不可碾碎	（1）发热、头晕、恶心、腹泻、肝肾损伤等； （2）可能会引起中性粒细胞绝对值降低，以及总胆红素、天冬氨酸转氨酶和血糖升高
阿巴卡韦 (Abacavir)	ABC	NRTIs	成人：300 毫克/次，bid； 新生儿/婴幼儿：不建议使用本药； 儿童：8 mg/kg，bid，最大剂量 300 mg	（1）高敏反应，一旦出现应终身停用； （2）恶心、呕吐、腹泻等

药物名称	缩写	类别	用法与用量	主要不良反应
替诺福韦（Tenofovir disoproxil）	TDF	NRTIs	成人：300 毫克/次，qd，与食物同服	（1）骨质疏松；（2）肾毒性；（3）轻至中度消化道不适，如恶心、呕吐、腹泻等；（4）代谢异常如低磷酸盐血症，脂肪分布异常，可能引起酸中毒和/或肝脂肪变性
齐多夫定/拉米夫定（双汰芝，Combivir）	AZT/3TC	NRTIs	1 片/次，bid	见 AZT 与 3TC
恩曲他滨/替诺福韦	FTC/TDF	NRTIs	1 片/次，qd	见 TDF
恩曲他滨/丙酚替诺福韦	FTC/TAF/INSTIs	NRTIs	成人和 12 岁及以上且体重≥35 kg 的青少年患者，1 片/次，qd。（1）200 mg/10 mg（和含有增强剂的 PIs 或 EVG/c 联用）；（2）200 mg/25 mg（和 NNRTIs 或无增强剂的 PIs 或 INSTIs 联用）	腹泻、恶心、头痛
拉米夫定/替诺福韦	3TC/TDF	NRTIs	1 片/次，qd	见 3TC 与 TDF
奈韦拉平（Nevirapine）	NVP	NNRTIs	成人：200 毫克/次，bid；新生儿/婴幼儿：5 mg/kg，bid；儿童：<8 岁，4 mg/kg，bid；≥8 岁，7 mg/kg，bid；注意：NVP 有导入期，即在开始治疗的最初 14 天，需先从治疗量的一半开始（qd），如无严重不良反应可增加至足量（bid）	（1）皮疹，出现严重的或可致命的皮疹后应终身停用本药；（2）肝损伤，出现重症肝炎或肝功能不全后应终身停用本药

药物名称	缩写	类别	用法与用量	主要不良反应
奈韦拉平/齐多夫定/拉米夫定	NVP/AZT/3TC	NNRTIs+NRTIs	1 片/次，bid（推荐用于 NVP 200 mg，qd，2 周导入期后耐受良好的患者）	见 NVP、AZT、3TC
依非韦伦(Efavirenz)	EFV	NNRTIs	成人：400 毫克/次，qd；儿童：体重 15～25 kg，200～300 mg，qd；体重 25～40 kg，300～400 mg，qd；体重＞40 kg，400 mg，qd。睡前服用	(1) 中枢神经系统毒性，如头晕、头痛、失眠、抑郁、非正常思维等，可产生长期神经精神作用，可能与自杀意向相关；(2) 皮疹；(3) 肝损伤；(4) 高脂血症和高甘油三酯血症

2.3 HIV 感染抗病毒治疗方案

成人及青少年初治患者抗病毒治疗方案见表 30。

表 30 成人及青少年初治患者抗病毒治疗方案

推荐方案	
2NRTIs	第三类药物
TDF+3TC（FTC）TAF/FTC	+NNRTIs：EFV[a]、RPV[b]、或+PIs：LPV/r 或+INSTIs：DTG、RAL
复方单片制剂	
TAF/FTC/BIC TAF/FTC/EVG/c ABC[c]/3TC[d]/DTG DOR/3TC/TDF	
DTG/3TC 或 DTG+3TC	
替代方案	
2NRTIs	第三类药物
AZT（ABC）+3TC	+NNRTIs：EFV 或 NVP[e] 或 RPV 或 DOR 或艾诺韦林 或+PIs：LPV/r、DRV/c 或+INSTIs：DTG、RAL

| TDF＋3TC（FTC） | ＋NNRTIs：艾诺韦林 |
| TDF＋阿兹夫定 | ＋NNRTIs：EFV |

注：NRTIs：核苷（酸）类逆转录酶抑制剂；TDF：替诺福韦；3TC：拉米夫定；FTC：恩曲他滨；TAF：丙酚替诺福韦；NNRTIs：非核苷（酸）类逆转录酶抑制剂；EFV：依非韦伦；RPV：利匹韦林；ANV：艾诺韦林。PIs：蛋白酶抑制剂；LPV/r：洛匹那韦/利托那韦；DRV/c：达芦那韦/考比司他；INSTIs：整合酶抑制剂；DTG：多替拉韦；RAL：拉替拉韦；BIC：比克替拉韦；EVG/c：艾维雷韦/考比司他；ABC：阿巴卡韦；DOR：多拉韦林；AZT：齐多夫定；NVP：奈韦拉平。a. EFV 不推荐用于病毒载量＞5×10^5 copies/mL 的患者；b. RPV 仅用于病毒载量＜10^5 copies/mL 和 CD4＋T 细胞计数＞200/μL 的患者；c. 用于 HLA－B5701 阴性者；d. DTG＋3TC 和 DTG/3TC 用于乙型肝炎表面抗原（Hepatitis B surface antigen，HBsAg）阴性、病毒载量＜5×10^5 copies/mL 的患者；e. 对于基线 CD4＋T 细胞计数＞250 个/μL 的患者应尽量避免使用含 NVP 的治疗方案，合并 HCV 感染应避免使用含 NVP 的方案。

3 预防

3.1 疫苗

目前暂无疫苗。

3.2 暴露前预防

暴露前预防是一种新型有效的生物学预防方法，即通过服用抗病毒药物来预防 HIV 感染，经多项研究证实，可在公共卫生层面有效遏制 HIV 的传播。

常用于 HIV 暴露前预防的药物有替诺福韦和恩曲他滨，或替诺福韦/拉米夫定等双药复合制剂。

WHO 等国际相关指南推荐的用于暴露前预防的药物都可使用。目前的研究证实，双药使用的效果要好于单药，故可以优先考虑双药复合制剂。

暴露前预防药物方案分为"每日服药方案"和"按需服药方案"两种。"每日服药方案"即每天服用一次药物，如果药物是复合制剂，则每日服用一片。可以在一天中的任何时间服药（包括吃饭或饮酒），最好每天服用的时间固定。如果发现漏服，应立即补服。如果忘记今天是否已经服药，再吃一次也没有问题。"按需服药方案"，即"2－1－1方案"，以复合制剂为例，发生易感染 HIV 行为前 2～24 小时服用 2 片，首次服药后 24 小时和 48 小时各服用 1 片。此方案适用于男性同性性行为者、性行为频次不高者（每周不超过 1 次）。

3.3 暴露后预防

暴露后预防是指尚未感染 HIV 的人群，在暴露于高感染风险后，如与 HIV 感染者或感染状态不明者发生明确的体液交换行为，尽早（不超过 72 小时）服用特定的抗 HIV 药物，是降低 HIV 感染风险的生物学方法。HIV 暴露分为职业暴露和非职业暴露。

非职业暴露易感染 HIV 的行为通常包括吸毒、异性多性伴及男性同性性行为等。

首选推荐方案为恩曲他滨/替诺福韦＋拉替拉韦（或多替拉韦），也可考虑选择比克替拉韦/恩曲他滨/丙酚替诺福韦（比克恩丙诺片）。在如上药物不可及的情况下，也可选择其他的药物方案，如替诺福韦＋拉米夫定＋洛匹那韦/利托拉韦等方案。

根据当地资源，如果非核苷（酸）类逆转录酶抑制剂不可及，可以使用蛋白酶抑制剂如洛匹那韦/利托那韦和达芦那韦/考比司他。

对合并肾功能下降并排除 HBV 感染的患者可以使用齐多夫定/拉米夫定。

国内研究显示，含艾博韦泰的 PEP 方案（艾博韦泰＋多替拉韦，或艾博韦泰＋替诺福韦＋拉米夫定）具有较高的治疗完成率和依从性，以及很好的安全性。

暴露后预防的疗程一般为 28 天。

（陈立宇，冯萍）

人类嗜 T 细胞病毒感染

人类嗜 T 细胞病毒（Human T－cell lymphotropic virus，HTLV）感染是由一种逆转录病毒经血液或体液传播，导致成人 T 细胞白血病（Adult T－cell leukemia，ATL）、热带痉挛性麻痹症（Tropical spastic paraparesis，TSP）、HTLV－1 相关性脊髓炎（Human T－cell lymphotropic virus type－1 associated myelopathy，HAM）或葡萄膜炎等疾病的总称。

HTLV 属逆转录病毒科正逆转录亚科 δ 逆转录病毒属（Delta retrovirus）的 1 种 C 型病毒亚类。病毒基因组为 30S～35S 正股单链 RNA。HTLV 的形态结构与其他逆转录病毒相似，电镜下呈球形。HTLV－1 基因组大小约为 9.03 kb，HTLV－2 基因组大小约为 8.95 kb，在形态、结构上两者非常相似。HTLV－1/2 基因组的同源性接近 70%，HTLV－3/4 基因组的同源性为 63%，较高的基因组同源性决定了它们存在相同的抗原决定簇。

HTLV 感染者多为无症状携带者，感染后潜伏期多为 20～40 年，其中 2%～5% 的感染者最终会出现成人 T 细胞白血病、热带痉挛性麻痹症、HTLV－1 相关性脊髓炎或葡萄膜炎等疾病的相应症状。

1 诊断

1.1 免疫学检测和病原学检查

1.1.1 免疫学检测：使用 ELISA 和化学发光法对 HTLV 抗原抗体进行检测，灵敏度和特异度均较高，可用于疾病的初筛检测。蛋白印迹法检测通常用于该病毒感染的确诊检测。

1.1.2 外周血中单核细胞中 HTLV 的前病毒 DNA 的实时荧光定量检测，目前作为 HTLV 感染的确证试验广泛开展。

1.2 诊断标准

成人如有成人 T 细胞白血病、热带痉挛性麻痹症、HTLV－1 相关性脊髓炎或葡萄膜炎等疾病的相关临床症状，尤其是对来自 HTLV 高危人群或地方性流行区的患者，应考虑 HTLV 的诊断。诊断依据为血清 HTLV-1 抗原/抗体阳性、血或活检组织白细胞中发现 HTLV 的前病毒。

2 治疗

2.1 抗病毒治疗

目前尚无特别有效的抗病毒治疗药物，部分药物对 HTLV 感染的治疗有一定效果。

干扰素对 HTLV 在体外有抑制作用，但在体内仅 10% 患者有应答，如加用抗病毒药齐多夫定可增加至 26% 病毒学应答概率。

对干扰素和齐多夫定无效的患者可尝试使用其他核苷（酸）类似物类抗病毒药物，如脱氧肋间型霉素（Deoxycofomycin），目前该药已在我国上市。

针对病毒 Tax 区的特异性细胞毒性 T 细胞表位的治疗性疫苗目前正在临床试验阶段，可能具有很大的临床应用潜力。

2.2 成人 T 细胞白血病的治疗

2.2.1 化学疗法：经典的化疗多是采用 CHOP（环磷酰胺、长春新碱、多诺霉素、泼尼松）、CHOPE（环磷酰胺、长春新碱、多诺霉素、泼尼松内苷）和超级 CVAD（环磷酰胺、长春新碱、多西霉素、美沙芬）。目前上述疗法对成人 T 细胞白血病的治疗效果较为有限。

2.2.2 干细胞治疗：异基因造血干细胞移植治疗对 30% 左右的患者具有较好的疗效，但相当部分的成人 T 细胞白血病患者不符合异基因造血干细胞移植治疗的条件。

2.2.3 靶向药物：Mogamulizumab 单抗、靶向人源化 CC 趋化因子受体、阿伦单抗、靶向 B 和 T 淋巴细胞表面的抗原 CD52 等也被尝试用于成人 T 细胞白血病的治疗，但目前疗效还不能完全确定。

2.3 TSP 和 HAM 的治疗

2.3.1 人源抗 IL-15Rβ（Interleukins-15Rβ，IL15Rβ）单抗耐受性良好，受试者发病症状得到明显缓解。

2.3.2 免疫调节剂甲氨蝶呤以及氨吡啶缓释片，对热带痉挛性麻痹症、HTLV-1相关性脊髓炎患者也有一定疗效。

3 预防

HTLV主要有母婴、性接触和输血三个传播途径。针对传播途径，采取三个方面的针对性预防措施。

母婴传播主要是通过哺乳传播，因此对确诊或疑似HTLV感染的孕妇所生婴儿，建议采用人工喂养的方式预防感染。

性传播是HTLV的感染途径之一，尤其男性传播给女性的概率相对较大。因此全程正确使用安全套是最为有效的预防措施。

输血传播是HTLV的最主要感染途径，因此加强对献血者的筛查工作是预防输血传播的必需措施。

参考文献

[1] 陈晔洲，王红梅，段生宝，等. 人类嗜T淋巴细胞病毒的研究进展[J]. 中国输血杂志，2019，32 (6)：605-610.

[2] 中国医师协会急诊医师分会，中华医学会急诊医学分会，中国急诊专科医联体，等. 成人流行性感冒诊疗规范急诊专家共识（2022版）[J]. 中国急救医学，2022，42 (12)：1013-1026.

[3] Siegel R S, Gartenhaus R B, Kuzel T M. Human T-cell lymphotropic-Ⅰ-associated leukemia/lymphoma [J]. Curr Treat Options Oncol，2001，2 (4)：291-300.

（陈立宇，冯萍）

附录 1
抗病毒药物儿童剂量

处方医生应根据儿童年龄或体重选择合适的剂量（表 31），注意儿童不能超过成人推荐剂量。

应评估儿童吞服药片的能力，如无吞服药片的能力，可考虑换用口服液、散剂等易服剂型（表 31）。

表 31 抗病毒药物儿童剂量

药物	年龄	体重	儿童用法用量
Ansuvimab (mAb114, Ebanga)	儿童	—	同成人，50 mg/kg，iv，qd
Atoltivimab/Maftivimab/Odesivimab-ebgn (REGN-EB3, Inmazeb)	儿童	—	同成人，50 mg/kg+50 mg/kg+50 mg/kg，iv，qd
阿巴卡韦	≥3 月龄	≥25 kg	同成人，300 mg，po，bid；或 600 mg，po，qd
		[20，25) kg	晨服 150 mg，晚间服 300 mg；或 450 mg，po，qd
		[14，20) kg	150 mg，po，bid；或 300 mg，po，qd
		<14 kg	选用口服液，8 mg/kg，po，bid
阿比多尔	>12 岁	—	同成人，如流感的治疗，200 mg，po，q6h
	6~12 岁	—	减量，如流感的治疗，100 mg，po，q6h
	3~6 岁	—	减量，如流感的治疗，50 mg，po，q6h
阿昔洛韦	儿童	—	5~10 mg/kg，iv，q8h；或 250~500 mg/m^2，iv，q8h

药物	年龄	体重	儿童用法用量
阿扎那韦（联用）	散剂：≥3月龄	[5, 15) kg	200 mg，po，qd（联用利托那韦 80 mg，po，qd）
		[15, 25) kg	250 mg，po，qd（联用利托那韦 80 mg，po，qd）
		≥25 kg	300 mg，po，qd（联用利托那韦 100 mg，po，qd）
	胶囊：[6, 18)岁	[15, 35) kg	200 mg，po，qd（联用利托那韦 100 mg，po，qd）
		>35 kg	300 mg，po，qd（联用利托那韦 100 mg，po，qd；或考比司他 150 mg）
艾尔巴韦/格拉瑞韦	≥12岁	≥30 kg	同成人，50 mg/100 mg，po，qd
艾米替诺福韦（TMF）	—	—	缺乏数据
艾维雷韦（联用）	—	—	缺乏数据
奥比他韦/帕利瑞韦/利托那韦	—	—	缺乏数据
奥司他韦	>1岁	>40 kg	同成人，75 mg，po，bid
		(23, 40] kg	60 mg，po，bid
		(15, 23] kg	45 mg，po，bid
		≤15 kg	30 mg，po，bid
达拉他韦（达卡拉韦）	—	—	缺乏数据

续表

药物	年龄	体重	儿童用法用量
达芦那韦/利托那韦（初治）	≥3 岁	≥40 kg	同成人，800 mg/100 mg，po，qd
		[30，40) kg	675 mg/100 mg，po，qd
		[15，30) kg	600 mg/100 mg，po，qd
		[14，15) kg	490 mg/96 mg，po，qd
		[13，14) kg	455 mg/80 mg，po，qd
		[12，13) kg	420 mg/80 mg，po，qd
		[11，12) kg	385 mg/64 mg，po，qd
		[10，11) kg	350 mg/64 mg，po，qd
达芦那韦/利托那韦（经治）	≥3 岁	≥40 kg	同成人，600 mg/100 mg，po，bid
		[30，40) kg	450 mg/60 mg，po，bid
		[15，30) kg	375 mg/48 mg，po，bid
		[14，15) kg	280 mg/48 mg，po，bid
		[13，14) kg	260 mg/40 mg，po，bid
		[12，13) kg	240 mg/40 mg，po，bid
		[11，12) kg	220 mg/32 mg，po，bid
		[10，11) kg	200 mg/32 mg，po，bid

药物	年龄	体重	儿童用法用量
达塞布韦/奥比他韦/帕利普韦/利托那韦	—	—	缺乏数据
氘瑞米德韦	—	—	缺乏数据
多拉韦林	—	≥35 kg	同成人，100 mg，po，qd
多替拉韦（多提拉韦）	[12，18）岁	≥40 kg	50 mg，po，qd
	[6，12）岁	≥40 kg	50 mg，po，qd
		[30，40）kg	35 mg，po，qd
		[20，30）kg	25 mg，po，qd
		[15，20）kg	20 mg，po，qd
恩夫韦肽（皮下注射）	6～16岁	—	2 mg/kg，bid（最大 90 mg，bid）
恩曲他滨（联用）	—	≥33 kg	同成人，200 mg，po，qd

续表

药物	年龄	体重	儿童用法用量
恩替卡韦	≥16 岁	—	同成人，0.5 mg，po，qd
	[2, 16) 岁	≥30 kg	同成人，0.5 mg，po，qd
		[26, 30) kg	9 mL，po，qd（口服溶液，规格 0.05 mg/mL）
		[23, 26) kg	8 mL，po，qd（口服溶液，规格 0.05 mg/mL）
		[20, 23) kg	7 mL，po，qd（口服溶液，规格 0.05 mg/mL）
		[17, 20) kg	6 mL，po，qd（口服溶液，规格 0.05 mg/mL）
		[14, 17) kg	5mL，po，qd（口服溶液，规格 0.05 mg/mL）
		[11, 14) kg	4 mL，po，qd（口服溶液，规格 0.05 mg/mL）
		[10, 11) kg	3 mL，po，qd（口服溶液，规格 0.05 mg/mL）
伐昔洛韦（阿昔洛韦的前药）	—	—	500 mg，po，bid（不同来源剂量差异大）
泛昔洛韦（喷昔洛韦的前药）	—	—	250 mg，po，tid（不同来源剂量差异大）

药物	年龄	体重	儿童用法用量
福沙那韦	≥2 岁（混悬液）	—	30 mg/kg, po, bid（最大 700 mg, po, bid）
	≥4 岁（混悬液）	≥20 kg	福沙那韦 18 mg/kg+利托那韦 3 mg/kg, po, bid
		[15, 20) kg	福沙那韦 23 mg/kg+利托那韦 3 mg/kg, po, bid
		[11, 15) kg	福沙那韦 30 mg/kg+利托那韦 3 mg/kg, po, bid
		<11 kg	福沙那韦 45 mg/kg+利托那韦 7 mg/kg, po, bid
富马酸丙酚替诺福韦（TAF）	≥12 岁	≥35 kg	同成人，25 mg, po, qd
富马酸替诺福韦二吡呋酯（TDF）	≥12 岁	≥35 kg	同成人，300 mg, po, qd
格卡瑞韦/哌仑他韦	≥12 岁	—	同成人，300 mg/120 mg, po, qd
更昔洛韦	—	—	缺乏数据，权衡利弊
金刚烷胺	≥9 岁	—	同成人，100 mg, po, q12h
	[1, 9) 岁	—	2.2~4.4 mg/kg, po, q12h
	<1 岁	—	禁用

续表

药物	年龄	体重	儿童用法用量
金刚乙胺	≥10 岁	—	同成人，100 mg，po，bid
	[1，10）岁	—	5 mg/kg，po，qd（最大 150 mg/d）
可洛派韦/紫磷布韦	—	—	缺乏数据
拉米夫定	乙肝：≥2 岁	—	3 mg/kg，po，qd（最大 100 mg/d）
	HIV：≥3 月	≥25 kg	同成人，300 mg，po，qd
		<25 kg	4 mg/kg，po，bid 或 8 mg/kg，po，qd（最大 300 mg/d）
拉替拉韦		>40 kg	300 mg，po，bid
		(28，40] kg	200 mg，po，bid
		(20，28] kg	咀嚼片 150 mg，po，bid
		(14，20] kg	咀嚼片 100 mg，po，bid
		(11，14] kg	咀嚼片 75 mg，po，bid
		(8，11] kg	干混悬剂 60 mg，po，bid
		(6，8] kg	干混悬剂 40 mg，po，bid
		(4，6] kg	干混悬剂 30 mg，po，bid
		(3，4] kg	干混悬剂 20 mg，po，bid

药物	年龄	体重	儿童用法用量
来迪派韦/索磷布韦	≥12 岁	—	同成人，90 mg/400 mg，po，qd
来特莫韦（乐特莫韦）	—	—	缺乏数据
利巴韦林	≥6 岁	—	2.5 mg/kg，po，qid 2.5 mg/kg，含服，qid 5.0~7.5 mg/kg，ivgtt，bid
利匹韦林	≥12 岁	≥35 kg	25 mg，po，qd
利托那韦	≥2 岁	—	起始剂量 250 mg/m²，逐渐加至 350 mg/m²，po，bid（最大剂量 600 mg，bid） 与蛋白酶抑制剂联用：须参考蛋白酶抑制剂说明书
洛匹那韦/利托那韦	≥2 岁	≥40 kg	同成人，400 mg/100 mg，po，bid
洛匹那韦/利托那韦	≥2 岁	[15, 40) kg	10/2.5 mg/kg，po，bid
洛匹那韦/利托那韦	≥2 岁	<15 kg	口服液 12/3 mg/kg，po，bid
洛匹那韦/利托那韦	6 月龄至 2 岁	—	口服液 12/3 mg/kg，po，bid
洛匹那韦/利托那韦	14 天至 6 月龄	—	口服液 16/4 mg/kg，po，bid
玛巴洛沙韦（巴洛沙韦）	≥5 岁	—	同成人，40 mg，po，qd
莫诺拉韦	—	—	可能影响儿童骨和软骨生长，不推荐用于儿童

药物	年龄	体重	儿童用法用量
奈非那韦	>13 岁	—	同成人，1.25 g，po，bid 或 0.75 g，po，tid
奈玛特韦/利托那韦	[2，13] 岁	—	25～30 mg/kg，po，tid
			缺乏数据
	非缓释剂型：≥8 岁	—	4 mg/kg，po，qd，连用 14 天，之后改为 4 mg/kg，po，bid（最大 400 mg/d）
奈韦拉平	非缓释剂型：2 月龄至 8 岁	—	4 mg/kg，po，qd，连用 14 天，之后改为 7 mg/kg，po，bid
	缓释片：≥ 6 岁	—	先用非缓释剂型 150 mg/m² （不超过 200 mg），po，qd，连用 14 天，之后改为缓释片： 体表面积≥1.17 m²，400 mg，po，qd 体表面积 0.84～1.16 m²，300 mg，po，qd 体表面积 0.58～0.83 m²，200 mg，po，qd
帕拉米韦	儿童	—	10 mg/kg，iv，qd（最大 600 mg）
	≥3 月龄	≥30 kg	同成人，500～600 mg/d，po，分 2～3 次
齐多夫定		[9，30) kg	9 mg/kg，po，bid
		[4，9) kg	12 mg/kg，po，bid
沙奎那韦/利托那韦	≥16 岁	—	同成人，1000 mg/100 mg，po，bid

药物	年龄		体重	儿童用法用量
司他夫定	≥14日龄		≥30 kg	同成人，30 mg，po，bid
			<30 kg	1 mg/kg，po，bid
	<14日龄		—	0.5 mg/kg，po，bid
索磷布韦（索非布韦）	≥12岁		—	同成人，400 mg，po，qd
索磷布韦/维帕他韦	—		—	缺乏数据
索磷布韦/维帕他韦/伏西拉普瑞韦	—		—	缺乏数据
替比夫定	≥16岁		—	同成人，600 mg，po，qd
替拉那韦/利托那韦	≥2岁		—	14/6 mg/kg，po，bid（不超过成人剂量 500 mg/200 mg，po，bid）
西美瑞韦	—		—	缺乏数据
先诺特韦/利托那韦	—		—	缺乏数据

续表

药物	年龄	体重	儿童用法用量
依非韦伦（联用）	≥3 岁	≥40 kg	同成人，600 mg，po，qd
		[32.5，40）kg	400 mg，po，qd
		[25，32.5）kg	350 mg，po，qd
		[20，25）kg	300 mg，po，qd
		[15，20）kg	250 mg，po，qd
		[13，15）kg	200 mg，po，qd
依米他韦/索磷布韦	—	—	缺乏数据
依曲韦林（联用）	—	—	不推荐儿童使用本药
扎那米韦（吸入粉雾剂）	≥7 岁	—	同成人，10 mg，bid
扎西他滨（联用）	≥13 岁	—	0.015～0.04 mg/kg，po，q6h

（陈立宇，冯萍）

参考资料

[1] 相关药品说明书.

[2] https://www.drugs.com/.

附录 2
抗病毒药物的妊娠期与哺乳期妇女应用安全

1　妊娠期妇女用药安全分级标准（**表** 32）

　　1.1　美国食品药品监督管理局（FDA，https：//www. fda. gov/）将药物妊娠安全性分为 A、B、C、D、X 五级。A 级为缺少人类研究证据，动物研究未见对胎儿的危害，B 级、C 级、D 级对胎儿有危害，X 级禁用于妊娠期及备孕妇女。鉴于字母分类体现的信息过于简单，美国 FDA 2015 年后修改了妊娠标签规则（描述为风险概述、临床考虑、数据），故一些新药无妊娠安全性字母分级。

　　1.2　瑞典药品目录（FASS，https：//www. fass. se/）将药物妊娠安全性分为 A、B、C、D 四级，B 级又分 B1（动物研究没有危害）、B2（动物研究证据不足）、B3（动物研究有危害）三个亚组。

　　1.3　澳大利亚治疗用品管理局之药物评估委员会（ADEC，https：//www. tga. gov. au/）综合了美国 FDA 和瑞典 FASS 两个分级系统，既包含 A、B、C、D、X 五级，又将 B 级分 B1、B2、B3 三个亚组。

282

表 32　各类药物妊娠安全性分级

分级标准	妊娠安全性分级					
FDA（旧）	A（妊娠期使用安全）	B（无人类数据，动物中安全或危害程度小）		C（无人类数据，缺乏动物研究数据或动物胎仔畸形或胚胎死亡）	D（对人类胎儿有危害，对妊娠期妇女处大于胎儿危害才可使用）	X（对动物和人类胎儿有害，禁用）
FASS	A（妊娠期使用安全）	B1（动物研究没有危害）	B2（动物研究证据不足）	B3（动物研究有危害）	C（对动物胎儿有危害，但不致畸）	D（对胎儿致畸或对妊娠期妇女造成伤害）	—
ADEC	A（妊娠期使用安全）	B1（动物研究没有危害）	B2（动物研究证据不足）	B3（动物研究有危害）	C（对动物胎儿有危害，但不致畸，危害可逆）	D（对人类胎儿有危害，致畸或危害不可逆）	X（永久性伤害，禁用）

2 哺乳期妇女用药安全分级标准（表 33）

2.1 L（Lactation）分级有五个等级：L1 最安全（没有危害或甚微），L2 比较安全（少量研究证明安全），L3 中等安全（轻微、非致命性的不良反应，暂停哺乳），L4 可能危险（有明确的危害性证据），L5 禁忌。

2.2 FASS 根据危险程度和可用信息分为五组：Ⅰ组为不会进入母乳；Ⅱ组为进入母乳，但治疗剂量不太可能对婴儿产生影响；Ⅲ组为进入母乳的数量大，即使使用治疗剂量也存在对婴儿产生影响的危险；Ⅳa 组为没有关于进入母乳的信息；Ⅳb 组为有关进入母乳的信息不足以评估对婴儿的危险。

284

表33 抗病毒药物的孕妇与哺乳期妇女应用安全

药物	妊娠分级				哺乳分级		
	FDA（旧）	FASS	ADEC	国内说明书	L分级	FASS	国内说明书
阿巴卡韦	C	C	B3	权衡利弊	L5	III	停止哺乳
阿比多尔	—	D	—	妊娠早期禁用	—	II	慎用
阿德福韦酯	C	B3	B3	权衡利弊	L4	IVa	停止哺乳
阿昔洛韦	B	B3	B3	权衡利弊	L2	IVb	慎用
阿扎那韦	B	B1	B2	权衡利弊	—	III	不建议哺乳
阿兹夫定	—	—	—	不建议使用	—	—	不建议使用
艾尔巴韦/格拉瑞韦	—	B1	B1	权衡利弊	—	IVa	权衡利弊
艾米替诺福韦（TMF）	—	—	—	权衡利弊	—	—	停止哺乳
艾维雷	B	B1	B2	不建议使用	—	IVa	缺乏数据
奥比他韦/帕利瑞韦/利托那韦	B	—	B3	—	—	—	—
奥司他韦	C	B1	B1	权衡利弊	L2	IVb	权衡利弊
达拉他韦（达卡拉韦）	—	—	B3	不应服用	—	—	不建议哺乳
达芦那韦	C	B2	B2	不建议哺乳	—	IVa	不建议哺乳

续表

药物	妊娠分级				哺乳分级		
	FDA（旧）	FASS	ADEC	国内说明书	L分级	FASS	国内说明书
达芦那韦/利托那韦	—	—	—	不应使用	—	—	不建议哺乳
达塞布韦/奥比他韦/帕利普韦/利托那韦	B	B3	B3	不建议使用	—	IVa	权衡利弊
地拉韦啶（地拉夫定）	C	—	B3	监测胎儿	L5	—	不建议哺乳
多韦林	—	B3	B1	暂无数据	—	III	不建议哺乳
多替拉韦（多替拉韦）	B	D	B1	权衡利弊	—	IVb	停止哺乳
恩夫韦地	B	—	—	权衡利弊	—	—	停止哺乳
恩曲他滨	B	B1	B1	慎用	L5	IVb	避免哺乳
恩替卡韦	C	B3	B3	权衡利弊	L4	IVa	不推荐哺乳
伐昔洛韦（阿昔洛韦的前体药物）	B	B3	B3	权衡利弊	L2	II	慎用
法匹拉韦（法维拉韦）	—	—	—	禁用	—	—	停止哺乳
泛昔洛韦（喷昔洛韦的前体药物）	B	—	B1	权衡利弊	L5	—	停止哺乳
福沙那韦	C	B3	B3	—	—	IVa	—
富马酸丙酚替诺福韦	—	B1	B3	可考虑使用	—	IVb	不建议哺乳

续表

药物	妊娠分级				哺乳分级		
	FDA（旧）	FASS	ADEC	国内说明书	L分级	FASS	国内说明书
富马酸替诺福韦酯	B	B1	—	权衡利弊	L5	Ⅳb	停止哺乳
干扰素	C	B3	C	权衡利弊	—	Ⅳa	停止哺乳
格卡瑞韦/哌仑他韦	—	B3	B1	权衡利弊	—	Ⅳa	权衡利弊
更昔洛韦	C	D	D	权衡利弊	L3	Ⅳa	不建议哺乳
金刚烷胺	C	D	B3	慎用	L3	Ⅲ	禁用
金刚乙胺	C	—	—	权衡利弊	L3	—	不建议哺乳
聚乙二醇干扰素 α2a	C	B3	B3	禁用	—	Ⅳa	禁用
聚乙二醇干扰素 α2b	C	B3	B3	禁用	—	Ⅳa	禁用
可洛派韦/索磷布韦	—	—	—	不应使用	—	—	不建议哺乳
拉米夫定	C	B3	B3	权衡利弊	L5	Ⅲ	停止哺乳
拉替拉韦	—	B3	B3	权衡利弊	L5	Ⅲ	停止哺乳
来迪派韦/索磷布韦	B	B2	B1	不建议使用	—	Ⅳa	停止哺乳
来特莫韦（乐特莫韦）	C	D	B3	权衡利弊	—	Ⅳa	权衡利弊

续表

药物	妊娠分级				哺乳分级		
	FDA（旧）	FASS	ADEC	国内说明书	L 分级	FASS	国内说明书
利巴韦林	X	D	X	禁用	L4	IV a	停止哺乳
利匹韦林	B	B1	B1	可用	—	IV a	不建议哺乳
利托那韦	B	B3	B3	权衡利弊	L5	IV b	停止哺乳
膦甲酸钠	C	—	B3	不宜使用	L5	—	停止哺乳
洛匹那韦/利托那韦	C	B3	B3	避免使用	L5	IV a	停止哺乳
马拉韦罗	B	B3	B1	权衡利弊	—	IV a	停止哺乳
玛巴洛沙韦（巴洛沙韦）	—	B2	B3	权衡利弊	—	IV a	权衡利弊
莫诺拉韦	—	—	D	不建议使用	—	—	停止哺乳
奈非那韦	B	—	B2	权衡利弊	—	—	停止哺乳
奈玛特韦/利托那韦	—	B3	B3	权衡利弊	—	IV b	停止哺乳
奈韦拉平	B	B1	B3	权衡利弊	L5	III	停止哺乳
帕拉米韦	C	—	B3	权衡利弊	—	—	慎用
齐多夫定	C	B3	B3	权衡利弊	L5	III	停止哺乳

续表

药物	妊娠分级				哺乳分级		
	FDA（旧）	FASS	ADEC	国内说明书	L分级	FASS	国内说明书
氢溴酸氘瑞米德韦	—	—	—	禁用	—	—	停止哺乳
去羟肌苷	B	—	B2	权衡利弊	—	—	不建议哺乳
沙奎那韦	B	B1	B1	权衡利弊	L5	Ⅳa	停止哺乳
司他夫定	C	—	B3	权衡利弊	L5	—	避免哺乳
索磷布韦（索非布韦）	B	B2	B1	权衡利弊	L3	—	不推荐使用
索磷布韦/维帕他韦	—	B3	B1	不建议使用	—	Ⅳa	停止哺乳
索磷布韦/维帕他韦/伏西拉普瑞韦	—	B3	B1	不建议使用	—	Ⅳa	停止哺乳

注：美国疾病预防控制中心建议感染 HIV 的女性不要进行哺乳，以免产后将 HIV 传播给可能尚未感染的孩子。

参考资料

［1］相关药品说明书.

［2］美国食品药品监督管理局（https：//www. fda. gov/）.

［3］瑞典药品目录（https：//www. fass. se/）.

［4］澳大利亚治疗用品管理局（https：//www. tga. gov. au/）.

［5］https：//www. drugs. com/.

（肖桂荣，宗志勇）

附录 3
成人肾功不全患者的抗病毒药物剂量调整

药品说明书常采用肌酐清除率（CrCl）来反映肾小球滤过率并指导药物剂量调整，CrCl 计算公式：

男性：

$$CrCl（mL/min）= \frac{（140-年龄）×体重（kg）}{0.818×血肌肝浓度（\mu mol/L）}$$

女性：男性 CrCl 乘以 0.85。

或直接采用生化报告里的估计肾小球滤过率（eGFR）来指导药物剂量调整。

成人肾功能不全患者的抗病毒药物剂量调整见表34。

表34 成人肾功能不全患者的抗病毒药物剂量调整

药物	肾功能正常	CrCl (50~90 mL/min)	CrCl (25~50 mL/min)	CrCl (10~25 mL/min)	CrCl (<10 mL/min)	血液透析	CRRT
Ansuvimab (mAb114, Ebanga)	50 mg/kg, iv, qd	无数据	无数据	无数据	无数据	无数据	无数据
Atoltivimab/Maftivimab/Odesivimab (REGN-EB3, Inmazeb)	50 mg/kg+50 mg/kg + 50 mg/kg, iv, qd	无数据	无数据	无数据	无数据	无数据	无数据
阿巴卡韦	600 mg, po, qd	无需调整	无需调整	无需调整	不推荐使用	无数据	无数据
阿比多尔	200 mg, po, tid	无数据	无数据	无数据	无数据	无数据	无数据
阿德福韦酯	10 mg, po, qd	无需调整	CrCl (30~49): 10 mg, po, q48h	CrCl (10~29): 10 mg, po, q72h	不推荐	10 mg, po, qw (透析后给药)	无数据
阿昔洛韦 (iv)	5~10 mg/kg, iv, q8h	无需调整	5~10 mg/kg, iv, q12h	5~10 mg/kg, iv, q24h	2.5~5.0 mg/kg, iv, q24h	2.5~5.0 mg/kg, iv, q24h (透析后追加)	5~10 mg/kg, iv, q24h
阿昔洛韦 (po)	取决于适应证和剂型 (如800 mg, po, q4h)	取决于适应证和剂型 (如800 mg, po, q4h)	取决于适应证和剂型 (如800 mg, po, q4h)	取决于适应证和剂型 (如800 mg, po, q8h)	取决于适应证和剂型 (如800 mg, po, q12h)	取决于适应证和剂型 (如800 mg, q12h, 透析后追加)	无数据

药物	肾功能正常	CrCl (50~90 mL/min)	CrCl (25~50 mL/min)	CrCl (10~25 mL/min)	CrCl (<10 mL/min)	血液透析	CRRT
阿扎那韦	300~400 mg, po, qd	无需调整	无需调整	无需调整	无需调整	不推荐使用	无数据
阿兹夫定	5 mg, po, qd	无数据	无数据	无数据	无数据	无数据	无数据
艾尔巴韦/格拉瑞韦	50 mg/100 mg, po, qd	无需调整	无需调整	无需调整	无需调整	无需调整	无需调整
艾米替诺福韦	25 mg, po, qd	无需调整	无数据	无数据	无数据	无数据	无数据
艾维雷韦（联用）	85 mg 或 150 mg, po, qd	无需调整	无需调整	无需调整	无需调整	无数据	无数据
奥比他韦/帕利瑞韦/利托那韦	25 mg/150 mg/100 mg, po, qd	无需调整	无需调整	无需调整	无需调整	无需调整	无需调整
奥司他韦	75 mg, po, bid	CrCl (>60): 75 mg, bid	CrCl (30~60): 30 mg, po, bid	CrCl (10~30): 30 mg, po, qd	非透析患者无数据	每次透析后 30 mg	无数据
达拉他韦（达卡拉韦）	60 mg, po, qd	无需调整	无需调整	无需调整	无需调整	无数据	无数据
达芦那韦/利托那韦（初治）	800 mg/100 mg, po, qd	无需调整	无需调整	无需调整	无需调整	不推荐使用（无数据）	不推荐使用（无数据）
达芦那韦/利托那韦（经治）	600 mg/100 mg, po, bid	无需调整	无需调整	无需调整	无需调整	不推荐使用（无数据）	不推荐使用（无数据）

药物	肾功能正常	CrCl (50~90 mL/min)	CrCl (25~50 mL/min)	CrCl (10~25 mL/min)	CrCl (<10 mL/min)	血液透析	CRRT
达塞布韦/奥比他韦/帕利瑞那韦/利托那韦	25 mg/150 mg/100 mg, po, qd＋达塞布韦 250 mg, po, bid	无需调整	无需调整	无需调整	无需调整	无需调整	无需调整
氟瑞米德韦	300 mg, po, qd (首日加倍)	无数据	无数据	无数据	无数据	无数据	无数据
多拉韦林	100 mg, po, qd	无需调整	无需调整	无需调整	数据有限	无数据	无数据
多替拉韦 (多替拉韦)	50 mg, po, qd 或 bid	无需调整	无需调整	无需调整	无需调整	无数据	无数据
恩夫韦肽 (皮下注射)	90 mg, bid	无需调整	无需调整	无需调整	无需调整	无需调整	无需调整
恩曲他滨 (联用)	200 mg, po, qd	无需调整	CrCl (30~49): 200 mg, q48h 或 120 mg, qd	CrCl (15~29): 200 mg, q72h 或 80 mg, qd	CrCl (<15): 200 mg, q96h 或 60 mg, qd	200 mg, q96h 或 60 mg, qd (透析后给药)	无数据
恩替卡韦	0.5 mg, po, qd	无需调整	CrCl (30~49): 0.5 mg, q48h	CrCl (10~29): 0.5 mg, q72h	0.5 mg, qw	0.5 mg, qw	无数据
伐昔洛韦 (阿昔洛韦的前药)	1g, po, q8h (FDA)	无需调整	CrCl (30~49): 1g, q12h	CrCl (10~29): 1g, qd	0.5g, qd	0.5g, qd (透析后追加)	无数据

药物	肾功能正常	CrCl (50~90 mL/min)	CrCl (25~50 mL/min)	CrCl (10~25 mL/min)	CrCl (<10 mL/min)	血液透析	CRRT
泛昔洛韦（喷昔洛韦的前药）	250 mg, po, tid	CrCl (≥60)：250 mg, tid；CrCl (40~59)：250 mg, bid	CrCl (20~39)：250 mg, qd	CrCl<20：125 mg, qd	125 mg, q48h	125 mg, qd（每次透析后给药）	无数据
福沙那韦	700 mg, po, bid	无需调整	无需调整	无需调整	无需调整	无数据	无数据
富马酸丙酚替诺福韦	25 mg, po, qd	无需调整	无需调整	CrCl (≥15)：无需调整	CrCl (<15)：血液透析时无需调整，非透析者不推荐	无需调整	无数据
富马酸替诺福韦二吡呋酯	300 mg, po, qd	无需调整	CrCl (30~49)：300 mg, q48h	CrCl (10~29)：300 mg, q72~96h	非透析者无数据	300 mg, qw	无数据
格卡瑞韦/哌仑他韦	300 mg/120 mg, po, qd	无需调整	无需调整	无需调整	无需调整	无需调整	无需调整
更昔洛韦（诱导治疗）	5 mg/kg, iv, q12h	CrCl (≥70)：5 mg/kg, q12h；CrCl (50~69)：2.5 mg/kg q12h	2.5 mg/kg, qd	1.25 mg/kg, qd	1.25 mg/kg, biw（透析后给药）	1.25 mg/kg, biw（透析后给药）	无数据

药物	肾功能正常	CrCl (50~90 mL/min)	CrCl (25~50 mL/min)	CrCl (10~25 mL/min)	CrCl (<10 mL/min)	血液透析	CRRT
更昔洛韦（维持治疗）	5 mg/kg, iv, qd	CrCl (≥70): 5 mg/kg, qd; CrCl (50~69): 2.5 mg/kg, qd	1.5 mg/kg, qd	0.625 mg/kg, qd	0.625 mg/kg, biw（透析后给药）	0.625 mg/kg, biw（透析后给药）	无数据
金刚烷胺	100 mg, po, q12h	CrCl (>35): 无需调整		CrCl (15~35): 100 mg, q48h 或 q72h	CrCl (≤15): 禁用	无数据	无数据
金刚乙胺	100 mg, po, bid	无需调整	无需调整	无需调整	100 mg, qd	无数据	无数据
可洛派韦/索磷布韦	60 mg/400 mg, po, qd	无需调整	CrCl (<60): 无数据	无数据	无数据	无数据	无数据
拉米夫定（乙肝）	100 mg, po, qd	无需调整	CrCl (30~49): 50 mg, po, qd（口服液）	CrCl (15~29): 25 mg, po, qd（口服液）	CrCl (5~14): 15 mg, qd（口服液）; CrCl (<5): 10 mg, qd（口服液）	无数据	无数据
拉米夫定（HIV）	300 mg, po, qd	无需调整	CrCl (30~49): 150 mg, qd	CrCl (15~29): 100 mg, qd	CrCl (5~14): 50 mg, qd; CrCl (<5): 25 mg, qd	25~50 mg, qd（透析后给药）	50 mg, qd
拉替拉韦	400 mg, po, bid	无需调整	无需调整	无需调整	无需调整	无数据	无数据

续表

药物	肾功能正常	CrCl (50~90 mL/min)	CrCl (25~50 mL/min)	CrCl (10~25 mL/min)	CrCl (<10 mL/min)	血液透析	CRRT
来迪派韦/索磷布韦	90 mg/400 mg, po, qd	无需调整	无需调整	CrCl (<30): 无数据	无数据	无数据	无数据
来特莫韦 (乐特莫韦)	480 mg, po, qd	无需调整	无需调整	无需调整	无数据	无数据	无数据
利巴韦林	取决于适应证 (如500 mg, iv, bid)	无需调整	CrCl (30~50): 300 mg, qd	CrCl (<30): 200 mg, qd	200 mg, qd	200 mg, qd	无数据
利匹韦林	25 mg, po, qd	无需调整	无需调整	慎用	慎用	无数据	无数据
利托那韦 (与蛋白酶抑制剂联用)	须参考蛋白酶抑制剂说明书 (100~200 μg/次, qd 或 bid)	无需调整 (慎用)	无需调整 (慎用)	无需调整 (慎用)	无需调整 (慎用)	透析影响弱	透析影响弱
洛匹那韦/利托那韦	400 mg/100 mg, po, bid	无需调整	无需调整	无需调整	无需调整	透析影响弱	透析影响弱
玛巴洛沙韦 (巴洛沙韦)	40 mg, po, qd	40 mg, qd	不建议减量	不建议减量	不建议减量	无数据	无数据
莫诺拉韦	800 mg, po, q12h	无需调整	无需调整	无需调整	无需调整	无数据	无数据
奈非那韦	1.25 g, po, bid 或 0.75 g, po, tid	无数据	无数据	无数据	无数据	无数据	无数据

续表

药物	肾功能正常	CrCl (50~90 mL/min)	CrCl (25~50 mL/min)	CrCl (10~25 mL/min)	CrCl (<10 mL/min)	血液透析	CRRT
奈玛特韦/利托那韦	300 mg/100 mg, po, q12h	CrCl (≥60): 无需调整	CrCl (30~60): 150 mg/100 mg, q12h	CrCl (<30): 不应使用	不应使用	不应使用	无数据
奈韦拉平	200 mg, po, qd (导入期) 或 bid (导入期后)	无需调整	无需调整	无需调整	无需调整	无数据	无数据
帕拉米韦	300~600 mg, iv, qd	无需调整	CrCl (30~50): 200 mg, qd	CrCl (10~29): 100 mg, qd	无数据	每次透析后 100 mg	无数据
齐多夫定 (iv)	1 mg/kg, iv, q4h	无需调整	无需调整	无需调整	无数据	1 mg/kg, iv, q6~8h	无数据
齐多夫定 (po)	500~600 mg/d, po	无需调整	无需调整	无需调整	无数据	100 mg, po, q6~8h	无数据
沙奎那韦/利托那韦	1000 mg/100 mg, po, bid	无需调整	无需调整	慎用	慎用	无数据	无数据
司他夫定	30~40 mg, po, bid	无需调整	15~20 mg, qd	15~20 mg, qd	无数据	15~20 mg, qd (透析日透析后给药)	无数据
索磷布韦 (索非布韦)	400 mg, po, qd	无需调整	CrCl (<30): 无数据	无数据	无数据	无数据	无数据

续表

药物	肾功能正常	CrCl (50~90 mL/min)	CrCl (25~50 mL/min)	CrCl (10~25 mL/min)	CrCl (<10 mL/min)	血液透析	CRRT
索磷布韦/维帕他韦	400 mg/100 mg, po, qd	无需调整	无需调整	CrCl (<30): 无其他方案时 400 mg/100 mg, qd	无其他方案时: 400 mg/100 mg, qd	无其他方案时: 400 mg/100 mg, qd	无其他方案时: 400 mg/100 mg, qd
索磷布韦/维帕他韦/伏西拉普瑞韦	400 mg/100 mg/100 mg, po, qd	无需调整	无需调整	CrCl (<30): 无其他合适方案时 400 mg/100 mg/100 mg, qd	无其他合适方案时: 400 mg/100 mg/100 mg, qd	无其他合适方案时: 400 mg/100 mg/100 mg, qd	无其他合适方案时: 400 mg/100 mg/100 mg, qd
替比夫定	600 mg, po, qd	无需调整	CrCl (30~49): 500 mg, q48h	CrCl (<30) (无透析): 500 mg, q72h	600 mg, q96h	600 mg, q96h (透析后给药)	无数据
替拉那韦/利托那韦	500 mg/200 mg, po, bid	无数据	无数据	无数据	无数据	无数据	无数据
西美瑞韦	150 mg, po, qd	无需调整	无需调整	CrCl (<30): 无数据	无数据	不能清除	无数据
先诺特韦片/利托那韦片	750 mg/100 mg, po, q12h	无数据	无数据	无数据	无数据	无数据	无数据
缬更昔洛韦（更昔洛韦的前药）	900 mg, po, bid	CrCl (40~59): 450 mg, bid	CrCl (25~39): 450 mg, qd	450 mg, q48h	不推荐	无数据	无数据

续表

药物	肾功能正常	CrCl (50~90 mL/min)	CrCl (25~50 mL/min)	CrCl (10~25 mL/min)	CrCl (<10 mL/min)	血液透析	CRRT
依非韦仑（联用）	600 mg，po，qd	无数据	无数据	无数据	无数据	血液透析不影响	无数据
依米他韦/索磷布韦（联用）	100 mg/400 mg，po，qd	无需调整	无数据	无数据	无数据	无数据	无数据
依曲韦林（联用）	200 mg，po，bid	无需调整	无需调整	无需调整	无需调整	无需调整	无需调整
扎那米韦（吸入粉雾剂）	10 mg，bid	无需调整	无需调整	无需调整	无需调整	无需调整	无需调整
扎西他滨（联用）	0.75 mg，po，q8h	无需调整	无数据	无数据	无数据	无数据	无数据

300

参考资料

［1］相关药品说明书.

［2］https：//www.drugs.com/.

（肖桂荣，宗志勇）

附录 4
成人肝功不全患者的抗病毒药物剂量调整

药品说明书常采用 Child－Pugh 分级来评估肝硬化患者的肝储备功能并指导药物剂量调整，Child－Pugh 分级标准包含如下 5 个指标（表 35），评分 5～6 分为 A 级、7～9 分为 B 级、≥10 分为 C 级。

表 35　Child－Pugh 分级标准

临床生化指标	1 分	2 分	3 分
肝性脑病（期）	无	1～2	3～4
腹水	无	轻度	中、重度
总胆红素（μmol/L）	<34	34～51	>51
白蛋白（g/L）	>35	28～35	<28
凝血酶原时间延长（s）	<4	4～6	>6

成人肝功能不全患者的抗病毒药物剂量调整见表36。

表36 成人肝功能不全患者的抗病毒药物剂量调整

药物	肝功能正常	Child-Pugh A级	Child-Pugh B级	Child-Pugh C级
Ansuvimab (mAb114, Ebanga)	50 mg/kg, iv, qd	无数据	无数据	无数据
Atoltivimab/Maftivimab/Odesivimab－ebgn（REGN－EB3, Inmazeb）	50 mg/kg＋50 mg/kg＋50 mg/kg, iv, qd	无数据	无数据	无数据
阿巴卡韦	600 mg, po, qd	密切监测	不推荐使用（无数据）	不推荐使用（无数据）
阿比多尔	200 mg, po, tid	无数据	无数据	无数据
阿德福韦酯	10 mg, po, qd	无需调整	无需调整	无需调整
阿昔洛韦（iv）	5~10 mg/kg, iv, q8h	慎用	慎用	慎用
阿昔洛韦（po）	取决于适应证和剂型（如800 mg, po, q4h）	无数据	无数据	无数据
阿扎那韦	300~400 mg, po, qd	300~400 mg, qd（慎用）	300 mg, qd	不推荐使用（无数据）
阿兹夫定	5 mg, po, qd	无数据	无数据	无数据
艾尔巴韦/格拉瑞韦	50 mg/100 mg, po, qd	无需调整	禁用	禁用
艾米替诺福韦	25 mg, po, qd	无需调整	无需调整	无数据
艾维雷韦（联用）	85 mg或150 mg, po, qd	无需调整	无需调整	不推荐使用

药物	肝功能正常	Child－Pugh A 级	Child－Pugh B 级	Child－Pugh C 级
奥比他韦/帕利瑞韦/利托那韦	25 mg/150 mg/100 mg, po, qd	无需调整	禁用	禁用
奥司他韦	75 mg, po, bid	无需调整	无需调整	无数据
达拉他韦 (达卡拉韦)	60 mg, po, qd	无需调整	无需调整	无需调整
达芦那韦/利托那韦 (初治)	800 mg/100 mg, po, qd	无需调整	无需调整	不推荐使用 (无数据)
达芦那韦/利托那韦 (经治)	600 mg/100 mg, po, bid	无需调整	无需调整	不推荐使用 (无数据)
达塞布韦/奥比他韦/帕利普韦/利托那韦	25 mg/150 mg/100 mg, po, qd＋达塞布韦 250 mg, po, bid	无需调整	禁用	禁用
氘瑞米德韦	300 mg, po, q12h (首日加倍)	无数据	无数据	无数据
多拉韦林	100 mg, po, qd	无需调整	无需调整	无数据
多替拉韦 (多提拉韦)	50 mg, po, qd 或 bid	无需调整	无需调整	不推荐使用 (无数据)
恩夫韦肽	90 mg, bid, ih	无数据	无数据	无数据
恩曲他滨 (联用)	200 mg, po, qd	无数据 (可能不需要调整剂量)	无数据 (可能不需要调整剂量)	无数据 (可能不需要调整剂量)
恩替卡韦	0.5 mg, po, qd	无需调整	无需调整	无需调整

药物	肝功能正常	Child-Pugh A级	Child-Pugh B级	Child-Pugh C级
伐昔洛韦（阿昔洛韦的前药）	1g, po, q8h (FDA)	无需调整	无需调整	数据有限
泛昔洛韦（喷昔洛韦的前药）	250 mg, po, tid	代偿期：无需调整	代偿期：无需调整	失代偿期：无数据
福沙那韦	700 mg, po, bid	无需调整	450 mg, bid	300 mg, bid（慎用）
富马酸丙酚替诺福韦	25 mg, po, qd	无需调整	无需调整	无需调整
富马酸替诺福韦二吡呋酯	0.5 mg, po, qd	无需调整	无需调整	无需调整
格卡瑞韦/哌仑他韦	300 mg/120 mg, po, qd	无需调整	不推荐使用	禁用
更昔洛韦（维持治疗）	5 mg/kg, iv, qd	无数据	无数据	无数据
更昔洛韦（诱导治疗）	5 mg/kg, iv, q12h	无数据	无数据	无数据
金刚烷胺	100 mg, po, q12h	无数据	无数据	无数据
金刚乙胺	100 mg, po, bid	无需调整	无需调整	100 mg, qd
可洛派韦/索磷布韦	60 mg/400 mg, po, qd	无需调整	不建议使用	不建议使用
拉米夫定（乙肝）	100 mg, po, qd	无需调整	无需调整	无需调整
拉米夫定（HIV）	300 mg, po, qd	无需调整	无需调整	无数据
拉替拉韦	400 mg, po, bid	无需调整	无需调整	无数据
来迪派韦/索磷布韦	90 mg/400 mg, po, qd	无需调整	无需调整	无需调整

305

续表

药物	肝功能正常	Child—Pugh A 级	Child—Pugh B 级	Child—Pugh C 级
来特莫韦（乐特莫韦）	480 mg，po，qd	无需调整	无需调整	不建议使用
利巴韦林	取决于适应证	代偿期：无需调整	代偿期：无需调整	失代偿期：无数据
利匹韦林	25 mg，po，qd	无需调整	无需调整	不推荐使用（无数据）
利托那韦（与蛋白酶抑制剂联用）	须参考蛋白酶抑制剂说明书（100~200 mg/次，qd 或 bid）	无需调整	无需调整	禁用于失代偿期
洛匹那韦/利托那韦	400 mg/100 mg，po，bid	无需调整	无需调整	禁用
玛巴洛沙韦（巴洛沙韦）	40 mg，po，qd	无需调整	无需调整	无数据
莫诺拉韦	800 mg，po，q12h	无需调整	无需调整	无需调整
奈非那韦	1.25 g，po，bid 或 0.75 g，po，tid	无需调整	不应使用	不应使用
奈玛特韦/利托那韦	300 mg/100 mg，po，q12h	无需调整	无需调整	不应使用
奈韦拉平	200 mg，po，qd（导入期）bid（导入期后）或	无需调整	禁用	禁用
帕拉米韦	300~600 mg，iv，qd	无数据	无数据	无数据
齐多夫定（iv）	1 mg/kg，q4h	无数据	无数据	无数据
齐多夫定（po）	500~600 mg/d	无数据	无数据	无数据

药物	肝功能正常	Child－Pugh A 级	Child－Pugh B 级	Child－Pugh C 级
沙奎那韦/利托那韦	1000 mg/100 mg，po，bid	无需调整	无需调整	禁用
司他夫定	30～40 mg，po，bid	无数据	无数据	无数据
索非布韦（索非布韦）	400 mg，po，qd	无需调整	无需调整	无需调整
索磷布韦/维帕他韦	400 mg/100 mg，po，qd	无需调整	无需调整	无需调整
索磷布韦/维帕他韦/伏西拉普瑞韦	400 mg/100 mg/100 mg，po，qd	无需调整	不推荐	不推荐
替比夫定	600 mg，po，qd	无需调整	无需调整	无需调整
替拉那韦/利托那韦	500 mg/200 mg，bid	慎用	禁用	禁用
西美瑞韦	150 mg，po，qd	无需调整	不推荐	不推荐
先诺特韦片/利托那韦片	750 mg/100 mg，po，q12h	无数据	无数据	不应使用
缬更昔洛韦（更昔洛韦的前药）	900 mg，po，bid	无数据	无数据	无数据
依非韦伦（联用）	600 mg，po，qd	无需调整	不推荐使用	不推荐使用
依米他韦/索磷布韦（联用）	100 mg/400 mg，po，qd	无需调整	无数据	无数据
依曲韦林（联用）	200 mg，po，bid	无需调整	无需调整	无数据
扎那米韦（吸入粉雾剂）（联用）	10 mg，bid	无需调整	无需调整	无需调整
扎西他滨（联用）	0.75 mg，po，q8h	无数据	无数据	无数据

参考资料

［1］相关药品说明书.

［2］https://www.drugs.com/.

（肖桂荣，宗志勇）

附表 1

中英文对照表

缩写	英文全称	中文全称
ABC	Abacavir	阿巴卡韦
AD26. ZEBOV/MVA-BN-Filo	Adenovirus-based and modified vaccinia ankara-based ebola virus vaccine	以腺病毒为基础的和改良安卡拉痘苗病毒为基础的埃博拉病毒疫苗
ADEM	Acute disseminated encephalomyelitis	急性播散性脑脊髓炎
AdV	Adenovirus	腺病毒
AGE	Acute gastroenteritis	急性胃肠炎
AHC	Acute hemorrhagic conjunctivitis	急性出血性结膜炎
AIDS	Acquired immunodeficiency syndrome	获得性免疫缺陷综合征
ALT	Alanine aminotransferase	丙氨酸氨基转移酶
ARD	Acute respiratory disease	急性呼吸道疾病
AST	Aspartate aminotransferase	天冬氨酸氨基转移酶
AstV	Astrovirus	星状病毒

缩写	英文全称	中文全称
ATL	Adult T-cell leukemia	成人 T 细胞白血病
AZT	Zidovudine	齐多夫定
BD	Borna disease	博尔纳病
BFDV	Beak and Feather disease virus	鹦鹉喙羽病毒
BIC	Biktegravir	比克替拉韦
BKPyV	BK polyomavirus	BK 多瘤病毒
BKPyVAN	BKPyV-associated nephropathy	BKPyV 相关肾病
BKPyV-HC	BKPyV-associated hemorrhagic cystitis	BKPyV 相关出血性膀胱炎
BoDV	Borna disease virus	波纳病毒
CAEBV	Chronic active epstein-barr virus infection	慢性活动性 EB 病毒感染
Cap	Capsid protein	衣壳蛋白
cccDNA	Covalently closed circular DNA	共价封闭的环状 DNA
CCHF	Crimean-congo hemorrhagic fever	克里米亚-刚果出血热
CCHFV	Crimean-congo hemorrhagic fever virus	克里米亚-刚果出血热病毒

缩写	英文全称	中文全称
CHO	Chinese hamster ovary	中国仓鼠卵巢
CHPV	Chandipura virus	金迪普拉病毒
CHIKV	Chikungunya virus	基孔肯尼亚病毒
CIS	Clinically isolated syndrome	临床孤立综合征
CKD	Chronic kidney disease	慢性肾脏疾病
CMV	Cytomegalovirus	巨细胞病毒
CNS	Central nervous system	中枢神经系统
COPD	Chronic obstructive pulmonary disease	慢性阻塞性肺疾病
COVID-19	Coronavirus disease 2019	新型冠状病毒感染
CrCl	Creatinine clearance	肌酐清除率
CSF	Cerebrospinal fluid	脑脊液
CT	Computed tomography	计算机断层扫描
CV	Coxsackievirus	科萨奇病毒
DAAs	Directly acting antivirals	直接抗病毒药物

缩写	英文全称	中文全称
DBV	Dabie bandavirus	大别班达病毒
DFA	Direct fluorescent antibody test	直接免疫荧光法
DMT	Disease-modifying therapy	疾病修正治疗
DNA	Deoxyribonucleic acid	脱氧核糖核酸
DNA Sequencing	Deoxyribonucleic acid sequencing	脱氧核糖核酸测序
DRIT	Direct rapid immunohistochemical test	直接快速免疫组化试验
dsDNA	Double-stranded DNA	双链脱氧核酸
DTG	Dolutegravir	多替拉韦
EA	Early antigen	早期抗原
EBERs	Epstein-barr virus-encoded small RNAs	EB病毒编码的小RNA
EBOV	Ebola virus	埃博拉病毒
EBV	Epstein-barr virus	EB病毒
EBV-HLH	Epstein-barr virus-associated hemophagocytic lympho-histiocytosis	EBV相关噬血细胞性淋巴组织细胞增生症
ECHO Virus	Enteric cytopathogenic human orphan virus	埃可病毒

缩写	英文全称	中文全称
EFV	Efavirenz	依非韦伦
EI	Erythema infectiosum	传染性红斑
EKC	Epidemic keratoconjunctivitis	流行性角膜结膜炎
ELISA	Enzyme—linked immunosorbent assay	酶联免疫吸附试验
ETV	Entecavir	恩替卡韦
EV−70	Enterovirus 70	肠道病毒 70
EV−A71	Enterovirus A71	肠道病毒 A71
EV−D68	Enterovirus D68	肠道病毒 D68
EVG/c	Elvitegravir/cobicistat	艾维雷韦/考比司他
F	Fusion protein	融合蛋白
FDA	Food and drug administration	美国食品药品监督管理局
G	Glycoprotein	糖蛋白
gG	Glycoprotein G	糖蛋白 G
HA	Hemagglutinin	血细胞凝聚素

缩写	英文全称	中文全称
HAdV	Human adenovirus	人类腺病毒
HAM	Human T－cell lympho－tropic virus type－1 associated myelopathy	HTLV－1 相关性脊髓炎
HAV	Hepatitis A virus	甲型肝炎病毒
HastV	Human astrovirus	人星状病毒
HBcAg	Hepatitis B core antigen	乙型肝炎核心抗原
HBeAg	Hepatitis B e antigen	乙型肝炎 e 抗原
HBIG	Hepatitis B immunoglobulin	乙型肝炎免疫球蛋白
HBoV	Human bocavirus	人类博卡病毒
HBsAg	Hepatitis B surface antigen	乙型肝炎表面抗原
HBV	Hepatitis B virus	乙型肝炎病毒
HCC	Hepatocellular carcinoma	肝细胞癌
HCMV	Human cytomegalovirus	人类巨细胞病毒
HCoV－229E	Human coronavirus 229e	人类 229E 冠状病毒
HCoV－HKU1	Human coronavirus HKU1	人类 HKU1 冠状病毒

缩写	英文全称	中文全称
HCoV-NL63	Human coronavirus NL63	人类 NL63 冠状病毒
HCoV-OC43	Human coronavirus OC43	人类 OC43 冠状病毒
HCPS	Hantavirus cardiopulmonary syndrome	汉坦病毒心肺综合征
HCT	Hematopoietic cell transplantation	造血细胞移植
HCV	Hepatitis C virus	丙型肝炎病毒
H-E	Hematoxylin-eosin staining	苏木精和伊红染色
HFMD	Hand, foot, and mouth disease	手足口病
HFRS	Hemorrhagic fever with renal syndrome	肾综合征出血热
HHV	Human herpesvirus	人类疱疹病毒
HHV-5	Human herpesvirus 5	人类疱疹病毒 5
HHV-6	Human herpesvirus 6	人类疱疹病毒 6
HHV-7	Human herpesvirus 7	人类疱疹病毒 7
HHV-8	Human herpesvirus 8	人类疱疹病毒 8
HIV	Human immunodeficiency virus	人类免疫缺陷病毒

续表

缩写	英文全称	中文全称
HIV/AIDS	Human immunodeficiency virus/acquired immunodeficiency syndrome	人类免疫缺陷病毒/获得性免疫缺陷综合征
HL	Hodgkin lymphoma	霍奇金淋巴瘤
HLH	Hemophagocytic lymphohistiocytosis	噬血细胞性淋巴组织细胞增生症
HMPV	Human metapneumovirus	人偏肺病毒
HPAI	Highly pathogenic avian influenza	高致病性禽流感
HPIVs	Human parainfluenza viruses	人类副流感病毒
HPS	Hantavirus pulmonary syndrome	汉坦病毒肺综合征
HPV	Human papillomavirus	人乳头瘤病毒
HPV E6	Human papillomavirus E6	人乳头瘤病毒 E6
HPV E7	Human papillomavirus E7	人乳头瘤病毒 E7
HSV	Herpes simplex virus	单纯疱疹病毒
HSV-1	Herpes simplex virus type 1	单纯疱疹病毒 1 型
HSV-2	Herpes simplex virus type 2	单纯疱疹病毒 2 型
HTLV	Human T-cell lymphotropic virus	人类嗜 T 淋巴细胞病毒

续表

缩写	英文全称	中文全称
HTNV	Hantaan virus	汉坦病毒
HuCV	Human associated circovirus	人类相关环状病毒
ICU	Intensive care unit	重症监护病房
IgG	Immunoglobulin G	免疫球蛋白 G
IgM	Immunoglobulin M	免疫球蛋白 M
IH	Hypodermic injection	皮下注射
iIFA	Indirect immunofluorescence assay	间接免疫荧光法
IM	Infectious mononucleosis	传染性单核细胞增多症
IPV	Inactivated poliovirus vaccine	灭活脊髓灰质炎疫苗
iv	Intravenous (IV) or intravenous infusion	静脉注射 (IV) 或静脉输液
JCPyV	JC polyomavirus	JC 病毒
JEV	Japanese encephalitis virus	乙型脑炎病毒
JUNV	Junin virus	Junin 病毒
Ki-67	Ki-67 antigen	Ki-67 抗原

缩写	英文全称	中文全称
KS	Kaposi's sarcoma	卡波西肉瘤
KSHV	Kaposi's sarcoma-associated herpesvirus	卡波西肉瘤相关疱疹病毒
L	Large polymerase protein	大聚合酶蛋白
LCM	Lymphocytic choriomeningitis	淋巴细胞性脉络丛脑膜炎
LLR	Live-attenuated rotavirus vaccine	轮状病毒减毒活疫苗
LTAg	Large T antigen	大 T 抗原
LV strain	Lake victoria strain	维多利亚湖株
M	Matrix protein	基质蛋白
M2-1	Matrix protein 2-1	基质蛋白 2-1
M2-2	Matrix protein 2-2	基质蛋白 2-2
MA	Membrane antigen	膜抗原
mAb114	Monoclonal antibody 114	单克隆抗体 114
MARV	Marburg virus	马尔堡病毒
MCD	Multicentric castleman's disease	多中心型卡斯特莱曼病

续表

缩写	英文全称	中文全称
McHV-1	Macacine herpesvirus 1/ Cercopithecine herpes virus 1/ Herpes B virus	猕猴病毒 1/猴病毒 1/B 病毒
MCV	Molluscum contagiosum virus	软疣病毒
MERS	Middle east respiratory syndrome	中东呼吸综合征
MERS-CoV	Middle east respiratory syndrome coronavirus	中东呼吸综合征冠状病毒
MeV	Measles virus	麻疹病毒
MMR	Measles mumps rubella	麻疹腮腺炎风疹
mNGS	Metagenomic next-generation sequencing	宏基因组二代测序
MODS	Multiple organ dysfunction syndrome	多器官功能障碍综合征
MPXV	Monkeypox virus	猴痘病毒
MRI	Magnetic resonance imaging	磁共振成像
mRNA	Messenger RNA	信使 RNA
MRV	Mammalian orthoreovirus	哺乳动物正呼肠孤病毒
MuV	Mumps virus	腮腺炎病毒
MVA	Modified vaccinia ankara	改良型安卡拉牛痘活疫苗

缩写	英文全称	中文全称
MVD	Marburg virus disease	马尔堡病毒病
N	Nucleoprotein	核蛋白
NA	Nuclear antigen	核抗原
NAAT	Nucleic acid amplification test	核酸扩增试验
NAI	Neuraminidase inhibitor	神经氨酸酶抑制剂
NGS	Next-generation sequencing	二代测序技术
NHL	Non-hodgkin lymphoma	非霍奇金淋巴瘤
NPC	Nasopharyngeal carcinoma	鼻咽癌
NS1	Non-structural protein 1	非结构蛋白 1
NS2	Non-structural protein 2	非结构蛋白 2
NV	Norovirus	诺如病毒
NVP	Nevirapine	奈韦拉平
OBI	Occult hepatitis B virus infection	隐匿性乙型肝炎病毒感染
ORFs	Open reading frames	开放阅读框

缩写	英文全称	中文全称
ORS	Oral rehydration solution	口服补液盐溶液
P	Phosphoprotein	磷酸蛋白
p16	p16INK4a protein	p16INK4a 蛋白
PAC	Pharyngoconjunctival fever	急性咽结膜性发热
PCR	Polymerase chain reaction	聚合酶链式反应
PCV2	Porcine circovirus 2	猪圆环病毒 2
Peg-IFN-α2a	Pegylated interferon alpha-2a	聚乙二醇化干扰素 α2a
PEL	Primary effusion lymphoma	原发性渗出性淋巴瘤
PML	Progressive multifocal leukoencephalopathy	进行性多灶性白质脑病
Po	By mouth	口服
POC Antigen Testing	Point-of-care antigen testing	即时抗原检测
PI	Protease inhibitor	蛋白酶抑制剂
PPE	Personal protective equipment	个人防护装备
PRNT	Plaque reduction neutralization test	蚀斑减少中和试验

缩写	英文全称	中文全称
PRP	Progressive rubella panencephalitis	进行性风疹全脑炎
PTLD	Post-transplant lymphoproliferative disorder	移植后淋巴细胞增殖症
Qd	Once daily	每天一次
qPCR	Quantitative polymerase chain reaction	定量聚合酶链式反应
Qw	Once weekly	每周一次
RAL	Raltegravir	拉替拉韦
RCAV-Recombinant Chimpanzee Adenovirus Vaccine	Recombinant chimpanzee adenovirus vaccine	重组黑猩猩腺病毒疫苗
REGN-EB3	Regeneron Ebola 3 antibody cocktail	Regeneron Ebola 3 抗体复合物
Rep	Replication-related protein	复制相关蛋白
RhV	Rhinovirus	鼻病毒
RIS	Radiologically isolated syndrome	放射学孤立综合征
RNA	Ribonucleic acid	核糖核酸
RNAi	RNA interference	RNA 干扰
RSV	Respiratory syncytial virus	呼吸道合胞病毒

续表

缩写	英文全称	中文全称
RT−PCR	Reverse transcription polymerase chain reaction	逆转录聚合酶链式反应
RV	Rotavirus	轮状病毒
RV5	Pentavalent rotavirus vaccine	五价轮状病毒疫苗
rVSV−ZEBOV	Recombinant vesicular stomatitis virus−zaire ebola virus	重组溶血性口炎病毒−扎伊尔伊波拉病毒
SARS	Severe acute respiratory syndrome	严重急性呼吸综合征
SARS−CoV−2	Severe acute respiratory syndrome coronavirus 2	严重急性呼吸综合征冠状病毒 2
SEOV	Seoulvirus	汉城病毒
SFTS	Severe fever with thrombocytopenia syndrome	发热伴血小板减少综合征
SFTSV	Severe fever with thrombocytopenia syndrome bunyavirus	发热伴血小板减少综合征布尼亚病毒
SH	Small hydrophobic protein	小疱性蛋白
SLEV	St. louis encephalitis virus	圣路易斯脑炎病毒
SNV	Sin Nombre virus	辛诺柏病毒
SSPE	Subacute sclerosing panencephalitis	亚急性硬化性全脑炎
STAg	Small T antigen	小 T 抗原

缩写	英文全称	中文全称
TAC	Transient aplastic crisis	一过性再生障碍性危象
TAF	Tenofovir alafenamide	富马酸丙酚替诺福韦
TB	Tuberculosis	结核病
TBEV	Tick-borne encephalitis virus	蜱传脑炎病毒
TDF	Tenofovir disoproxil fumarate	富马酸替诺福韦酯
TMF	Tenofovir amibufenamide	艾米替诺福韦
Topv	Trivalent oral poliovirus vaccine	三价口服脊髓灰质炎疫苗
TSP	Tropical spastic paraparesis	热带痉挛性麻痹症
ULN	Upper limit of normal	正常值上限
VCA	Viral capsid antigen	病毒衣壳抗原
VHF	Venezuelan hemorrhagic fever	委内瑞拉出血热
VOC	Variant of concern	关切变异株
VP1	Viral protein 1	病毒蛋白 1
VP2	Viral protein 2	病毒蛋白 2

续表

缩写	英文全称	中文全称
VP3	Viral protein 3	病毒蛋白 3
VSIV	Vesicular stomatitis Indiana virus	水疱性口炎印第安纳病毒
VSV	Vesicular stomatitis virus	水疱性口炎病毒
VSV-Vaccine	Recombinant vesicular stomatitis virus vaccine	重组溶血性口炎病毒疫苗
VZV	Varicella-zoster virus	水痘-带状疱疹病毒
WHO	World health organization	世界卫生组织
WNF	West nile fever	西尼罗热
WNV	West nile virus	西尼罗病毒
WUPyV	WU polyomavirus	WU 多瘤病毒
ZIKV	Zika virus	塞卡病毒

附表 2

法定传染病中病毒性疾病的分类（部分）

法定传染病分类	疾病	病原体
乙类	新型冠状病毒感染	新型冠状病毒
	传染性非典型肺炎	严重急性呼吸综合征（SARS）冠状病毒
	艾滋病	人类免疫缺陷病毒（HIV）
	病毒性肝炎	甲肝病毒、乙肝病毒、丙肝病毒、丁肝病毒、戊肝病毒
	人感染高致病性禽流感	甲型流感病毒
	麻疹	麻疹病毒
	流行性出血热	汉坦病毒
	狂犬病	狂犬病病毒
	流行性乙型脑炎	乙脑病毒
	登革热	登革病毒
丙类	流行性感冒	甲、乙、丙型流感病毒
	流行性腮腺炎	腮腺炎病毒
	风疹	风疹病毒
	急性出血性结膜炎	肠道病毒 70 型、柯萨奇病毒 A24 型等
	除霍乱、细菌性和阿米巴性痢疾、伤寒和副伤寒以外的感染性腹泻	轮状病毒、腺病毒、星状病毒等
	手足口病	肠道病毒 71 型、柯萨奇病毒 A16 型等

参考资料

[1]《中华人民共和国传染病防治法》. http://www.npc.gov.cn/npc/c238/202001/099a493d03774811b058f0f0ece38078.shtml.

附表 3

生物安全分级

序号	英文名	中文名	危害分级	不同实验活动所需实验室生物安全级别					备注
				活病毒培养、感染性材料核酸提取	动物感染	未灭活样本的检测、诊断	已确认已灭活材料的实验操作	重组病毒	
1	Acute haemorrhagic conjunctivitis virus	急性出血性结膜炎病毒	第三类	BSL-2	ABSL-2	BSL-2	BSL-1	—	—
2	Adenovirus	腺病毒	第三类	BSL-2	ABSL-2	BSL-2	BSL-1	BSL-2	—
3	Alphaviruses, other known alphaviruses	其他已知的甲病毒属病毒	第三类	BSL-2	ABSL-2	BSL-2	BSL-1	—	—
4	Astrovirus	星状病毒	第三类	BSL-2	ABSL-2	BSL-2	BSL-1	—	—
5	Buffalopox virus: 2 viruses (1 a vaccinia variant)	水牛正痘病毒: 2种(1种是牛痘变种)	第三类	BSL-3	ABSL-2	BSL-2	BSL-1	—	—
6	Bunyamwera virus	布尼亚维拉病毒	第二类	BSL-3	ABSL-3	BSL-2	BSL-1	—	—
7	Chikungunya virus	基孔肯雅病毒	第二类	BSL-3	ABSL-3	BSL-2	BSL-1	—	—

序号	英文名	中文名	危害分级	不同实验活动所需实验室生物安全级别					备注
				活病毒培养、感染性材料、核酸提取	动物感染	未灭活样本的检测、诊断	已确认认灭活材料的实验操作	重组病毒	
8	Common coronaviruses	普通冠状病毒	第三类	BSL-2	ABSL-2	BSL-2	BSL-1	BSL-2	除了 SARS-CoV, 如 NL-63, OC-43, 229E 等
9	Crimean Congo haemorrhagic fever	克里米亚-刚果出血热	第一类	BSL-4	ABSL-4	BSL-2	BSL-1	—	—
10	Cowpox virus	牛痘病毒	第三类	BSL-2	ABSL-2	BSL-2	BSL-1	—	—
11	Coxsakie virus	柯萨奇病毒	第三类	BSL-2	ABSL-2	BSL-2	BSL-1	—	—
12	Cytomegalovirus (CMV)	巨细胞病毒	第三类	BSL-2	ABSL-2	BSL-2	BSL-1	—	—
13	Dengue virus	登革病毒	第三类	BSL-2	ABSL-2	BSL-2	BSL-1	BSL-2	1~4 型
14	Ebola virus	埃博拉病毒	第一类	BSL-4	ABSL-4	BSL-2	BSL-1	—	—
15	ECHO virus	埃可病毒	第三类	BSL-2	ABSL-2	BSL-1	BSL-1	—	—
16	Enterovirus	肠道病毒	第三类	BSL-2	ABSL-2	BSL-2	BSL-1	—	—
17	Enterovirus 71	肠道病毒 71 型	第三类	BSL-2	ABSL-2	BSL-2	BSL-1	—	—

328

续表

序号	英文名	中文名	危害分级	活病毒培养、感染性材料核酸提取	动物感染	未灭活样本的检测、诊断	已确认已灭活材料的实验操作	重组病毒	备注
				不同实验活动所需实验室生物安全级别					
18	Epstein—Barr virus (EBV)	EB病毒	第三类	BSL-2	ABSL-2	BSL-2	BSL-1	BSL-2	—
19	Guanarito virus	瓜纳瑞托病毒（导致委内瑞拉出血热）	第一类	BSL-4	ABSL-4	BSL-2	BSL-1		—
20	Hantaviruses causing pulmonary syndrome hemorrhagic fever virus	引起肺综合征出血热的汉坦病毒	第二类	BSL-3	ABSL-3	BSL-2	BSL-1	—	—
21	Hantaviruses causing renal syndrome hemorrhagic fever virus	引起肾综合征出血热的汉坦病毒	第二类	BSL-2	ABSL-3	BSL-2	BSL-1	—	有疫苗
22	Hantaviruses, other	其他汉坦病毒	第二类	BSL-3	ABSL-3	BSL-2	BSL-1	—	—
23	Hepatitis A virus	甲型肝炎病毒	第三类	BSL-2	ABSL-2	BSL-2	BSL-1	BSL-2	—
24	Hepatitis B virus	乙型肝炎病毒	第三类	BSL-2	ABSL-2	BSL-2	BSL-1	BSL-2	目前不能培养，但有产毒细胞系
25	Hepatitis C virus	丙型肝炎病毒	第三类	BSL-2	ABSL-2	BSL-2	BSL-1	BSL-2	不能培养

续表

序号	英文名	中文名	危害分级	不同实验活动所需实验室生物安全级别					备注
				活病毒培养、感染性材料核酸提取	动物感染	未灭活样本的检测、诊断	已确认已灭活材料的实验操作	重组病毒	
26	Hepatitis D virus	丁型肝炎病毒	第三类	BSL-2	ABSL-2	BSL-2	BSL-1	—	不能培养
27	Hepatitis E virus	戊型肝炎病毒	第三类	BSL-2	ABSL-2	BSL-2	BSL-1	—	不能培养
28	Herpes simplex virus (HSV)	单纯疱疹病毒	第三类	BSL-2	ABSL-2	BSL-1	BSL-1	BSL-2	1型和2型
29	Herpesvirus simiae (B virus)	猴疱疹病毒1型（B病毒）	第一类	BSL-4	ABSL-4	BSL-2	BSL-1	—	—
30	Human B lymphotropic virus	嗜人B淋巴细胞病毒	第三类	BSL-2	ABSL-2	BSL-2	BSL-1	—	—
31	Human herpes virus-7 (HHV-7)	人疱疹病毒7型	第三类	BSL-2	ABSL-2	BSL-2	BSL-1	BSL-2	—
32	Human herpes virus-8 (HHV-8)	人疱疹病毒8型	第三类	BSL-3	ABSL-3	BSL-2	BSL-1	BSL-2	—
33	Human immunodeficiency virus (HIV)	人类免疫缺陷病毒	第二类	BSL-2	ABSL-2	BSL-2	BSL-1	BSL-2	慢病毒载体一般为双基因缺失
34	Human T-cell lymphotropic viruses (HTLV)	人T淋巴细胞白血病病毒	第三类	BSL-2	ABSL-2	BSL-1	BSL-1	—	1～3型（EC1型和EC2型）

序号	英文名	中文名	危害分级	不同实验活动所需实验室生物安全级别					备注
				活病毒培养、感染性材料、核酸提取	动物感染	未灭活样本的检测、诊断	已确认已灭活材料的实验操作	重组病毒	
35	Influenza virus	流行性感冒病毒	第三类	BSL-2	ABSL-2	BSL-2	BSL-1	BSL-2	甲型、乙型和丙型、疫苗株：A/PR8/34、A/WS/33可在BSL-1操作
36	Japanese encephalitis virus	乙型脑炎病毒	第三类	BSL-2	BSL-2	BSL-2	BSL-1	BSL-2	有疫苗
37	Junín virus	胡宁病毒（导致阿根廷出血热）	第一类	BSL-4	ABSL-4	BSL-2	BSL-1	—	—
38	Lassa fever virus	拉沙病毒	第一类	BSL-4	ABSL-4	BSL-2	BSL-1	—	—
39	Lymphocytic choriomeningitis (neurotropic) virus	淋巴细胞性脉络丛脑膜炎（亲神经性的）病毒	第三类；亲神经性毒株为二类	BSL-3	ABSL-3	BSL-2	BSL-1	—	—
40	Lymphocytic choriomeningitis virus	淋巴细胞性脉络丛脑膜炎病毒	第三类；其他亲内脏的（加拿大实验室）	BSL-2	ABSL-2	BSL-2	BSL-1	—	—
41	Marburg virus	马尔堡病毒	第一类	BSL-4	ABSL-4	BSL-2	BSL-1	—	—

序号	英文名	中文名	危害分级	不同实验活动所需实验室生物安全级别						备注
				活病毒培养、感染性材料核酸提取	动物感染	未灭活样本的检测、诊断	已确认已灭活材料的实验操作	重组病毒		
42	Measles virus	麻疹病毒	第三类	BSL-2	ABSL-2	BSL-2	BSL-1	BSL-2	—
43	Metapneumonia virus	偏肺病毒	第三类	BSL-2	ABSL-2	BSL-2	BSL-1	BSL-2	—
44	Molluscum contagiosum virus	传染性软疣病毒	第三类	BSL-2	ABSL-2	BSL-1	BSL-1	—	—
45	Monkeypox virus	猴痘病毒	第一类	BSL-3	BSL-3	BSL-2	BSL-2	—	有疫苗
46	Morbillivirus, except rinderpest virus	麻疹病毒属，除牛瘟病毒	第三类	BSL-2	ABSL-2	BSL-2	BSL-1	—	—
47	Mumps virus	流行性腮腺炎病毒	第三类	BSL-2	ABSL-2	BSL-2	BSL-1	—	—
48	Orbiviruses	环状病毒	第三类	BSL-2	ABSL-2	BSL-2	BSL-1	—	—
49	Other pathogenic orthopoxviruses not in RG 1 or 3	不属于危险组1或3的其他正痘病毒属病毒	第二类	BSL-3	ABSL-3	BSL-2	BSL-2	—	—
50	Papillomavirus (human, HPV)	乳头瘤病毒	第三类	BSL-2	ABSL-2	BSL-1	BSL-1	—	目前不能培养

序号	英文名	中文名	危害分级	不同实验活动所需实验室生物安全级别					
				活病毒培养、感染性材料、核酸提取	动物感染	未灭活样本的检测、诊断	已确认已灭活材料的实验操作	重组病毒	备注
51	Parainfluenza virus type	副流感病毒	第三类	BSL－2	ABSL－2	BSL－2	BSL－1	BSL－2	—
52	Paravaccinia virus	副牛痘病毒	第三类	BSL－2	ABSL－2	BSL－2	BSL－1	—	—
53	Parvovirus (human)	细小病毒	第三类	BSL－2	ABSL－2	BSL－2	BSL－1	BSL－2	B19
54	Polioviruses	脊髓灰质炎病毒	第二类	BSL－3	ABSL－3	BSL－2	BSL－1	BSL－2	重组病毒载体只能操作疫苗株
55	Polyomaviruses, BK and JC viruses	多瘤病毒：BK和JC病毒	第三类	BSL－2	ABSL－2	BSL－2	BSL－1	—	—
56	Reovirus	呼肠孤病毒	第三类	BSL－2	ABSL－2	BSL－2	BSL－1	—	—
57	Respiratory syncytial virus	呼吸道合胞病毒	第三类	BSL－2	ABSL－2	BSL－1	BSL－1	BSL－2	—
58	Rhinovirus	鼻病毒	第三类	BSL－2	ABSL－2	BSL－2	BSL－1	BSL－2	—
59	Rotavirus	轮状病毒	第三类	BSL－2	ASL－3	BSL－1	BSL－1	BSL－2	部分（如B组）不能培养
60	Rubivirus (Rubella)	风疹病毒	第三类	BSL－2	ABSL－2	BSL－2	BSL－1	—	—

续表

序号	英文名	中文名	危害分级	不同实验活动所需实验室生物安全级别					备注
				活病毒培养、感染性材料核酸提取	动物感染	未灭活样本的检测、诊断	已确认灭活材料的实验操作	重组病毒	
61	SARS associated coronavirus	SARS冠状病毒	第三类	BSL-3	ASL-3	BSL-2	BSL-1	至少BSL-3	—
62	St. Louis encephalitis virus	圣路易斯脑炎病毒	第三类	BSL-3	ABSL-3	BSL-2	BSL-1	—	—
63	Tick borne encephalomyelitis	蜱传脑炎病毒	第三类	BSL-3	ABSL-3	BSL-2	BSL-1	—	有疫苗
64	Vaccinia virus	牛痘病毒	第三类	BSL-2	ABSL-2	BSL-2	BSL-1	BSL-2	痘苗病毒载体与天花等病毒的成分重组，须经批准方可进行，防护条件至少至P3
65	Varicella zoster virus	水痘-带状疱疹病毒	第三类	BSL-2	ABSL-2	BSL-2	BSL-1	—	—
66	Variola virus	天花病毒	第一类	BSL-4	ABSL-4	BSL-2	BSL-1	—	有疫苗
67	Vesicular stomatitis virus	水疱性口炎病毒	第三类	BSL-2	ABSL-2	BSL-2	BSL-1	BSL-2	—
68	West Nile virus	西尼罗病毒	第三类	BSL-3	ABSL-3	BSL-2	BSL-1	—	—

续表

序号	英文名	中文名	危害分级	不同实验活动所需实验室生物安全级别					备注
				活病毒培养、感染性材料、核酸提取	动物感染	未灭活样本的检测、诊断	已确认已灭活材料的实验操作	重组病毒	
69	Yellow fever virus	黄热病毒	第一类	BSL-3	ABSL-3	BSL-2	BSL-1	—	—
70	Yellow fever virus, vaccine strain, 17D	黄热病毒(疫苗株,17D)	第三类	BSL-2	ABSL-2	BSL-2	BSL-1	BSL-2	有疫苗

注:

BSL, Biosafety level, 生物安全等级, 是指在封闭的实验室环境中隔离危险的生物制剂(英语: Biological agent)所需的一套生物安全防护措施, 共分为四级, 最低级为一级生物安全等级(BSL-1), 最高级为四级生物安全等级(BSL-4)。

ABSL, Animal biosafety level, 动物生物安全等级。

生物安全等级为一级的实验室适用于操作在通常情况下不会引起人类或者动物疾病的微生物。

生物安全等级为二级的实验室适用于操作能够引起人类或者动物疾病, 但一般情况下对人、动物或者环境不构成严重危害, 风险有限, 实验室感染后很少引起严重疾病, 并且具备有效治疗和预防措施的微生物。按照实验室是否具备机械通风系统, 将BSL-2实验室分为普通型BSL-2实验室、加强型BSL-2实验室。

生物安全等级为三级的实验室适用于操作能够引起人类或者动物严重疾病, 比较容易直接或者间接在人与人、动物与人、动物与动物间传播的微生物。

生物安全等级为四级的实验室适用于操作能够引起人类或者动物非常严重疾病的微生物, 我国尚未发现或者已经宣布消灭的微生物。

不同生物安全等级的实验室类型及操作

危险度	生物安全等级	实验室类型	实验室操作
1级	基础实验室——一级生物安全等级	基础的教学、研究	优良微生物操作技术（Good microbiological techniques, GMT）
2级	基础实验室——二级生物安全等级	初级卫生服务；诊断、研究	GMT加防护服，生物危害标志
3级	防护实验室——三级生物安全等级	特殊的诊断、研究	在二级生物安全等级上增加特殊防护服，进入制度，定向气流
4级	最高防护实验室——四级生物安全等级	危险病原体研究	在三级生物安全等级上增加气锁入口，出口淋浴，污染物品的特殊处理

出处：中国疾病预防控制中心. 病原微生物名录及生物安全评价（病毒）. https://ivdc.chinacdc.cn/sysgl/swaq/jszl/.